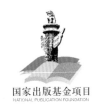

国家出版基金项目
NATIONAL PUBLICATION FOUNDATION

"十三五"国家重点图书出版规划项目

海洋生物医用材料大系
MARINE BIOMEDICAL MATERIALS

总主编
奚廷斐　周长忍

主　审
刘昌胜　付小兵　顾晓松

海洋生物医用材料导论

INTRODUCTION TO MARINE BIOMEDICAL MATERIALS

主编
奚廷斐　周长忍

上海科学技术出版社

图书在版编目（CIP）数据

海洋生物医用材料导论 / 奚廷斐，周长忍主编. --
上海 ：上海科学技术出版社，2020.1
　（海洋生物医用材料大系）
　ISBN 978-7-5478-4724-4

　Ⅰ. ①海… Ⅱ. ①奚… ②周… Ⅲ. ①海洋生物—生
物材料 Ⅳ. ①R318.08

中国版本图书馆CIP数据核字(2020)第006471号

海洋生物医用材料导论
主编　奚廷斐　周长忍

上海世纪出版(集团)有限公司
上海科学技术出版社　出版、发行
(上海钦州南路71号　邮政编码200235　www.sstp.cn)
浙江新华印刷技术有限公司印刷

开本 787×1092　1/16　印张 17.5　插页 4
字数：350 千字
2020 年 1 月第 1 版　2020 年 1 月第 1 次印刷
ISBN 978－7－5478－4724－4/R・1990
定价：88.00 元

丛书内容提要

　　我国对于海洋生物医用材料的深入研究已有近 30 年历史,但从国家战略层面对海洋生物医用材料整个行业的发展、挑战及对策进行全面总结和剖析的系统性专著迄今尚属空白。本丛书系统梳理了海洋生物医用材料行业的研发进展、行业现况、临床应用、质量控制标准及政府监管等情况,组织大专院校的材料学专家、相关生产企业、临床应用科室、政府监管人员等,结合自己的工作实际对海洋生物医用材料的生产、科研、教学、临床、检测和评价、监管、新增长点等各个方面,提出了具有高度科学性、严谨性、实用性的总结和思考,进而编撰本套丛书。

　　本套丛书包括 6 个分卷:

　　第一卷·海洋生物医用材料导论:论述海洋生物医用材料的战略现况、资源及种类分布、研发现况、临床应用现况、市场监管现况、全球新局势下挑战与机遇、发展新趋势等。

　　第二卷·壳聚糖基海洋生物医用材料:论述壳聚糖基生物医用材料的研发现况、医用原料制备及风险控制、产品分类监管及产品开发、标准化现况、智能型新材料、新技术及应用、发展新趋势等。

　　第三卷·海藻酸基海洋生物医用材料:论述海藻酸基生物医用材料的研发现况、医用原料制备及风险控制、产品分类监管及产品开发、标准化现况、智能型新材料、新技术及应用、行业前景及挑战、发展新趋势等。

丛书内容提要

第四卷·蛋白质基海洋生物医用材料：论述鱼胶原蛋白基生物医用材料的研发现况、原料生产与关键控制、质量控制与检测、国内外标准情况、临床现况、行业前景及挑战、发展新趋势等。

第五卷·海洋生物医用材料临床应用：论述海洋生物医用材料的临床应用现况、临床使用原则/方式/技巧、临床问题及对策、上市后再评价、应用新趋势与新思路等。

第六卷·海洋生物医用材料监管与评价：论述海洋生物医用材料的政策法规（分类界定、命名规则、技术评审要点及解读等），安全性和有效性评价（标准、技术要求、检验方法、临床研究、新趋势），市场准入（注册程序、生产管理、销售管理），上市后监管和再评价（抽检、不良事件、再评价）。

丛书编委会

丛书总主编

奚廷斐　周长忍

执行总主编

位晓娟　顾其胜

主　　审

刘昌胜　付小兵　顾晓松

分卷主编

第一卷·海洋生物医用材料导论

奚廷斐　周长忍

第二卷·壳聚糖基海洋生物医用材料

顾其胜　陈西广　赵成如

丛书编委会

第三卷·海藻酸基海洋生物医用材料

马小军　于炜婷　秦益民

第四卷·蛋白质基海洋生物医用材料

位晓娟　顾其胜

第五卷·海洋生物医用材料临床应用

张　伟　顾其胜　杨宇民

第六卷·海洋生物医用材料监管与评价

冯晓明　柯林楠

本卷编者名单

主编

奚廷斐　周长忍

编委

以姓氏笔画为序

李　红　暨南大学化学与材料学院

李立华　暨南大学化学与材料学院

位晓娟　上海交通大学附属第六人民医院

周长忍　暨南大学化学与材料学院

奚廷斐　北京大学前沿交叉学科研究院

主编简介

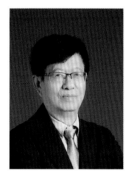

奚廷斐

原中国药品生物制品检定所医疗器械质量监督检验中心主任、研究员，博士生导师，享受国务院政府特殊津贴专家。现任北京大学前沿交叉学科研究院生物医用材料与组织工程中心主任，北京大学深圳研究院生物医学工程中心主任。国际生物材料科学和工程会员，科技部"十三五""生物医用材料研发与组织器官修复和替代"重点专项专家组组长。卫生部有突出贡献中青年专家，国家科技奖励专家库专家，国家自然科学基金委员会第8、9、13届学科评审组成员，国家发展和改革委员会生物医学工程专项专家，国家重点研发计划重点专项绩效评估专家。

长期从事生物医用材料及人工器官和组织工程的评价、标准和产品研究，承担30项国家和省部级课题，发表250多篇论文（其中90篇被SCI期刊收录），主编或参与编写18部著作，主持或参与起草15个国家或行业标准，申请专利8项。负责的"医疗器械生物学评价标准和试验方法建立及应用"获中华医学科技奖二等奖（2010年），"医疗器械分子生物学评价方法研究"获浙江省科技进步奖二等奖（2007年），"医疗器械生物学评价标准和试验方法研究"获北京市科技进步奖二等奖（2002年）。代表性学术著作《医用材料概论》《医疗器械生物学评价》等。

主编简介

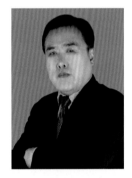

周长忍

暨南大学二级教授、生物医学工程专业博士研究生导师。现任人工器官及材料教育部工程研究中心主任,中国生物医学工程学会生物材料分会主任委员,中国生物材料学会常务理事兼海洋生物材料分会主任委员,全国医用体外循环设备标准化技术委员会主任委员。1993年毕业于中山大学,获理学博士学位。1993年至今在暨南大学工作,曾先后担任生物医学工程研究所副所长、生命科学技术学院副院长、理工学院党委书记兼材料科学与工程系主任等。1998年获国务院侨办高等学校"优秀教师"称号,2002年获教育部"优秀中青年骨干教师"称号,2006年受聘为教育部高等学校生物医学工程专业教学指导委员会委员;2009年被聘为第六届国务院学位委员会生物医学工程学科评议组成员。

主要研究领域为海洋生物医用材料、人工器官和组织工程材料、生物降解材料、血液相容性材料、缓释控释材料、医用纳米材料等的生物学评价和加工处理等。培养博士、硕士研究生60多名,主编学术专著2部,参编学术专著4部,发表学术论文420多篇,获国家科技发明专利26项,获省部级科学技术奖励5项。

序一

医疗器械及生物材料领域在我国正处于快速发展期，也是我国医疗行业参与国际竞争的热点领域之一。建设海洋强国战略和"一带一路"倡议的提出，将发展海洋新技术、新产业提高到新的战略高度，"十三五"和即将开始的"十四五"时期是我国海洋经济发展的关键阶段，为我国海洋生物医用材料行业的发展提供了难得的机遇。

我国对于海洋生物医用材料的研究已有近 30 年历史，研发、产业、人才、市场及监管等相对成熟，业已形成部分具有国际先进水平的自主产品和技术，但也存在一些问题。从国家层面对海洋生物医用材料整个行业的发展进行总结和剖析，对行业所面临的挑战以及相关策略进行分析和梳理，以提供指导，这关系到整个行业的健康发展。

本套丛书首次从国家需求、行业发展高度对海洋生物医用材料领域的发展、现况及最新进展进行全面总结，结合临床应用、注册监管、风险控制等需求进行探讨与对策分析，不仅对产业的发展有很好的指导作用，还为该领域相关政策、法规、标准等的制定提供科学参考。丛书的选题契合国家战略需求，既涵盖业已成熟的产品，又涉及有潜力的产品，并对有望形成新增长点的材料和产业提出分析，以提供策略指导。更值得赞赏的是，丛书中设置了临床应用分册和监管评价分册，不仅可为海洋生物医用材料科研工作者提供参考，还可为从事相关领域产业化的企业、管理人员或行业标准化人员提供思路，同时还为国家药品监督管理局对行业的监管及法规制定提供参考。

丛书编撰聚集了国内在材料学、工程学、化学、生物学、监管科学等领域的专家，

序一

以及相关的企业、临床机构和检验机构,体现了我国海洋生物医用材料领域老-中-青团队的凝聚力和传承,从研发、产业化、临床、标准、法规、注册、监管、医工结合等多个角度对海洋生物医用材料的行业发展把脉,结合国际情况和我国国情进行总结与分析。编写时还邀请临床医生参与,使得内容更贴近临床需求。本套丛书是集该行业几十年产品、技术、经验之大成之作,实属难能可贵。

中国科学院院士

华东理工大学　教授

2019 年 10 月

序二

　　海洋资源丰富、种类繁多且再生能力强，这为大力开发且纵深发展海洋资源奠定了基础。党的十八大报告就已经提出："提高海洋资源开发能力，发展海洋经济，保护海洋生态环境，坚决维护国家海洋权益，建设海洋强国。"这是我国首次提出海洋强国建设的概念。我国提出的"一带一路"倡议对世界海洋经济、产业和布局业已产生了巨大影响。

　　海洋生物医用材料是海洋生物医药整体中的重要组成部分，业已形成新的经济增长点。海洋生物医用材料不仅仅是生物材料中的重要组成，而且已形成产业，是生物材料发展中的一大闪光点。

　　本套丛书的编者首次系统综合了海洋生物医用材料的国内外现况及最新科研成就，并对其发展前景、机遇与挑战等进行科学分析，尤其是对海洋生物医用材料产品开发与监管、海洋生物资源的高值化利用、新形势下行业发展新动力等方面具有重要指导意义。6个分卷系统介绍了海洋生物医用材料研发重点、产品上市、应用与监管以及发展趋势。随着该领域新技术、新产品的逐渐成熟，势必有更多与时俱进的分卷陆续入编。更令人叹赏的是，本套丛书首次尝试将临床应用、标准法规与监管等单独成册，有效突破"产-学-研-医-管"之间的壁垒，极好地诠释了新形势下"产-学-研-医-检-监"型转化医学新模式的内涵，可为科研立方向、为转化立标准、为质量控制立原则、为临床立规范、为监管立依据。

　　该套丛书凝集了在海洋生物医用材料研发、产业化、临床应用、标准化及质量监管等领域多位知名专家及其团队的数年心血之结晶，同时兼收本领域国内外最新进展之精华，具有很强的实用性、科学性、严谨性、先进性和引导性，是业内首部行

序二

业指导性和实用性极强的标志性系列丛书。本套丛书已列入"十三五"国家重点图书出版规划项目,并获得国家出版基金资助,可喜可贺,这既是肯定,更是鞭策。本套丛书的编写和问世将为我国海洋生物医用材料的健康发展和国际竞争力的提高提供有力的参考与指导,能够对从事生物医用材料的学者和科研工作者、高校的相关师生、企业生产管理人员、医院医务工作者和国家药品监督管理人员提供帮助和参考。

中国工程院院士

中国人民解放军总医院　教授

2019 年 10 月

序三

　　我国拥有广阔的海洋空间和丰富的海洋资源,自党的十六大提出"逐步将我国建设成为海洋经济强国"的宏伟目标以来,党的十八大、十九大进一步强化了我国海洋经济发展,党中央提出了发展海洋经济、建设海洋强国的发展目标。因此,有关海洋和海洋相关资源等研究越来越受到重视。如何很好地开发利用海洋资源,并最终形成生产力,服务于国家和民族发展,造福亿万国民,是我们当代科技工作者责无旁贷的使命。

　　海洋生物医用材料的研究和应用在我国还是一个新兴的、充满活力的、具有无限发展前景的领域,相关的研发和生产企业、科研院所、高校和机构近年来取得了众多的成果和进展,但是相对于广阔无边的海洋及其丰富资源来说,还有太多的发展空间需要我们去开拓和探索。我国当前各个行业的快速发展,特别是环保理念和"健康中国"事业的发展,使海洋生物材料的研究和应用也具有无限的发展前景。可以说,当前是我国海洋源生物材料可能出现一波高速发展的关键时期。

　　在这样的时期,我国一部分在海洋生物材料领域具有较好基础的专家学者聚集在一起,团结协作,不懈努力。从各自单打独斗进行产品研发到学科交叉合作攻关,从成立"中国生物材料学会海洋生物材料分会"到海洋生物材料相关的国家"十三五"重点研发计划项目的立项,从相关的科研机构、生产企业之间的合作到材料专业与临床医学团队之间的携手,形成的新局面和大趋势都是令人欣喜的。在这样的基础上,出版《海洋生物医用材料大系》这样的丛书真是恰逢其时、顺势而生。我参加过这个丛书创作团队的一次审稿会,专家们分别来自管理机构、企业、高校、医院等,丛书的内容涵盖了材料学、生产工艺、评价、检测、临床应用、政策法规等各

序三

个方面,团队成员严谨、认真的态度和作风给我留下了深刻的印象。我相信这样一套丛书不仅可以成为相关行业和从业人员的有益参考甚至指南,更能填补我国在这一领域的空白,成为一套里程碑式的经典图书。

海洋无边,资源无限,我辈唯有多努力,方能多收获,不负这个伟大时代给予我们的机遇。

我期待这一套丛书的尽快推出,也期待着我国海洋生物材料的研发和应用的新高潮。

我们都期待着,一个东方"海洋强国"的崛起。

中国工程院院士

南通大学　教授

2019 年 10 月

丛书前言

海洋生物医用材料是我国科技界率先提出的新概念，也是我国医疗行业参与国际竞争有望"弯道超车"的热点之一。建设海洋强国战略和"一带一路"倡议的提出，将发展海洋新技术、新产业提高到战略高度。"十三五"时期是我国海洋经济发展的关键时期，以海洋发达国家和海上丝绸之路沿线国家为重点，新的海洋技术成果开发、转移、分享及竞争模式逐渐形成，对我国海洋生物医用材料行业的发展是千载难逢的机遇，也是任重道远的挑战。

我国对海洋生物医用材料的研究取得了可喜的成绩，业已形成部分具有国际先进水平的自主产品和技术，但也暴露出许多问题，如成果转化力度和深度相对欠缺、产业化规模和速度与科研成果增长严重脱节、标准化及临床再评价仍相对滞后等，难以满足行业健康、可持续发展的需求。迄今，从国家战略层面上对海洋生物医用材料整个行业的发展及策略进行全面总结和剖析的系统性专著尚属空白，与我国迅猛发展的海洋生物医用材料现况以及国家的海洋经济战略布局不匹配。

本套丛书立足海洋生物医用材料的发展现状和趋势，并追踪国内外的前沿方向和技术，首次系统梳理并总结了多种海洋生物医用材料的研发进展、行业现况、临床应用、质量控制标准及政府监管等情况，结合科研、转化、评价、监管等领域专家多年的实践经验及对国内外最新情况的解读，对海洋生物医用材料的生产、科研、教学、临床、检测和评价、监管、新增长点等提出了具有高度科学性、严谨性、实用性的总结和思考，可读性和可操作性强，并对整个行业的发展方向、机遇挑战等关键问题给出科学指导，对该行业的研发、产业化及监管等均有很强的引领性。本套丛书的 6 个分卷系统地介绍了海洋生物医用材料研发重点、产品上市、应用与监

丛书前言

管和发展趋势。集中反映在四个方面：①系统介绍了近 30 年来壳聚糖基和海藻酸基海洋生物医用材料的产品开发、规模化生产与临床应用的实况及进展。②以正处于产业突破边缘的鱼胶原、明胶为例，对蛋白质基海洋生物医用材料的开发和挑战进行分析，并提出导向性开发与思考建议。③以产品转化与应用为目标，将海洋生物医用材料的临床应用作为产品设计开发及应用全过程的核心，并做专业性、系统性阐述。④首次尝试将海洋生物医用材料为重点的标准法规与监管单独成册，可为生物医用材料科研立方向、为转化立标准、为质量控制立原则、为临床立规范、为监管立依据。

本套丛书高度契合国家战略需求，分卷设计既涵盖业已成熟的壳聚糖、海藻酸类产品，又覆盖具有巨大潜力的蛋白质类产品，并对许多有望形成新的增长点的材料研究和产业开发提出分析策略，不仅对产业发展有很好的实用指导，对该领域相关政策、法规、标准等制定也能提供科学参考。由于丛书中设有临床应用和监管评价分卷，不仅可为从事海洋生物医用材料、转化医学研究的工作者和研究生提供参考，还可为从事相关领域产业化的企业、管理人员或行业标准化人员提供思路，同时还为国家药品监督管理局对行业的监管及法规制定提供参考和依据。

丛书总主编　**奚廷斐　周长忍**

2019 年 11 月

本卷编写说明

海洋中有丰富的资源,包括海洋生物资源、矿产资源、海水资源、海洋能与空间资源等。在当今世界资源供应日益紧张的大环境下,开发和利用海洋中的丰富资源已经成为历史必然。海洋生物医用材料是海洋生物资源中非常重要的新兴领域,已经成为临床治疗、检验和康复的重要物质基础。

共建"21世纪海上丝绸之路"是国家主席习近平在2013年10月访问东盟国家时提出的倡议。共建"21世纪海上丝绸之路"是新形势下应对挑战、用开放倒逼改革的重要途径。共建"21世纪海上丝绸之路",不仅有助于我国与海上丝绸之路沿线国家在港口航运、海洋能源、经济贸易、科技创新、生态环境、人文交流等领域开展全方位合作,而且对促进区域繁荣、推动全球经济发展具有重要意义。海洋生物医用材料的研发与应用是不可或缺的。

我国的海洋生物医用材料不仅研发、应用历史悠久,而且原材料涉及了大部分的海洋生物资源类别。海洋生物医用材料的临床应用也覆盖了临床大部分科室,为本卷的撰写提供了大量的素材。为了适应宏伟的国家战略、系统深入地研发新型生物医用材料、较系统地总结我国海洋生物医用材料研发与临床应用的现状,我们组织了近百位海洋生物医用材料研发、管理、生产和临床应用的专家、学者和相关技术人员编写了这套丛书。本卷是该丛书的概括和总结,为读者提供海洋生物医用材料相关的基本概念、基本性能、主要应用领域及发展现状和趋势。

作为本套丛书的导论,编写的原则是结合丛书内容,提纲挈领地介绍我国目前已经广泛应用于临床的海洋多糖基生物医用材料、鱼皮蛋白质基生物医用材料及海洋无机生物医用材料等,同时也简要介绍了海洋生物医用材料制品的监管与评价。

本卷编写说明

本书的编写力求注重基础，关注应用，既可以为研发、生产人员提供基本的常识，也可为临床医生、监管与评价人员提供参考。

本卷共有七章，其中第一章海洋资源与应用及第二章海洋生物医用材料由周长忍教授编写；第三章多糖基海洋生物医用材料由李立华教授编写；第四章蛋白质基海洋生物医用材料由位晓娟研究员编写；第五章海洋无机生物医用材料由李红教授编写；第六章海洋生物医用材料的临床应用及第七章海洋生物医用材料的评价与监管由奚廷斐教授和王配博士负责编写。奚廷斐教授和周长忍教授还对全卷进行了审阅和修改。本卷的编写过程也得到了丛书编辑、编委们的大力支持，在资料收集、整理过程中也得到了编委所在单位相关人员的帮助，在此一并致谢！

本卷内容基本覆盖了目前研发、生产和临床应用的所有海洋生物医用材料。由于海洋生物医用材料的研发进展日新月异，编者的专业知识水平有限，难免会有纰漏或不足，敬请各位读者见谅！

奚廷斐　周长忍

2019 年 10 月

目录

第一章 · 海洋资源与应用

第二章 · 海洋生物医用材料
―― 027 ――

第三章·多糖基海洋生物医用材料

第四章 · 蛋白质基海洋生物医用材料

101

第一章 · 海洋资源与应用

一般而言,海洋的中心称作洋,边缘部分称作海,彼此组成的水域就是海洋。海洋是生命的摇篮,如核苷酸、氨基酸、单糖、脂肪酸等小分子物质就是在阳光、空气及水的长时间作用下产生的,而后经过几亿年的进化过程,单细胞藻(菌)类植物、低等动物及鱼类诞生,随后海洋中的动物一部分来到陆地生存,并得到进化。地球上的爬行类、两栖类及鸟类则在大约2亿年以前出现。人类的进化大约出现在300万年前。

全球海洋的总面积约为3.6亿平方千米,其中生活着约有40万种生物,占地球生物物种总数的80%,其中包括单细胞生物、低等植物、高等植物、植食动物、肉食动物及海洋微生物等。海洋资源与环境的持续发展和利用是支撑社会、经济发展的重要基础。在海洋高压、高盐、缺氧及缺少阳光的特殊环境下,海洋中的动植物在其生长代谢过程中,产生并积累了大量的营养物质及具有特殊生理功能的活性物质,为人类医药、食品及生物医用材料的开发和研制提供了丰富的资源。

第一节 · 海洋资源

一、海洋资源概况

（一）海洋资源简介

海洋是地球表面被陆地分隔为彼此相连的广阔水域，总面积约 3.6 亿平方千米，约占地球表面积的 71%，平均水深约 3 795 m。通常把海洋的中心称作洋，边缘部分称作海。

以陆地和海底地形线为界，海洋分为太平洋、大西洋、印度洋、北冰洋。至今人类对海洋的探索还十分浮浅，对海底的了解也只有 5%，还有 95% 的海底是未知的。因此，深入探寻海洋中资源的分布及其合理开发和应用，将对人类社会的发展具有重要的现实意义。

海洋资源一般是指海洋中的生产资料和生活资料的来源，不仅是人类食物不可或缺的来源，也是人类生产资料的丰富资源，如海域丰富的油气及矿产资源比陆域丰富得多。海洋资源可分为水体资源和非水体资源，水体资源一般是指与海水有着直接关系的物质和能量的资源，包括矿物资源、化学资源、生物（水产）资源和动力资源等。非水体资源一般是指水体之外的资源，如港湾、海洋交通运输、水产加工、海上风能、海底地热、海洋旅游、海洋空间等都视为海洋资源。海洋生物医用材料的基本来源主要是海洋中的水体资源。

（二）海洋资源的种类与分布

海洋自上而下可以划分为表层水、水体、海床和底土四个主要部分，所有部分都是海洋资源的分布区域，都具有海洋资源的赋存环境。海洋资源的种类及其分布与环境的多种因素息息相关，其中主要的因素是气候条件，如阳光、温度、盐度、养分、压力、洋流等。在海平面以下 200 m 深处，因海水的温度和盐度相对比较稳定，无阳光辐射，气候环境对资源的种类影响不大，是海洋生物最为丰富的地带。在水深 200～1 000 m 的海洋中层，主要为深海浮游动物，如鲨鱼、章鱼等。在 1 000～5 000 m 海洋深度，由于海水压力较大，多为一些形体扁平的鱼类。在 5 000 m 以下，由于环境变化的特殊性，尤其是黯淡无光，鱼类多带有发光器官，以便其觅食活动。

海洋化学资源主要包括海水资源和海洋矿物资源。海水资源主要包括海水化学资源和海水生物资源。海水化学资源主要为氯、钠、镁、钾、硫、钙、溴、碳、锶、硼和氟等元素，占海水中溶解物质总量的 99.8% 以上，可提取的化合物多达 50 种。海洋矿物资源主要是海滨、浅海、深海、盆地和洋中脊底部的各类矿产资源的总称。海洋矿物资源是由化学、生物和热液作用在海底自生的矿产物质及海底固结岩。目前使用较多的砂矿资源主要是来源于陆上经河流、海水海流与潮汐、冰川和风的搬运与分选,最后在海滨或陆架区沉积富集而成的岩矿碎屑。

海洋生物资源主要是指海洋中蕴藏的经济动物和植物的群体,是有生命、能自行增殖和不断更新的生物体,主要分为软体动物、鱼类、甲壳动物、哺乳类动物、海洋植物等。海洋生物种类以暖温性种类为主,其次有暖水性、冷温性及少数冷水性种类。

海洋动力资源主要是指海水运动过程中产生的潮汐能、波浪能、海流能及海水因温差和盐度差而引起的温差能与盐差能等。我国海岸线 1.8 万多千米,占全国大陆岸线总长的 1/4 以上,海岸线曲折、岬湾相间,深入陆地港湾众多,具有较多的港口资源。

海洋空间资源是指人类为了满足生产和生活的需要,把海上、海中和海底空间用于发展交通、生产、军事和其他用途的活动场所,是人类利用海洋空间的生产活动。

(三)海洋资源的利用

海洋资源的利用也可理解为海洋经济,或蓝色经济或循环经济。海洋资源的利用包括为开发海洋资源和依赖海洋空间而进行的生产活动,也包括直接或间接与开发海洋资源及空间相关的服务性产业活动。1999 年在"蓝色经济与圣劳伦斯发展"论坛上首次提出了"蓝色经济"的概念。2012 年 6 月在联合国"Rio+20"峰会上,"蓝色经济"被确认是国际政治生活的重要组成部分。

我国海洋资源的利用历史悠久,但"海洋经济"是自 20 世纪 60 年代开始我国提出"蓝色革命""蓝色产业""蓝色经济"等概念后形成的新概念。海洋资源的利用是对海洋的海、陆、空等国土资源的综合利用和开发。随着海洋经济的发展,人们对海洋资源无序开发,这对海洋环境造成了极大的破坏,故需要实现海洋资源环境与经济、社会的协调发展。而"蓝色经济"是对海洋经济与绿色经济的思想集成,它从时间和空间两个维度实现海洋经济与生态系统的可持续发展。因此,"蓝色经济"是实现海洋生态经济可持续发展的必要途径。

我国不仅陆地面积辽阔,且东、南两面濒临辽阔的海洋,内海和边海水域面积约 470 万平方千米,既有温带、亚热带、热带气候带,又有宽阔的大陆架,水体营养丰富,有利于生物资源的开发,因而我国在海洋生物资源开发和利用方面具有独特的优势。21 世纪,海洋生物资源完全能成为重要的食物来源和战略后备基地。海洋能源、海洋生物资源等属再生性资源,只要管理和开发得当,能够不断补充和更新,就可以维持一定的水平,并得到稳步增长。我国海域蕴藏着丰富的资源,因此制定正确的海洋利用战略,积极开发海洋资源,对我国经济的可持续发展具有重要意义。

二、海洋化学资源

（一）海水化学物质

海水中化学物质复杂多样，不仅含盐量巨大，且含有大量陆地稀有元素，是人类可使用的最大矿产资源库。海水化学资源主要为氯、钠、镁、钾、硫、钙、溴、碳、锶、硼和氟等，大都呈化合物状态存在，占海水中溶解物质总量的 99.8% 以上。

地球表面海水储量约为 130 亿吨以上，占地球总水量的 97%。每 1 亿吨海水中平均约含 350 万吨无机盐，其中含量较高的有氯 190 万吨、钠 105 万吨、镁 13.5 万吨、硫 9 万吨、钙 4 万吨、钾 4 万吨、溴 6 万吨、碳 3 万吨，以及锶、硼、锂、铷、磷、碘、钡、铟、锌、铁、铅、铝等。据不完全统计，目前全世界每年从海洋中提取淡水 20 多亿吨、食盐 5 000 万吨、镁及氧化镁 260 多万吨、溴 20 万吨，总产值达 6 亿多美元。海水淡化已成为获得淡水资源的重要途径。

人类对海洋化学资源的开发和利用历史悠久，其中主要是海水制盐、卤水综合利用、海水制镁和制溴，以及从海水中提取铀、钾、碘和海水淡化等。20 世纪 60 年代以来，从海洋动植物中提取天然有机生理活性物质得到了迅速发展，海洋生物医用材料就是其中典型的代表。

海洋化学资源的利用一定要注重合理和可持续性，我国沿海许多地区都有含盐量高的海水资源。南海的西沙、南沙群岛的沿岸水域年平均盐度为 33～34。渤海海峡北部、山东半岛东部和南部年平均盐度为 31，闽浙沿岸年平均盐度为 28～32。从海水中提取陆上资源较少的镁、钾、溴等具有很大的潜力。海洋卤水资源储藏浅、易开采，是制盐和盐化工的理想原料。

（二）海洋石油与天然气

石油与天然气是两种在成因和组成上都密切相近的有机矿产，由复杂的碳氢化合物组成，化学成分主要是烷烃、环烷烃和芳香烃等。据不完全统计，世界陆架区含油气盆地面积达 1 500 万平方千米，已发现 800 多个含油气盆地，1 600 多个油气田，石油地质储量达 1 450 亿吨，天然气地质储量达 140 万亿立方米。

海洋石油资源量占全球石油资源总量的 34%，其中已探明的储量约 380 亿吨。海洋油气储量十分丰富，而且海洋油气产量将会稳步上升，成为世界油气产量增长的源泉。由于深海的极大魅力，在深海的投资将会不断增大，深海油气所占的比重会越来越大，其中亚太地区可能会成为世界海洋油气工业的引擎。目前深海油气产区主要集中在巴西、西非和美国墨西哥湾沿海海域，世界海洋石油工业的前景是一片光明的。

我国近海大陆架石油资源量约为 240 亿吨,天然气资源量约为 13 万亿立方米,其中已经探明的近海天然气储量为 1 000 多亿立方米,储气面积为 80 多平方千米,其中可采储量为 700 多亿立方米。我国深海区的石油和天然气资源,由于调查工作还较少,目前只发现曾母暗沙-沙巴盆地、巴拉望西北盆地、礼乐太平盆地、中建岛西南盆地、管事滩北盆地、万安西盆地和冲绳海槽盆地等的石油资源量估计为 200 亿吨,天然气资源量估计为 8 万亿立方米。

(三)海洋矿物

海洋矿物是海底沉积物和海底岩层中矿产的统称。在滨海的表层沉积矿产中有各种金属砂矿和非金属材料;在陆架区有海绿石、磷灰石等矿产和建筑材料;在深海区有锰结核和多金属泥。海底岩层中的矿产主要有铁、煤、硫等,主要分布在大陆架。迄今在浅海区发现和开采的矿产已达数十种。

众所周知,随着世界工业和经济的高速发展,矿产资源消耗量急剧增加,陆地矿产资源在全球范围内日趋短缺、枯竭。陆上的矿产资源危机,人类唯有把占地球表面积71%的海洋作为未来的矿产来源,而海洋矿产资源勘探和开发技术的发展,使这种可能变为现实。目前,在海洋矿产资源开发中,最有经济意义、最具发展前景和高技术含量最多的是海洋油气资源与大洋锰结核矿物资源的开发。

海底矿产资源极为丰富,如海滩中的砂矿、磷钙石和海绿石,深海底的锰结核和重金属软泥及基岩中的矿脉等。海底锰结核是著名的深海矿产,含锰、铁、镍、钴等 20 多种元素,经济价值很大。海底金属软泥是指海底覆盖着的一层红棕色沉积物,含有硅、氧化铝、氧化铁、锰、镍、钴、铜、钒、铅、锌、银、金等,它们不仅具有潜在的经济意义,也具有重要的科学研究价值。世界上海底煤矿开采早在 16 世纪就开始了,滨海砂矿已进行工业规模的开采,其他矿产尚处于勘查研究和试验性开采阶段。1982 年通过的《联合国海洋法公约》中规定:国际海底区域(国家管辖范围以外的大洋底部)及其资源是人类共同继承的财产。

三、海洋生物资源

海洋生物资源(又称海洋水产资源)是指有生命、能自行增殖和不断更新的海洋资源。按照生物系统,海洋生物资源可以分为海洋植物资源、海洋动物资源及海洋细菌与真菌三大类,迄今发现的海洋生物已经有 30 门类、50 多万种。按照利用类型不同可以将海洋生物资源划分为水产资源、药用资源、工业资源、观赏资源等。按照海洋生物的生活范围可以将海洋生物划分为海洋浮游生物、海洋游泳生物及海洋底栖生物等。海洋动物种类有 20 多万种,分布于几十个门类,海洋植物有近 10 000 种,其中低等的海藻类及高等的海洋种子植物只有

100 多种,然而海洋真菌却不到 500 种,海洋细菌的种类较多。

海洋生物资源最大的特点就是通过生物个体和种下群的繁殖、发育、生长,种群不断补充,通过自我调节能力达到数量相对稳定。预计海洋生物每年可以产生百亿吨以上的有机碳和 3 亿吨以上的水产品,可供地球人享用 5 年左右,相当于陆地耕地提供人类食物总量的 1 000 倍,但目前海洋捕捞及养殖的面积只有大洋面积的 10%,大部分海域还没有得到开发。

(一) 海洋动物

海洋动物是指海洋中能自行繁衍并不断更新的可利用动物,可分为海洋无脊椎动物和海洋脊椎动物两大类。海洋动物门类繁多,各门类的形态结构和生理特点有差异,微小的有单细胞原生动物,大的有长可超过 30 m、重可超过 190 吨的鲸类。从海面至海底,从岸边或潮间带至最深的海沟底,都有海洋动物。

海洋脊椎动物包括海洋鱼类、海洋爬行类、海洋鸟类和海洋哺乳类。海洋鱼类有圆口纲、软骨鱼纲和硬骨鱼纲。海洋爬行动物有棱皮龟科、海龟科和海蛇科等。海洋鸟类的种类不多,仅占地球鸟类总数的 0.02%,如信天翁、鹱、海燕、鲣鸟、军舰鸟和海雀等都是人们熟知的典型海洋鸟类。分布于我国的海洋鸟类约有 20 种,其中一部分为留鸟,大部分为候鸟。海洋脊椎动物虽然种类数目比海洋无脊椎动物少,但却代表着海洋生物进化的水平。

海洋无脊椎动物数目种类最为繁多,占海洋动物的绝大部分,主要门类有原生动物、海绵动物、腔肠动物、环节动物、软体动物、节肢动物、棘皮动物等。

(二) 海洋植物

海洋植物是指海洋中利用叶绿素进行光合作用以生产有机物的自养生物,分为海藻植物、海洋种子植物两大类。海洋植物的个体既有 2 μm 大小的单细胞金藻,也有长达 60 多米的多细胞巨型褐藻;有简单的群体、丝状体,也有具有维管束和胚胎等体态构造复杂的乔木。

海洋藻类是含有叶绿素和辅助色素的低等自养植物,植物体分为单细胞、单细胞群体和多细胞 3 种。海藻是海洋植物的主体,可用作食品的海洋藻类有 100 多种,是人类可利用资源的巨大财富。

海洋种子植物可分为红树植物和海草两类,约有 130 种,都属于被子植物,组成了海洋沿岸的生物群落。此外,海洋植物还包含海洋地衣,它是藻菌共生体。红树林是生长在海水中的森林,是生长在热带、亚热带海岸及河口潮间带特有的森林植被,根系发达,涨潮时,被海水淹没,潮水退去,则成一片郁郁葱葱的森林。海草像陆上的植物一样,没有阳光就不能生存。海洋绿色植物在它的生命过程中,从海水中吸收养料,在太阳光的照射下,通过光合作用,合成有机物质(糖、淀粉等),以满足海洋植物生活的需要。海草的经济价值很高,像我国浅海中的海带、紫菜和石花菜等都是很好的食品,有的还可以提炼碘、溴、氯化钾等工业原料和医药原料。海草是海洋动物的食物,有些海洋动物是靠海草来养活的。

(三)海洋细菌与真菌

海洋细菌是指那些只能在海洋中生长与繁殖的细菌,无真核,细胞壁坚韧,是不含叶绿素和藻蓝素的原核单细胞生物,是海洋微生物中分布最广、数量最大的生物,其个体直径常在 1 μm 以下,呈球状、杆状、螺旋状和分枝丝状。严格地说,海洋中有自养和异养、光能和化能、好氧和厌氧、寄生和腐生及浮游和附着等类型的细菌。几乎所有已知生理类群的细菌都可在海洋环境中找到,最常见的有假单胞菌属、弧菌属、无色杆菌属、黄杆菌属、螺菌属、微球菌属、八叠球菌属、芽孢杆菌属、棒杆菌属、枝动菌属、诺卡菌属和链霉菌属等 10 多个属。

海洋真菌是能形成孢子且有真核结构的微生物,通常栖于某种基物而生活,少数自由生活。海洋真菌可分成木生真菌、寄生藻体真菌、红树林真菌、海草真菌及寄生动物体真菌 5 种基本的生态类型。

海洋真菌和海洋细菌都参与海洋有机物的分解和无机营养物的再生过程,不断为海洋植物提供有效营养。海洋真菌是海洋动物的寄生菌和致病菌,有的能使海洋植物致病,甚至使港湾设施中的木质结构腐烂;某些海洋真菌能破坏聚氨基甲酸酯等高分子合成材料。

四、其他海洋资源

(一)滨海砂矿资源

滨海砂矿以海积砂矿为主,其次为海、河混合堆积砂矿,多数矿床以共生形式存在。滨海砂矿的种类达 60 种以上,世界滨海砂矿的种类几乎在我国均有蕴藏。主要有钛铁矿、锆石、金红石、独居石、磷钇矿、磁铁矿、锡石、铬铁矿、铌(钽)铁矿、锐钛矿、石英砂、石榴子石等。我国滨海砂矿探明储量为 15.25 亿吨,其中滨海金属矿为 0.25 亿吨,非金属矿为 15 亿吨。金属矿产储量包括钛铁矿、锆石、金红石、独居石、磷钇矿等。

(二)海洋空间资源

人类为了满足生产和生活的需要,把海上、海中和海底空间用于发展交通、生产、军事和其他用途的活动场所统称为人类对海洋空间的生产活动,也就是海洋空间资源。海洋空间资源可以用作交通、生产、储藏、军事、居住和娱乐场所,包括海运、海岸工程、海洋工程、临海工业场地、海上机场、海流仓库、重要基地、海上运动、旅游、休闲娱乐等。

(三)海洋动力资源

海洋动力资源主要指海水运动过程中产生的潮汐能、波浪能、海流能,以及海水因温差和盐度差而引起的温差能与盐差能等。海洋动力资源不仅蕴藏量大,而且可再生,如全球海水温差能可用功率达 100 亿千瓦,潮汐能、波浪能、海流能及海水盐差能等可再生功率均为 10 亿千瓦,但海水温差能、海流能和盐差能的变化较慢,潮汐能和潮流能呈短时周期规律性变化,波浪能有显著的随机性。目前对潮流、海流、海水压力差、海洋盐度差等的开发和利用尚处于试验准备阶段。

(四)港口与海岛资源

港口是位于海、江、河、湖、水库沿岸,具有水路联运设备及条件供船舶安全进出和停泊的运输枢纽,是水陆交通的集结点和枢纽,工农业产品和外贸进出口物资的集散地,船舶停泊、装卸货物、上下旅客、补充给养的场所。我国海岸线的特征是岸滩狭窄、坡度陡、水深大、许多岸段 5~10 m 等深线逼近岸边,可选为大中型港址。目前我国沿岸有 160 多个大于 10 平方千米的海湾,10 多个大、中河口,深水岸段总长达 400 多千米。绝大多数地区常年不冻。除邻近河口外,大部岸段无泥沙淤积或很少,基本具备良好的港址环境条件。目前,可供选择建设中级泊位以上的港址有 164 处。

海岛通常是指散布于海洋中、面积为 500 m^2 以上的小块陆地,对于海岛的具体概念,已经多次修改完善,依据 1982 年《联合国海洋法公约》第 121 条的规定,"岛屿是四面环水并在高潮时高于水面的自然形成的陆地区域"。根据不同属性,海岛有多种分类方法,可分为大陆岛、列岛、群岛、陆连岛、特大岛等。我国 500 m^2 以上的海岛有 6 500 多个,总面积 6 600 多平方千米,其中 455 个海岛居住人口超过 470 万人。我国海岛分布很不均匀,东海岛屿最多,约占全国岛屿总数的 58%;南海次之,约占 28%;黄海、渤海最少,约占 14%。

(五)滨海旅游资源

滨海旅游已经成为国际旅游的热点之一,我国沿海地带跨越热带、亚热带、温带三个气候带,具备"阳光、沙滩、海水、空气、绿色"5 个旅游资源基本要素,旅游资源种类繁多,数量丰富。据初步调查,我国有海滨旅游景点 1 500 多处、滨海沙滩 100 多处,其中最重要的有国务院公布的 16 个国家历史文化名城、25 处国家重点风景名胜区、130 处全国重点文物保护单位及 5 处国家海岸自然保护区。

第二节 · 海洋经济与海洋科技

一、海洋经济

(一) 海洋经济的概念

海洋经济(也称蓝色经济)包括为开发海洋资源及依赖海洋空间而进行的生产活动,以及直接或间接为开发海洋资源和空间的相关服务型产业活动。海洋经济所包含的产业主要有海洋渔业、海洋运输业、海洋矿产业、滨海旅游业、海洋盐业、海洋医药业及海水利用等。随着科学技术的发展,新兴海洋产业也如雨后春笋,以高新技术为依托的海洋生物工程、深海采矿、海洋能源利用等已经成为国际上开发的重要领域。

《中国 21 世纪议程》和《中国海洋 21 世纪议程》都把海洋资源开发和利用置于非常重要的地位。我国海岸线长达 1.8 万多千米,管辖海域约 300 万平方千米,相当于我国陆地面积的 1/3,近海海洋生物物种达 2 万多种。我国海域不仅浩瀚广阔,而且蕴藏着丰富的资源。制定正确的海洋利用战略,积极开发和利用海洋资源,对我国经济的可持续发展具有重要意义。

(二) 海洋经济产业

进入 21 世纪,面对工业化所带来的陆地资源枯竭、环境污染、陆地生命支撑系统衰退等巨大压力,人类将目光转向了海洋。全面开发和利用海洋资源、建设海洋工业文明已经从战略目标上升为世界发达国家和主要沿海国家的规划目标。在海洋经济产业中,海洋渔业占有重要地位,全球海洋渔业生产获量近年来保持在千万吨以上。广义的海洋渔业还包括海洋捕捞业和海水养殖业的上下游产业,如渔船、渔具制造,以及海产品加工、储藏、运输、销售等。近年来,海洋旅游业发展迅速,已成为海洋渔业经济中的重要组成部分。海洋矿产资源已经成为海洋经济的主战场,竞争愈来愈烈,全球 100 多个国家参与了海底石油、天然气的开发和利用,参与经营的大型企业有近百家。海洋运输已经成为海洋经济的支柱产业,世界上大型海港有近万个,特大型海港(吞吐量 10 万吨以上)有 500 多个。2018 年世界十大吞吐量港口,我国有 7 个上榜,舟山港居榜首。随着对海洋资源的需求,海洋造船业、海洋的淡水化处理及海洋矿产资源的开发也随之被带动并初具规模。我国是海洋大国,20 世纪 90 年代以来,尤其是 21 世纪后,我国海洋产业的增速远高出同期 GDP 的平均增长率。据国家海洋局的统计数据显示,2008—2017 年,海洋经济总值保持了快速强劲的发展势头。2017 年全国海洋生产总值为 77 611 亿元,2019 年前三季度全国海洋生产总值近 6.4 万亿元,同比增长 6.3%,海洋生产总值占国内生产总值的近 1/10。

海洋生物含有多种生物活性物质,营养价值独特,是陆生生物无法比拟的。海洋生物含有人类所必需的生物活性物质和特殊的营养成分,可以改善人体内的天然氧化系统,对预防和治疗心脑血管疾病、促进细胞代谢、抗癌防癌、保护体内细胞的正常功能、延缓脑的衰老都有很好的作用。目前海洋生物产业中最重要的产业是生物医药产业。20 世纪 60 年代初,海洋生物资源便成为医药界关注的热点,海洋药物研发引起了各国关注。美、日、英、法、俄等国家分别推出包括开发海洋微生物药物在内的"海洋生物技术计划""海洋蓝宝石计划""海洋生物开发计划"等,投入巨资发展海洋药物及海洋生物技术。随着科学技术的进步,海洋生物资源完全能成为重要的食物来源和战略后备基地。

海洋化学化工业为蓝色经济的发展增加新亮点。新世纪蓝色经济已上升为国家发展战略,海洋化工、海洋油气等新兴海洋产业催生了一批龙头海洋企业,形成了以新技术促进海洋开发和利用的新态势,成为蓝色经济发展中的新亮点。海洋化学资源种类繁多,仅全球海水中含氯化钠达 4 兆吨。海水中含有 80 多种元素和多种溶解的矿物质,可从海水中提取陆上资源较少的镁、钾、溴等。海水中还含有 200 万吨重水,其是核聚变原料和未来的能源。以海盐、溴素、钾、镁及海洋藻类等直接从海水中提取的物质作为原料进行的一次加工产品,包括烧碱、纯碱及其他碱类的生产,也是海洋经济的重要组成部分。

世界滨海砂矿的种类达 60 种以上,世界滨海砂矿的种类几乎在我国均有蕴藏,主要有钛铁矿、锆石、金红石、独居石、磷钇矿、磁铁矿、锡石、铬铁矿、铌(钽)铁矿、锐钛矿、石英砂、石榴子石等。我国海洋能资源蕴藏量约为 4.31 亿千瓦,潮汐能资源蕴藏量达 1.1 亿千瓦,年发电量可达 2 750 亿千瓦·时,波浪能总蕴藏量为 0.23 亿千瓦,海洋潮流年发电量约为 270 亿千瓦·时,可利用的热能资源量约为 1.5 亿千瓦,海流能资源量估计约为 0.2 亿千瓦。

(三) 我国海洋经济发展趋势

国家"十一五"时期,我国海洋经济年均增长 13.5%。2012 年,在宏观经济形势并不乐观的情况下,海洋经济增长 7.9%,略高于 7.8% 的 GDP 增速,海洋生产总值突破 5 万亿元,占国内生产总值的 9.6%。《中国海洋发展报告(2013)》预测,2015—2030 年,我国海洋经济将由不成熟逐渐走向成熟,增长方式将从粗放型向集约型过渡,海洋资源利用效率将大幅度提高。海洋经济对国民经济的贡献率仍将逐步上升,到 2020 年海洋生产总值占 GDP 比重超过 12%,到 2030 年,这一比重超过 15%。另外,海洋新兴产业增长迅猛。海洋新兴产业整体年均增长速度超过 28%,其中海洋生物医药产业年均增速达 39%,海水利用业为 33%,海洋电力业为 24%。2012 年 9 月国务院正式发布《"十二五"国家战略性新兴产业发展规划》,部署了海洋领域"十二五"期间重点发展的新兴产业。未来海洋新兴产业增长速度仍将高于海洋经济整体增长速度。"十二五"期间，我国将培育成熟壮大 3～5 个海洋新兴产业，形成以海洋高技术为特征的海洋新兴产业体系，支撑和引领海洋经济发展。

在当前全球海洋经济迅猛发展的形式下，充分合理利用我国富饶的海洋资源，在国家的支持下依托高校和企业大力发展海洋高新技术，加大海洋经济在 GDP 中的贡献比例，实现我国海洋经济的发展腾飞，积极响应"一带一路"的倡议，加快海洋技术的发展，实现我国的蓝色中国梦。

二、海洋科技

(一) 海洋科技发展史

海洋科技在"史前"，主要是围绕船舶技术的发展，人们使用船只捕捞海产品以支撑生计，通过航海认识世界，并进行货物运输开展商品交易。海洋技术的"机械化"是海洋仪器设备的产生所致，人类发明的指南针、精确时钟等应该是机械化海洋技术发展的前端。18 世纪英国人瓦特发明蒸汽机技术，同样对先进的船舶制造产生了深远的影响。20 世纪 40 年代冯·诺依曼发明了计算机技术，把海洋技术带入了自动化时代。自动化的海洋技术装备极大地推动了海洋科学研究与海洋事业发展。海洋天然气、海底空间的利用始于第二次世界大战之后，美国总统杜鲁门发表《美国关于大陆架底土和海床自然资源政策宣言》，目的就是要确保海底石油和其他矿产资源的开发和利用。1946 年在路易斯安那州实现了人类利用海底资源的现实可能性。从 20 世纪 60 年代初至 70 年代末，美国用于海洋科学的经费预算增长了 20 多倍，确保了美国在海洋开发方面的领先地位。与此同时，英国、联邦德国、荷兰、新西兰、意大利、澳大利亚、苏联、法国和日本等也都十分重视海洋的开发和利用。21 世纪人类将进入一个崭新的"海洋经济"时代，是人类进一步认识、开发、利用和保护海洋的新世纪。

（二）海洋资源开发应用

海洋开发主要是指海洋自然资源，包括海洋生物资源、海洋化学资源、海洋矿产资源、海洋动力资源、海水资源和海洋空间资源等诸多方面的开发。海洋资源开发技术是针对海洋生物、矿产、海水、空间、能量等海洋资源的开发和利用技术体系，可分为海洋生物资源开发技术、海洋油气资源勘探开发技术、深海矿产资源勘探开发技术、海水资源开发和利用技术、海洋空间开发技术、海洋能源开发技术等。现代海洋开发是高技术密集的产业领域，许多国家都非常重视海洋资源开发技术的发展，除了不断加大研发投入外，同时还针对海洋环境的复杂性及海洋资源分布的立体性和多层次性，加强了技术的综合集成和国际合作，使海洋资源开发技术得到快速发展,并在人类大规模、全方位开发海洋活动中发挥了主导和支撑作用,对缓解人类社会当前所面临的严峻资源环境问题产生了广泛而深远的影响。

海洋资源开发技术已成为高效、大规模和全面开发海洋资源及发展海洋经济的根本手段和基础。发展海洋资源开发技术、开发海洋资源是众多国家国民经济和科技发展极其重要的战略目标,谁取得了技术领先优势,谁就对海洋有更多的发言权。我国是人口众多的发展中国家,海洋是我国经济社会持续发展的重要资源和能源来源。我国必须大力发展海洋资源开发技术,缩短差距并赶超世界先进水平,依靠海洋资源开发技术深度开发、利用海洋资源和能源,从而为我国经济社会的稳步发展和国家的振兴富强提供坚实的资源和能源供给保障。

三、"一带一路"倡议

"一带一路"是"丝绸之路经济带"和"21世纪海上丝绸之路"的简称。2013年9月和10月,国家主席习近平先后提出共建"丝绸之路经济带"和"21世纪海上丝绸之路"的重大倡议。

(一)"一带一路"倡议的基本概念

"一带一路"是一个文化符号,即和平、友谊、交往、繁荣,不是固定的空间现象。"一带一路"是沿线各国共享的一个文化遗产,是双向交流,不是单向输出。用"一带一路"精神推动沿线国家的合作,实现和平合作、开放包容、互学互鉴、互利共赢。"一带一路"绵亘万里,延续千年,积淀了以和平合作、开放包容、互学互鉴、互利共赢为核心的丝路精神。

2016年8月17日,在推进"一带一路"建设工作座谈会上,习近平主席指出,随着我国经济发展进入新常态,我们要保持经济持续健康发展,就必须树立全球视野,更加自觉地统筹国际和国内两个大局,全面谋划全方位对外开放大战略,以更加积极主动的姿态走向世界。要以"包容性全球化"为核心理解"一带一路","包容性全球化"就是"丝路精神+全球化"。秉持"共商、共建、共享"的原则,特别强调共同发展、共同繁荣、"和而不同"的文化观念。在维护文化多元性的基础上共谋发展,共求繁荣,共享和平,是大多数国家的共同愿望。"一带一路"建设具有强大的包容性,将让更多的地区分享全球化带来的好处。

(二)"21世纪海上丝绸之路"意义

"海上丝绸之路"自秦汉兴起以来,就是联通东西方的重要交通走廊,是推动商业贸易繁荣发展的黄金路线。"21世纪海上丝绸之路"是一条由沿线节点港口互联互通构成的辐射港口城市及其腹地的贸易网络和经济带。自2008年全球金融危机爆发以来,"海上丝绸之路"

沿线各经济体在全球贸易投资体系中占有越来越突出的地位,且贸易投资的增长性普遍较强,都强烈希望扩大经贸合作以促进自身贸易投资增长和经济复苏。

建设"21世纪海上丝绸之路"是为了适应经济全球化和国内经济转型的新形势,以政策沟通、设施联通、贸易畅通、资金融通和民心相通为主要内容,扩大与相关沿线国家的经贸交流与合作,实现沿线各国的共同发展和共同繁荣。因此,共建"21世纪海上丝绸之路"倡议受到国际社会的高度关注,得到沿途各国的广泛支持。

共建"21世纪海上丝绸之路"是新形势下应对挑战、用开放倒逼改革的重要途径。共建"21世纪海上丝绸之路"不仅有助于我国与海上丝绸之路沿线国家在港口航运、海洋能源、经济贸易、科技创新、生态环境、人文交流等领域开展全方位合作,而且对促进区域繁荣、推动全球经济发展具有重要意义,同时将大大拓展我国经济发展战略空间,为我国经济持续稳定发展提供有力支撑。

(三)"21世纪海上丝绸之路"的前景

"21世纪海上丝绸之路"所面临的既有机遇又有挑战,"海上丝绸之路"战略为我国经济转型升级和沿"路"国家发展提供了广阔的空间。"海上丝绸之路"战略为全球开展海洋合作提供了新平台。《联合国海洋法公约》生效后,沿海国为了在蓝色海洋中占有一席之地,纷纷调整本国的海洋政策,扩大海洋权益诉求,以使自身的海洋利益最大化。然而,同时也使海域重叠和划界的问题日益突出,全球不少海域的海上合作面临着"互信不足、合作基础薄弱、合作进程缓慢"等问题。而以"和平友好、互利共赢"为核心内涵的"21世纪海上丝绸之路"战略不仅将为参与国家提供优势互补的经济发展所需的技术和资金,还将为沿"路"国家提供通过参与海洋项目合作互动交流、增信释疑的良好契机,从而为全面开展海上合作奠定良好基础。

第三节 · 海洋生物制品

一、海洋生物制品简介

海洋生物制品不同于海洋生物产品,前者是指运用海洋生物学与工程学的原理和方法,利用海洋生物或生物代谢过程生产有用的生物制品,也泛指海洋生物加工的产品,如海洋生物医药制品、工艺品、保健品、加工的健康食品等。海洋生物产品包涵海洋生物资源及产品,如海洋水产品是海洋中蕴藏的经济动物和植物的群体,是有生命、能自行增殖和不断更新的海洋生物,如海洋鱼类、软体动物、哺乳类等都是海洋生物产品中最重要的生物。海洋里已经登录的海洋鱼类有 15 304 种,最终预计海洋鱼类大约有 2 万种。而已知的海洋生物有 21 万种,预计实际的数量则是这个数字的 10 倍以上,即 210 万种。

海洋生物制品主要原料是海洋中的生物,海洋生物最大的特点是其能够通过繁殖、生长不断地更新,使其数量持续获得补充、恢复和自我调整,因而有人称它为"再生性资源"或"可补充资源"。海洋生物制品是利用海洋中的鱼、虾、贝、藻、微生物等,通过活性物质与功能物质制备、活性结构改性、安全与质控技术、产业化开发技术等现代生物技术手段,研发并获得海洋食品、海洋药物、海洋生物医用材料、海洋生物质能等高附加值产品。

海洋药物加工方法多种多样,主要包括生物酶解、分子筛分离、活性结构改性、稳定化复配等现代生物技术手段,其核心在于利用现代绿色生物技术改进加工模式、提高资源利用效率及保护海洋环境的健康持续发展。海洋生物资源有效利用的目的就是提高产品的附加值,获得能够被人类直接使用的海洋食品、海洋生物医药品、海洋生物医用材料、海洋生物质能等有效资源。

国家在各类重大研究发展计划中都相继在海洋生物资源高值利用方面进行了项目部署,不仅关注了我国海水养殖产业的品种优化、病害防治、增产增收等产业问题,也重点关注了海洋生物资源(鱼、虾、贝、藻、微生物)的种苗健康管理与良种培育、工程化养殖、病害防控、产品高值化和食用安全控制等产业链中关键科学问题和重要技术问题,支撑了海水养殖、病害防治、产品开发等系列海洋生物产业的发展,保障了我国近海生态安全并促进近海食物产出和环境安全,推动了海洋生物资源利用产业发展和技术升级改造,对海洋生物资源高值利用的产业化开发具有重要的指导意义。

海洋药物和海洋生物制品的研究与产业化现已成为海洋大国争相竞争的热点领域,近年来,借助国家"蓝色经济"战略,我国海洋生物医药产业呈现出快速发展态势,是近十年来海洋产业中增长最快的领域(图 1-1)。

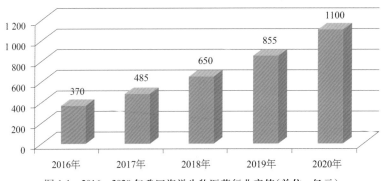

图 1-1　2016—2020 年我国海洋生物医药行业产值(单位:亿元)

二、海洋中药的开发和利用

（一）海洋中药的种类

海洋中药的种类可分为：动物药、植物药、矿物药等。表 1-1 为《中国药典》2010 版收载的生物海洋中药材（摘录于文献）。

表 1-1 《中国药典》2010 版收载的海洋中药材

名称	来源	性味与归经	功效	检验方法
牡蛎 Ostreac concha	牡蛎科动物长牡蛎 Ostrea gigas、大连湾牡蛎 O. talienuchanensis、近江牡蛎 O. rivularis 的贝壳	咸、微寒。归肝、胆、肾经	重镇安神，潜阳补阴，软坚散结	性状鉴别、含量测定
石决明 Haliotidis concha	鲍科动物杂色鲍 Haliotis diversicolor、皱纹盘鲍 H. discus、羊鲍 H. ovinar、澳洲鲍 H. rube、耳鲍 H. asinina 或白鲍 H. laevigata 的贝壳	咸、寒。归肝经	平肝潜阳，清肝明目	性状鉴别、含量测定
蛤壳 Meretricis concha； Cyclinae concha	帘蛤科动物文蛤 Meretrix meretrix 或青蛤 Cyclinae sinensis 的贝壳	苦、咸、寒。归肺、肾、胃经	清热化痰，软坚散结，制酸止痛，外用收湿敛疮	性状鉴别、含量测定
瓦楞子 Arcae concha	蚶科动物毛蚶 Arca subcrenata、泥蚶 A. granosa 或魁蚶 A. inflata 的贝壳	咸、平。归肺、胃经	消痰化瘀，软坚散结，制酸止痛	性状鉴别
珍珠母 Margaritifera concha	蚌科动物三角帆蚌 Hyriopsis cumingii、褶纹冠蚌 Cristaria plicata 或珍珠贝科动物马氏珍珠贝 pteria martensii 的贝壳	咸、寒。归肝、心经	平肝潜阳，安神定惊，明目退翳	性状鉴别、理化鉴别
珍珠 Margarita	珍珠贝科动物马氏珍珠贝 pteria martensii、蚌科动物三角帆蚌 Hyriopsis cumingii 或褶纹冠蚌 Cristaria plicata 等双壳类动物受刺激形成的珍珠	甘、咸、寒。归心、肝经	安神定惊，明目消翳，解毒生肌，润肤祛斑	性状鉴别、理化鉴别
海螵蛸 Sepiae endoconcha	乌贼科动物无针乌贼 Sepiella maindroni 或金乌贼 S. esculenta 的干燥内壳	咸、涩、温。归脾、肾经	收敛止血，涩精止带，制酸止痛，收湿敛疮	性状鉴别、显微鉴别、理化鉴别
昆布 Laminaria thallus； Ecklonia thallus	海带科植物海带 Laminaria japonica 或翅藻科植物昆布 Ecklonia kurome 的干燥叶状体	咸、寒。归肝、胃、肾经	消痰软坚散结，利水消肿	性状鉴别、理化鉴别、含量测定
海藻 Sargassum	马尾藻科植物海蒿子 Sargassun pallidum 或羊栖菜 S. fusiforme 的干燥藻体	甘、咸、寒。归肝、胃、肾经	消痰软坚散结，利水消肿	性状鉴别、理化鉴别
海马 Hippocampus	海龙科动物线纹海马 Hippocampus kelloggi、刺海马 H. histrix、大海马 H. kuda、三斑海马 H. trimaculatus 或小海马（海蛆）H. japonicus 的干燥体	咸、肝、温。归肝、肾经	温肾壮阳，散结消肿	性状鉴别、显微鉴别
海龙 Syngnathus	海龙科动物刁海龙 Solenognathus hardwickii、拟海龙 Syngnathoides biaculeatus 或尖海龙 S. acus 的干燥体	甘、咸、温。归肝、肾经	温肾壮阳，散结消肿	性状鉴别

（二）海洋中药的特性

中药是指在中医理论指导下，用于预防、治疗、诊断疾病并具有康复与保健作用的物质。海洋中药同样是以中医理论为指导，具备防病、治病功能，可用于疾病诊断、康复、保健等领域。海洋中药中含有许多生物活性物质，如氨基酸类、肽类、有机酸、脂肪酸类、聚醚类、脂类、萜类、蛋白质、皂苷和生物碱等，其中每一类又包含着许多不同结构的化合物。

海洋的低温、高压、高盐、缺氧等特殊环境，使海洋中药产生了一些与陆地中药不同性味、功效、药理活性和结构的活性物质。海洋中药相对于传统中药来说，其动物药要显著多于植物药，如《中华海洋本草》中记载 2/3 的海洋中药为动物药。海洋中药性味多以寒、咸、甘为主，归肝经，性沉降，而大多数传统中药的寒热性质基本平均，五味则以苦、辛居多。海洋中药的功效特点多以清热、解毒、化痰止咳、消肿、散结、软坚、止痛、补虚为主，这与其性味多以寒、咸、甘为主有关。动物药多具有补虚作用，包括滋阴、补气、补血及补益脏腑，植物药除了清热解毒，多具有化痰、利水的功效，矿物药多具有软坚散结、杀虫作用。海洋中药的药理活性十分广泛，如抗肿瘤活性、对心脑血管系统和免疫系统的影响、抗菌和抗病毒作用及抗衰老作用等，相比于陆地中药其药效成分的生物活性更强，表 1-2 为不同生物活性和结构的海洋天然产物。

表 1-2　海洋中药中生物活性物质的主要结构和主要食物来源

生物活性	抗肿瘤	抗心血管疾病	抗病毒	抗菌、抗感染	镇痛、神经毒（海洋毒素）
主要物质结构	核酸类、聚醚类、萜类、酰胺类、大环内酯类、肽类	多糖类、萜类、喹啉酮类、肽类、高不饱和脂肪酸类、生物碱类、核酸类	萜类、核酸类、生物碱类、多糖类、杂环类	脂肪酸类、糖脂类、丙烯酸类、苯酚类、溴苯酚类、吲哚类、酮类、多糖类、N-糖苷、β 胡萝卜素类	氨基酸、肽类及蛋白质类，脂肪酸、生物碱及皂苷类萜类，大环内酯类，聚醚类
主要生物来源	软珊瑚、柳珊瑚、海绵、海蛸、海兔、苔藓虫	鱼类、海藻、海绵、珊瑚	珊瑚、海绵、海蛸、海藻	珊瑚、海藻、海绵、细菌、真菌	鱼类、棘皮动物、微藻、贝类

（三）海洋中药开发现状

随着经济的发展和科学技术的提高，海洋中药的开发和利用已经成为中药现代化的核心内容之一，国家对海洋中药的研究投入大增，为发展海洋中药做了大量工作，包括全国性的海洋资源普查、水产养殖、药材化学成分和药理作用研究。人们通过现代科学手段对海洋中药的有效成分、药理作用进行了系统研究，目前已从海洋生物中分离获得的天然化合物约有 3 万种，其中 20% 左右的化合物显示有生物活性，0.1% 左右的化合物具有独特、新颖的结构。

目前,主要的不足表现为:对海洋中药有效成分及其质量控制标准进行的研究不够深入,一些检验认定的方法均较为简单且方法专属性不强,部分海洋中药材的来源缺乏保障,如羊鲍、耳鲍、海马等。

三、新型海洋药物

(一) 抗癌药物

海洋生物资源在过去的几十年里已经成为药物研究和开发的热点领域,特别是在海洋抗肿瘤药物的研究上,已经发现海洋来源的抗肿瘤活性物质有数千种,包括核苷酸类、酰胺类、聚醚类、大环内酯类等化合物,其中阿糖胞苷(Ara - C)已形成药物,有近 20 种化合物进入临床研究阶段,如四羟异喹啉生物碱是一种从加勒比海被囊动物红树海蛸体内分离提取出来的抗肿瘤药物,E7389(靶向微管的抗癌剂)是从黑色软海绵中分离得到的大环内酯类化合物的衍生物,抗癌药 dolastatin 10、dolastatin 15 是从黑木耳中分离到的抗癌活性肽,bryostatin 1 是从草苔虫中发现的具抗肿瘤活性的大环内酯类化合物,kahalalide F 是从食草软体动物中分离出来的一种缩酚酞类物质,squalamine 是从白斑角鲨(*Squalus acanthias*)中分离得到的一种氨基固醇类化合物,HTI - 286(taltobulin)、哈米特林(hemiasterlin)是从 *Cymbastella* sp. 等海绵生物中分离得到的一种三肽化合物等。

美国已批准可用于临床的植物抗癌药及其类似物共有 8 个,分别是长春碱、长春新碱、新霉酰胺(VVB)、依托泊苷(VP - 16)、替尼泊苷(VM - 26)、紫杉醇、拓扑替康、伊立替康等。

(二) 心脑血管药物

从海洋鱼类、海绵及珊瑚中已提取出多种预防和治疗心脑血管疾病的药物,如海洋生物毒素、萜类、多糖类、多不饱和脂肪酸、肽类、喹啉酮类和核苷酸类等,有的已被美国食品药品监督管理局(FDA)批准为正式药物,如西加鱼类的西加毒、从蓝斑环蛸唾液腺中得到的蓝斑环蛸毒素、从石房蛤分离的石房蛤毒素等。从河豚卵巢中提取的河豚毒素具有较强的调节心率及降压作用,且河豚毒素已经在国内作为一类戒毒新药(501)进入Ⅰ期临床研究后期,有望成为第一个上市的海洋类戒毒药物。来源于岩沙海葵中的岩沙海葵毒素是目前最强的冠状动脉收缩剂之一,其作用强度比血管紧张素强 100 倍左右。水母毒素有望被研制成独特的心血管药及神经分子生物学工具药,头足毒素(也称章鱼毒素)可望被开发成抗心绞痛药物,海胆毒素和海蛇毒素在心血管、抗血栓药物方面将大有作为。

临床病理阐明,脂质过氧化物的过多形成和积累可以促成一些心血管疾病如动脉硬化、高血压和心功能不全等。从群体海蛸中分离的活性成分有待于被进一步开发为新的治疗动脉硬化的海洋生物类药物。

具有心血管活性的多糖包括海藻多糖、壳多糖、硫酸软骨素、黏多糖等。藻酸钾通过体内钠、钾离子交换,从而产生降压作用,网地藻、海篙子、昆布能抑制血液凝固,墨角藻、裙带菜具有使高脂血症正常化的作用。临床实验证明,甲壳素有降低血清胆固醇的作用,并能使血小板黏附率降低。刺参酸性黏多糖的化学成分为氨基半乳糖、己糖醛酸、岩藻糖和硫酸酯基,具有与肝素类似的抗凝作用,能引起循环血液中血小板数量下降,增强二磷酸腺苷(ADP)诱导的血小板聚集作用。硫酸软骨素可防止脂蛋白脂肪酶的激活作用所引起的脂质沉积,并抑制血栓形成。牡蛎及蜈蚣藻中富含牛磺酸及其衍生物,其有明显的降胆固醇和稳压作用。从海洋生物特别是腔肠动物中得到的多肽类物质多为海生毒素,其中许多具有心血管活性。在海洋棘皮动物中,已发现含有多种皂苷及甾醇类糖苷物质,这些物质具有溶血作用,但这种作用可被胆固醇阻断;对心血管系统海星皂苷的主要表现为持续的降压作用,降压效应是直接作用于心血管系统的结果。

(三)抗菌、抗病毒药物

随着科学技术的发展,尤其是随着海洋资源的深度开发和利用,从海洋生物资源中提取到了大量的抗病毒活性物质,这些活性物质主要存在于海绵、珊瑚、海蛸等生物中,活性成分主要有萜类、核苷类、生物碱类、多糖类、脂肪酸类及其他糖酯类、丙烯酸类、苯酚类、杂环类化合物。

研究已经证明,从海洋足虫中提取的分子量为 30 的半乳糖凝集素能阻断感染 HIV 细胞间的融合过程,抑制 HIV-1 进入宿主细胞,达到抗 HIV 效果,可以减少因性交感染 HIV 的风险。随着药物作用时间,扇贝裙边糖胺聚糖抗病毒效应逐渐增加,最高可达 88%。伊他霉素是从由海泥中分离出的一株放线菌中提取出来的,被鉴定为链霉素的一个新种,其抗菌活性物质经纯化,确定其是由一个氨基糖和一个氨基环醇构成的新型抗生素。

(四)生物毒素

据有关文献报道,已查明的海洋生物中有毒的生物达 1 000 余种,这些海洋生物毒素会给人类带来危害,但又可以造福人类。海洋毒素在神经系统、心血管系统、抗肿瘤止痛方面的研究已经取得了一定进展。海洋腔肠动物海葵体内含有强效毒素,包括 anemone sulcata 毒素、actinia equina 毒素、anthopleurin 毒素等,其主要为心脏和神经毒素,多数毒素与钠通道结合,少数如 Aek 为钾通道毒素,从海葵 anemonia sulcata 中分离出来的 BDS(Ⅰ)和 BDS(Ⅱ)不仅可降低血压,而且具有抗 1 型单纯疱疹病毒(HSV-1)的作用,同时能抑制小鼠肝炎病毒链 MHV - A59 引起的小鼠肝细胞病变。此外,河豚毒素(TTX)、石房蛤毒素(STX)、海兔毒素均具有较强的神经毒性,而且作用于离子通道,除了在神经系统中起重要作用外,还有抗心律失常、降压、强心作用。其他作用于神经系统的毒素还有海参毒素、骏河毒素(SuTX)、青环海蛇毒素等;雪卡毒素、岩沙海葵毒素(PTX)、肽类毒素、麝香蛸毒、蓝斑环蛸毒素在心血管系统方面有着一定的作用;定鞭海藻毒素、蜂海绵毒素、PTX 及重组海蛇毒素对肿瘤有抑制作用;另外,重组平颏海蛇神经毒素和芋螺毒素(CTX)有镇痛作用。虽然海洋生物毒素因毒性太大而实际进入临床使用的为数不多,目前大多作为工具药,但其体外和动物体内的实验均表明,海洋生物毒素具有较强而广泛的药理作用和广阔诱人的应用前景。

四、其他海洋生物制品

(一) 海洋食品

海洋生物含有多种生物活性物质,具有独特的营养价值,越来越多地成为人类保健食品。海洋生物含有独特的脂肪酸,含有较多有助于防止动脉粥样硬化的不饱和脂肪酸,尤其是高度不饱和脂肪酸,是陆地禽畜肉和植物性食物所不含的。海洋中鱼、贝、虾、蟹等生物蛋白质含量丰富,易于人体吸收,且含有人体所必需的 8 种氨基酸、11 种微量元素及 9 种维生素,其中赖氨酸的含量更比植物性食物高出许多。

大量的研究已经证明,许多生物资源中含有对生物体和人体具有调控生理功能的有效成分,有些对维系生态环境和生命的最佳状态有一定的促进作用,海藻中含有的牛磺酸可有效防止膳食脂肪的吸收,具有降低血胆固醇和降低血压等功效。壳聚糖及其衍生物具有良好的絮凝、澄清作用,作为饮料的澄清剂,可使悬浮物迅速絮凝、自然沉淀,提高原液的得率。

海洋污染的严重程度直接影响着海水质量,而海水质量与海洋食品又是密切相关的。海水质量好,污染指数低,海洋食品也相对健康安全。只为利益而片面开发海洋资源导致海水污染,只能害人害己。

(二) 海洋化妆品

化妆品是指以涂抹、喷洒或其他类似方法,散布于人体表面的任何部位,如皮肤、毛发、指(趾)甲、唇齿等,以达到清洁、保养、美容、修饰和改变外观,或者修正人体气味,保持良好状态为目的的化学工业品或精细化工产品。顾名思义,以海洋生物为原料或添加海洋生物活性成分制得的化妆品可以称为海洋化妆品。自 20 世纪 80 年代开始在护肤品中添加各种天然原料,以提升对肌肤的滋润作用。因此,大规模的天然萃取分离工业已经成熟,市场上护肤品中能够找到的天然成分,从植物到动物,从陆地到海洋,各种天然成分应有尽有。

鱼皮胶原是丝状的胶原蛋白纤维,能使皮肤保持紧致而有弹性。人体皮肤、骨骼、牙齿、肌腱等部位都含有胶原蛋白,其主要的生理功能是作为结缔组织的黏合物质。随着年龄增长,人体胶原蛋白含量会逐渐流失,皮肤便会失去弹性并变薄老化,同时也会出现色斑、皱纹等一系列老化现象而显出老态。活性胶原多肽具有很强的组织亲和力,具有独特的组织修复功能;同时由于胶原含有保湿因子,能有效保持皮肤水分,更深层更快速地养护肌肤;能参与细胞的迁移、分化和增殖,促进细胞新陈代谢,使受损老化的组织从内而外地全面改善,恢复皮肤弹性,淡化色斑,清除皱纹。

在日用化妆品方面,壳聚糖具有良好的成膜性,以此开发的固发剂可在头发表面形成薄膜,硬度适中,静电作用少,保持发型持久,无味、无副作用。化妆品专用壳聚糖具有良好的吸湿、保湿、调理、抑菌等功能,适用于润肤霜、淋浴露、洗面奶、摩丝、高档膏霜、乳液、胶体化妆品等,有效地弥补了一般壳聚糖的缺陷。壳寡糖具有明显的保湿、活化机体细胞、阻止皮肤粗糙和老化、抑制皮肤表面有害菌滋生、抑菌和抗皮肤病及吸收紫外线等功效,可以应用于保湿、抗皱、防晒等类型的护肤品中;壳寡糖还能保持头发表面的成膜通透性,湿润易梳理,并能抗静电、防灰尘、止痒、去头屑,可应用于护发用品中。

(三)海洋生物酶

海洋生物代谢过程中的酶即海洋生物酶,其与陆地酶的性质和功能有较大的区别。从海洋资源中获取有应用价值的酶类物质就越来越重要。海洋生物,尤其是海洋微生物具有种类繁多的可再生的遗传基因库,是海洋生物酶的重要来源。随着海洋高新生物技术的发展,海洋酶,尤其是工业用海洋生物酶得到了快速发展。目前已经发现的海洋生物酶有多糖酶、蛋白酶、溶菌酶、纤维素酶、环糊精酶、木聚糖酶、甘露聚糖酶、果胶裂解酶、氢化酶、葡萄糖脱氢酶、DNA 聚合酶及甲基化酶等。

第四节 · 海洋材料

对于海洋材料,一个比较全面的表述为:一是源自海洋的材料;二是用于海洋开发和保护的各类特殊材料。源自海洋的材料包括生物质材料和矿物质材料两大类;用于海洋的材料主要是用于海洋的开发、利用和保护,主要包括海洋环境材料、海洋工程材料和海洋安全材料等。

一、源自海洋的材料

传统的海洋资源利用由来已久,已经实现了直接从海水中提取氯化钠、溴素和镁化合物等资源性材料,并实现了工业化。海水淡化产业逐渐扩大,直接从海水中提取钾、铀、锂和金等元素的技术正在向产业化阶段迈进。海洋中不仅蕴藏着丰富的人类生存所必需的生物资源,而且存在着丰富的海洋材料的基本原料——矿产资源。

(一) 源自海洋的生物质材料

源自海洋的生物质材料主要是蛋白类材料和多糖类材料。海洋是一个巨大的生态系统,其表面积远远大于陆地面积,生物的生长量非常巨大。目前,海洋除了提供食物(海洋捕捞和养殖产业)外,还可以作为材料生产或开发药物的原料资源。海洋生物质不仅资源丰富,而且其结构、性质、功能独特,具有良好的生物安全性,受到生物界的广泛关注。海洋生物质材料来源广泛且成本较低,具有独特的生物活性和生物可降解性,给海洋生物医用材料的发展带来了契机。利用海洋生物生产有价值的材料或新产品,在国外已进入应用阶段,特别是散布在海岸或海滩上废弃的虾、蟹、贝壳等,年产量可达 10 亿吨,从中可大量提取甲壳素等衍生物。这是一项获取高额利润的新产业,其产品可达 200 多种,年销售额将超过 2 000 亿美元。

(二) 源自海洋的矿物质材料

源自海洋的矿物质材料主要来自海洋石油、天然气、滨海砂矿等。我国海洋油气业开始于 20 世纪中期,历经 20 世纪 60 年代到 70 年代末的缓慢起步阶段,到 20 世纪 80 年代初至 1995 年的较快成长阶段,再到现如今迅猛发展的成熟阶段,海洋石油日益成为我国原油增量的主要来源,同时也为新型材料的开发与应用提供源源不断的起始原料。目前,我国海洋油气田项目的建设或扩建正在不断进行中,其中,渤海海上油田的产量成为我国油气增长的主体。我国目前已探明具有工业储量的滨海砂矿矿种有:钛铁矿、金红石、锆石、磷钇矿、独居石、磁铁矿、锡砂矿、铬铁矿、担钽矿、砂金、工业砂、砂和砂石集料、贝壳等。经过多年的海洋调查,我国在南海海底发现了钴结壳和锰结核矿,在东海发现了高品位的硫化热液矿床等。近年来,一种外形似冰却可燃烧的天然气水合物——"可燃冰"被认为有可能成为人类未来高效的新能源。海底热液产物——热液硫化物富含多种金属元素,是极具开发愿景的潜在资源。热液活动区生物群奇异的生命表现改变了传统的极端环境下无生命存在的认识,丰富了深海生物基因库,在工业、医药、环保等领域有广泛的应用前景。

二、用于海洋的材料

党的十八大报告中首次提出提高海洋资源开发能力,发展海洋经济,保护海洋生态环境,坚决维护国家海洋权益,建设海洋强国。所谓海洋强国是指在开发海洋、利用海洋、保护海洋、管控海洋方面拥有强大综合实力的国家。海洋强国的基本条件之一就是海洋经济要高度发达,在经济总量中的比重和对经济增长的贡献较高,海洋开发、保护能力强。我国将从海洋资源开发、海洋经济发展、海洋科技创新、海洋生态文明建设、海洋权益维护等方面推动海洋强国的建成。党的十九大对生态环境保护可谓空前重视,将建设海洋强国从生态文明建设移至现代化经济体系部分。在环境保护已受到前所未有重视的情况下,我国将会持续加大对海洋的保护力度,在利用海洋的同时一定要保护好海洋。海洋的利用与保护都离不开先进的材料作为基础,如海上开采和海上运输不可缺少的工程材料、海洋环境保护和治理的海洋环境材料及海上安全与国防建设的海洋安全材料。由于海洋气候和海水的特殊性能,陆地已经广泛使用的相关材料不一定能用于相应的海洋材料,抗腐蚀性能、抗微生物浮着性能及其力学性能使海洋材料具有一定的特殊性。

(一)海洋环境材料

海洋环境(包括海水、溶解和悬浮于海水中的物质、海底沉积物和海洋生物)是生命的摇篮和人类的资源宝库。随着人类开发海洋资源的规模日益扩大,海洋环境已受到人类活动的影响和污染。海洋环境材料主要是指海洋环境保护材料,保护是指对自然环境和自然资源的保护。海洋自身的特点决定了海洋环境的保护和陆地环境有着相当大的差别,治理的难度也要大得多。目前海洋环境材料就是以保护海洋环境为主要用途的材料,如使用方便、耐风浪、易回收的油污围栏材料,低成本、高强度、具有良好油污吸收的油污吸附材料。

海上石油开采和海运业都发展较快,海上的排污量也相应增加,超出了海域的承载能力,造成入海污染物总量急剧增多,超出了海洋环境的自净能力,对海洋生态造成了严重的污染和破坏。海洋环境的污染不仅会对水产资源产生不良影响,还可能通过食物链转移、转化、富集进入到人体,直接危害着人体健康。防治海洋环境污染,除了要控制污染源,减少陆源污染物的排放量外,研发使用方便、耐风浪、易回收的环境防护材料是必不可少的,其中低成本、高强度、具有良好油污吸收和吸附性能的新型高分子絮凝材料极为重要。

(二)海洋工程材料

海洋工程材料是深海研究的基础载体。根据海洋环境的特点及开发和利用海洋资源的实际需要,海洋工程材料根据用途的不同大体分为:①海洋石油天然气工程材料,如海洋平台结构材料、海洋钻采装备材料、海洋石油关键设备材料及海底油气管道材料;②船舶装备工程材料,如船舶结构材料、船舶部件材料、防污防腐和耐腐蚀材料等;③海洋综合利用工程材料,如海水淡化工程设备材料、海洋能发电设备材料及海洋可再生资源利用工程材料;④海洋工程无机非金属材料,如海洋工程混凝土材料;⑤海洋工程复合材料。

海洋工程材料根据使用性能的不同分为船体结构钢及配套材料、钛和钛合金材料及高温合金和高温结构材料。船体结构材料制备成本低、工艺简单、高效是船体结构钢的发展目标。海洋结构材料要求必须具有高强度、耐海水热液腐蚀、抗硫化腐蚀、抗微生物附着、高韧性等特点。而钛金属因其具有良好的新裂任性、高温强度、质轻、耐蚀和低磁信号等特性,被称为"海洋金属",是重要的战略金属材料。钛金属在海洋工程中具有广泛的用途,特别适用于轻型海工装备,是海洋工程领域的新型关键材料之一,因此,充分利用和重视发展钛合金材料的规格配套及制造工艺技术对于国家海洋战略的发展具有重要的意义。高温合金及高温结构材料以解决舰船燃气轮机、增压锅炉、大功率柴油机用关键结构材料为重点,逐步形成了舰船高温合金的系列。高温结构材料和涂层包括金属基复合材料、碳-碳基复合材料、防滑涂层、高性能永磁材料等。

海洋防护材料主要有新型防腐和防污材料,而涂料是船舶和海洋结构腐蚀控制的首要手段。海洋涂料分为海洋防腐涂料和海洋防污涂料两大类。按防腐对象材质和腐蚀机制的不同,海洋防腐涂料又可分为海洋钢结构防腐涂料和非钢结构防腐涂料。海洋钢结构防腐涂料主要包括船舶涂料、集装箱涂料、海上桥梁涂料及码头钢铁设施、输油管线、海上平台等大型设施的防腐涂料;非钢结构海洋防腐涂料则主要包括海洋混凝土构造物防腐涂料和其他防腐涂料。防污涂料是海洋涂料中的一个特殊品种,其主要目的是阻止海洋生物对海洋构筑物的附着、污损,保持船底或海洋工程结构的光滑、清洁。

（三）海洋安全材料

海洋安全材料或海洋国防材料是维护国家海洋权益、建设海洋强国的基本保障。由于海洋和海空的特殊性,具有特殊要求的结构和功能材料是海洋高科技研究的重要组成部分,包括舰船的隐身材料、防腐材料、甲板防滑材料、发动机排气隔热材料、阻燃材料、渗水耐压力浮力材料、舰载导弹天线罩材料、军港防卫设施建筑材料、雷达探测及各种检测传感器材料等。

（四）海洋敏感与监测材料

海洋敏感与监测材料是指用于检测和监测海洋环境参数的功能材料及敏感器件。海洋环境监测按照手段和方式分为化学监测、物理监测及生物监测;按实施周期长短和目的性质分为例行监测、临时性监测、应急监测及研究性监测。

三、海洋生物医用材料

海洋生物医用材料主要来源于海洋生物质。生物医用材料的发展经历了三代：生物惰性材料、生物活性材料和生物可吸收材料。海洋生物医用材料是最理想的生物医用材料，其最大的特点或优越性是海洋材料的生物活性与生物可降解性。

海洋生物医用材料的发展经历了珊瑚礁基、海藻酸基、壳聚糖基和胶原蛋白基等阶段。海洋生物医用材料能刺激细胞产生特殊应答反应，启动机体的再生系统，使组织和器官得以修复，修复后材料可被降解吸收，如人工关节、人工皮肤、手术缝合线等。

目前，海洋生物医用材料主要以水凝胶、溶液、粉剂、片剂、喷雾等形式广泛应用于临床多种症状，如止血、抗炎、填充、愈合等。目前，海洋生物医用材料的研发主要集中在生物大分子的分子修饰改性、基础理论和生物学功能及综合性能评价技术、材料诱导组织和器官再生修复的机制研究等。海洋生物医用材料的显著不足是可加工性或可塑性比较差，通常需要与其他材料复合使用，所以海洋生物医用材料产品规模化生产就已成为目前必须解决的关键技术问题。

四、海洋材料的发展趋势

21 世纪是海洋的世纪，海洋将成为国际竞争的主要领域。海洋之争主要取决于海洋科技创新能力，其强弱决定了一个国家在海洋领域中的国际话语权。当前很多国家纷纷将目光转向海洋，日益激烈的海洋竞争主要涉及三大能力，即海洋认知能力、资源开发能力和占领空间能力。我国《海洋科技创新总体规划》战略研究报告指出，世界海洋强国都非常重视海洋对可持续发展的作用，将海洋科技创新作为基本战略，纷纷制定中长期规划，不仅加大了海洋开发原始创新技术的研发，更注重以创新技术对海洋开发的支撑，以占领未来发展的制高点。美国在 2011 年发布了海洋研究计划，英国出台了海洋科学战略，日本制定了新世纪的海洋政策，韩国颁布了海洋科学技术中长期发展计划。

近年来，我国海洋科技快速发展，取得了丰硕的成果，海洋科技综合实力显著增强。一是海洋知识创新取得明显进步，海洋调查能力显著提高，南北极科考和深海大洋勘探研究能力大幅提升，海洋观测、监测、卫星、海洋预报等领域取得重要进展。二是海洋技术创新能力得到较大提升。海洋生物资源开发技术取得重要突破，海水淡化开发技术取得较大发展，海洋能开发技术研发快速推进，海洋油气等矿产资源开发重大技术和装备取得重要进展。

我国现有的海洋科技水平，尤其是创新能力难以适应海洋强国的战略需求，海洋科技创新意识和能力距国际先进水平相差悬殊。加强海洋综合管理、发展海洋经济、提高海洋资源开发能力、保护海洋生态环境、维护国家海洋权益都离不开舰船和潜艇及海洋基础设施的建造,需要大量的海工钢,但我国海工钢的研究、生产及应用与国际先进水平还存在一定的差距,亟需解决所面临的材料问题。

　　海洋环境是一种严酷复杂的腐蚀环境。在这种环境中,海水本身是一种强的腐蚀介质,同时波、浪、潮、流又对金属构件产生低频往复应力和冲击,加上海洋微生物、附着生物及其代谢产物等都对海洋装备的腐蚀过程产生直接或间接的加速作用。目前我国每年因腐蚀所造成的经济损失可达 8 000 亿元人民币以上。因此,海洋重大工程在设计和使用过程中都必须考虑海洋环境的腐蚀问题,海洋防腐新技术、材料的开发尤为重要。目前最重要的是找准突破口,从战略上抓住重点,强化海洋材料科技创新,全面提升我国海洋材料国际竞争力。

(周长忍)

参 考 文 献

[1] 刘承初.海洋生物资源综合利用[M].北京:化学工业出版社,2006.

[2] 朱晓东.海洋资源概论[M].北京:高等教育出版社,2005.

[3] 沈顺根,钱秀贞.资源海洋:开发利用富饶的蓝色宝库[M].北京:海潮出版社,2004.

[4] 郑苗壮,刘岩,李明杰,等.我国海洋资源开发利用现状及趋势[J].海洋开发与管理,2013,30(12):13-16.

[5] 刘卫东.如何正确理解和认识"一带一路"倡议[J].大陆桥视野,2017(11):39-41.

[6] 林勇新.建设新"海上丝绸之路"的内涵、前景与可行路径[J].西安交通大学学报(社会科学版),2016,36(6):6-8.

[7] 李荣生.中国人不会使世界挨饿[J].自然资源学报,1996(4):306-317.

[8] 赵鹏,赵锐.蓝色经济理念在全球的发展[J].海洋经济,2013,3(4):1-8.

[9] 陈国生.海洋资源的开发利用与保护[J].网络财富,2010(3):67-70.

[10] 中国科学院地学部.中国资源潜力、趋势与对策——中国科学院地学部研讨会文集[M].北京:北京出版社,1993.

[11] 中国自然资源丛书编撰委员会.中国自然资源丛书:海录卷[M].北京:中国环境科学出版社,1995.

[12] 冯瑞.蓝色经济区研究述评[J].东岳论丛,2011,32(5):189-191.

[13] 倪国江.海洋资源开发技术发展趋势及我国的发展重点[J].海洋技术学报,2009,28(1):133-136.

[14] 高良军,叶佳君,陈彩胜,等.贝壳粉海洋油污吸附材料的改性实验[J].油气储运,2018,3:343-347.

[15] K.A.ЗАБЕАА,靳德荣.水面原油和成品油的清除[J].交通环保,1993,2:45-47.

[16] 刘宗江,孙文君.国内水面溢油围控用围油栏及发展趋势[J].资源节约与环保,2014,4:20-21.

[17] 史洪微,刘福春,王震宇,等.海洋防腐涂料的研究进展[J].腐蚀科学与防护技术,2010,22(1):43-46.

[18] 王华进,王贤明,管朝祥,等.海洋防污涂料的发展[J].涂料工业,2000,30(3):35-38.

[19] 朱光文.我国海洋监测技术研究和开发的现状和未来发展[J].海洋技术学报,2002,21(2):27-32.

[20] 朱相荣.金属材料的海洋腐蚀与防护[M].北京:冶金工业出版社,2003.

[21] 沈体雁,施晓铭.我国海洋产业园区空间布局研究[J].经济问题,2017,3:107-110.

[22] Accardo A, Tesauro D, Morelli G. Peptide-based targeting strategies for simultaneous imaging and therapy with nanovectors [J]. Polymer Journal, 2013,45(5):481-493.

[23] F-Tischer PCDS, Talarico LB, Noseda MD, et al. Chemical structure and antiviral activity of carrageenans from Meristiella gelidium against herpes simplex and dengue virus [J]. Carbohydrate Polymers, 2006,63(4):459-465.

[24] Eccles R, Meier C, Jawad M, et al. Efficacy and safety of an antiviral Iota-Carrageenan nasal spray:a randomized, double-blind, placebo-controlled exploratory study in volunteers with early symptoms of the common cold [J]. Respiratory Research, 2010,11(1):108.

[25] Kalitnik AA, Barabanova AOB, Nagorskaya VP, et al. Low molecular weight derivatives of different carrageenan types and their antiviral activity [J]. Journal of Applied Phycology, 2013,25(1): 65 - 72.

[26] Cosenza VA, Navarro DA, Pujol CA, et al. Partial and total C - 6 oxidation of gelling carrageenans. Modulation of the antiviral activity with the anionic character [J]. Carbohydrate Polymers, 2015,128: 199 - 206.

第二章 · 海洋生物医用材料

　　生物医用材料一般是指用于临床诊断、治疗、修复或替换人体组织和器官或增进其功能的一类功能性材料。生物医用材料可以是天然材料、合成材料，或是其复合材料，也可以通过各种技术对材料进行改性或修饰。随着科学技术的发展和临床医学越来越高的要求，生物医用材料的发展可以简单地认为是从天然材料发展到惰性生物材料，然后又发展为生物活性材料及今天国际上研发十分活跃的生物降解材料、组织工程支架材料和组织诱导材料等。从生物医用材料的应用目的和特殊性能的要求而言，海洋生物医用材料应该是最为理想和最有发展前景的生物医用材料。海洋生物医用材料的优越性不仅是因为其具有优异的与人体组分相近的天然结构形态，更重要的是其具有合成材料和陆地天然材料所缺乏的优良生物活性。海洋生物医用材料一定会为临床治疗、诊断和康复提供更先进、更丰富的物质基础。海洋生物医用材料及其制品的临床应用还会对探索人类生命奥秘、保障人类健康长寿做出重大贡献。

第一节 · 海洋生物医用材料简介

一、引言

健康是 21 世纪人类共同关注的话题,随着人们对健康日益重视,生物活性高、毒副作用低的海洋生物医用材料及其制品也愈受青睐。海洋高压、高盐的复杂生态环境造就了具有独特理化性质的海洋化合物,如多糖、脂肪酸、多酚、蛋白质或肽、维生素和某些酶等。海洋资源的利用还只是刚刚开始,许多海洋资源仍在不断地被探索和发现,威胁人类福祉的很多问题或许可以从生命起源的海洋得到解决。

海洋生物医用材料(marine biomedical materials)也称海洋生物材料(marine biomaterials),是以海洋中的天然材料为基质,能用于人工器官制造、人体组织修复或再生、理疗康复、诊断检查、治疗疾病等医疗和保健领域,而对人体无不良影响的功能性材料。海洋生物医用材料的来源主要包括海洋动物、植物和微生物,其化学组成主要为多糖、蛋白质、脂类和无机盐类。

海洋生物医用材料不仅可以用来代替、修复病变的人体器官和组织,使其恢复或改善相应生理功能,使其具备正常组织和器官的结构和功能;而且还可用于药物载体,实现控缓释给药系统、靶向给药系统、智能给药系统或自我调节给药系统等。所以说,海洋生物医用材料已经成为人类生命过程中不可缺少、也无法替代的重要物质基础。无论海洋生物医用材料如何变化,其唯一的宗旨永远不会改变,那就是为不断改善人们生活质量、延长人们寿命及提高医疗效果和降低医疗成本服务。

拓展蓝色经济空间、发展海洋经济、开发海洋资源、建设海洋强国已经成为我国今后海洋资源利用的主战场。进入 21 世纪,海洋经济已成为拉动国民经济发展的有力引擎。依据国家海洋发展战略,海洋经济的重要领域之一是海洋医药,海洋生物医用材料及其制品是海洋医药的重点方向。随着海洋经济的发展,国际上有关海洋医药,尤其是海洋生物医用材料的研究日新月异,发展十分迅速。我国从事海洋生物医用材料研究与开发的人员和企业越来越多,研发内容大多以海洋物质作为基质材料、改性材料和生物活性物质,其中不少专家以海洋物质作为主要研究方向。

二、海洋生物医用材料的类型

海洋生物医用材料不仅涉及海洋多糖、海洋蛋白、海洋矿物,还涉及一些海洋生物活性物质的提取、制备及其生物相容性研究,有广泛的研发范围。海洋生物医用材料与其他材料的类型一样,包括无机非金属材料、天然高分子材料及复合材料等,只是海洋金属类生物医用材料有待进一步开发和利用。海洋生物医用材料的分类也因考虑的角度不同而有一定的区别。目前主要有以下 3 种分类方法。

（一）按材料的性质分类

（1）海洋金属材料:海洋生物金属材料目前研发的不多,尚无临床使用。由于海洋矿产丰富、种类繁多,相信将来一定会有海洋金属材料应用于临床。

（2）海洋无机非金属材料:海洋无机生物医用材料主要来源于大量海洋生物的骨架和其他生物。海洋珊瑚、异源骨及贝壳被认为是生物无机材料最主要的来源。主要的海洋无机生物医用材料有:磷酸钙、碳酸钙和二氧化硅。临床使用的海洋无机非金属材料主要用于人工骨、人工关节的修复或填充。

（3）海洋天然高分子材料:海洋天然高分子材料主要包括蛋白类和多糖类天然高分子材料,也包括一些从海洋生物中提取的活性生物大分子,如胶原、海藻酸盐、甲壳素及其衍生物等。

（4）复合材料:由两种或两种以上不同性质的材料经过适当的加工制备方法制得的多元复合体称为复合材料。海洋天然高分子材料最明显的缺点就是可加工性比较差,单独使用难以满足临床使用的技术要求,尤其是机械性能和宏观形状。目前海洋高分子材料与合成高分子材料的复合是海洋生物医用材料研究的重要方向之一,如无机纤维素与海藻酸、壳聚糖的复合材料,陶瓷微粒或纳米材料与胶原的复合材料等。而将无生命的材料与生物活性材料如细胞、生长因子等复合在一起的材料(也称杂化材料)也逐渐成为生物医用材料研发的新兴领域,如组织工程支架材料、组织再生和修复材料等。

（二）按材料的替代对象分类

（1）硬组织材料:如骨、齿组织的替代与修复填充材料。

（2）软组织材料:如人工皮肤、人工角膜、人工皮肤等的替代材料。

（3）心血管材料:如人工血管、血管支架及血液等的替换材料。

（4）膜分离材料:如血液净化、血浆分离和气体选择的功能性材料。

（5）黏合材料:如组织黏合、缝合材料及其防粘连材料。

（6）药用材料:药物的添加剂、填料、药物缓释控释用载体材料。

（三）按与人体接触程度分类

（1）非植入材料:只与体表接触,如伤面敷料、绷带、传导涂料等。

（2）半植入性材料：植入体腔，短期内取出，如导管、医疗器件等。

（3）植入性材料：长期植入体内，如人工角膜、人工肾、心血管等。

三、海洋生物医用材料的安全性

海洋生物医用材料及制品除了具有医疗功能之外，安全性是必不可少的。海洋生物医用材料不仅要治病、诊病和防病，更要对人体健康无害，这是其他材料不具备的特殊要求。海洋生物医用材料最基本的性能要求是材料与活体之间的相互关系，即良好的生物相容性，其中包括对血液的反应（血液相容性）、对生物组织的反应（组织相容性）和免疫反应性能等。海洋生物医用材料的生物老化性能及降解产品的物理、化学性能均是海洋生物医用材料十分重要的性能指标。

众所周知，目前还没有一种体外材料可以完全满足人体生理的要求，临床使用的材料也是为了治病救人而"勉强可用"或"不得不用"。因此，在材料的制备和制品的设计过程中要考虑如何最大限度地消除或减少材料本身或制品的结构对人体所造成的危害性。对于确因技术问题目前暂无法避免或不可消除的危害应提供足够的说明和预防措施，把危害降到最低限度。

海洋生物医用材料的安全性最直接和最重要的影响因素是材料的基本化学组成和结构形态，因此在设计海洋生物医用材料及制品时必须确保所选材料的化学组成、结构形态、表面性能是完全无害的或符合相关标准。为了保证生物医用材料及其制品对人体的无害性，材料的基本理化性能评价是完全必要和不可缺少的。一般而言，海洋生物医用材料不仅要尽可能地避免材料中小分子杂质的残留，同时还要考虑环境中的杂质进入材料或制品后对材料性能引发的不良影响。综上所述，海洋生物医用材料的设计要以材料的物理、化学稳定性为基础，以生物相容性、生物活性和功能性为基本要求，以无副作用或使副作用降至最低为标准，以防病、治病、诊病为目标，真正达到性能优、副作用小，为临床医学提供坚实可靠的物质基础。

四、海洋生物医用材料的特性

众所周知，天然高分子材料，尤其是海洋中的高分子材料，是人类最早使用的医用材料之一。人类机体的基本物质，诸如蛋白质、核糖核酸、多糖、一些脂质都是天然高分子化合物，与海洋中生物的基本物质极其相似。海洋高压、高盐的环境为海洋生物医用材料的形成提供了极其优越的环境，因而海洋生物医用材料又具有污染少、陆地生物不可替代的优点，尤其是我国许多的传统中药就来自于海洋资源。海洋生物医用材料的多功能性、生物相容性、生物可降解性,以及其改性与复合,特别是最近对杂化材料研究的需要,更显示出海洋生物医用材料的优异特点,已经成为不可或缺的重要生物医学材料之一。

海洋生物医用材料的结构和组成差异很大,也表现出不同的性质,应用领域也因性能不同而不完全一样。海洋生物医用材料最显著的优点或相似之处就是在体内容易降解,降解产物对人体无毒且可为人体吸收(海藻酸盐类除外)。

第二节 · 海洋生物医用材料的生物学活性

生物医用材料为人类的健康做出了不可替代的重要贡献,可以说临床治疗和康复已经无法离开生物医用材料及制品,尤其是具有一定生物活性的海洋生物医用材料已经成为临床应用研发的重点和热点。海洋生物医用材料的原料——海洋生物质的生物活性是陆地生物无法比拟的,如抗癌、抗凝血、抗感染和抗病毒等。海洋生物医用材料临床应用的产品很多,主要是利用了其许多特有的生物活性。

一、促组织修复

损伤组织的修复不仅与组织周围的微环境和人体的健康状况有关,而且与植入材料的综合性能,包括材料的组成、生物活性、植入物的形状、降解过程和降解产物等有显著的相关性。在海洋生物中观察到的广泛的化学多样性使海洋生物成为一种特殊的天然材料来源,多样化的海洋生物大分子可用于开发具有组织修复或再生功能的组织替代品。

(一)胶原蛋白

胶原蛋白是人体大多数器官中最重要的结构蛋白,已经鉴定出 29 种不同的胶原蛋白。所有类型的胶原蛋白如Ⅰ型、Ⅱ型、Ⅲ型、Ⅴ型和Ⅺ型等都表现为典型的三股螺旋结构。胶原蛋白在为不同类型的细胞提供支架方面发挥着重要作用,从而参与细胞附着、迁移、增殖、分化和存活。

胶原蛋白是构成细胞外基质的骨架,为细胞的增殖和生长提供适当的微环境。胶原蛋白的三股螺旋结构及交联所形成的纤维或网络对细胞起到锚定和支持作用。无论是在吸收前作为新组织的骨架,还是在吸收后进入宿主体内作为宿主的一部分,胶原蛋白都与细胞周围的基质有着良好的相互作用,表现出相互影响的协调性,并成为细胞与组织正常生理功能整体的一部分,如海绵状Ⅰ型胶原蛋白与兔脂肪干细胞具有良好的体外生物相容性,能为组织工程种子细胞的生长提供适宜的三维空间,可作为脂肪组织工程种子细胞的载体材料。

（二）海藻酸盐

海藻酸盐创面敷料因其良好的维持生理潮湿微环境及减少细菌感染和促进伤口愈合的能力而被广泛接受。研究表明,基于海藻酸盐的生物医用材料系统可用于调节血管组装的生长因子和(或)细胞传递。生长因子的包封能够让蛋白质持续释放并防止材料降解。植入生长因子负载的海藻酸盐结构物通常显示出毛细血管密度增加,但没有血管稳定。研究表明,海洋中的藻类多糖具有良好的促进血管生成的作用。岩藻糖丹可通过调节参与血管生成的表面蛋白的表达来增强成纤维细胞生长因子－2(FGF－2)诱导的血管形成。

（三）甲壳素及其衍生物

甲壳素及其衍生物作为海洋多糖的重要组成部分,具有良好的生物学和生理特性,特别是在伤口愈合、止血、免疫增强等方面具有诱人的生物活性和抗菌活性,长期以来被用于促进伤口愈合和皮肤组织工程。研究不同来源的壳聚糖生物学和生理特性发现,海洋来源的壳聚糖具有良好的伤口愈合性能。

二、血液相容性

临床应用已经表明,天然生物医用材料,尤其是海洋生物医用材料具有血液相容性优异及来源广、低毒性等特点,与常规的合成材料相比,其血液相容性表现出显著优势。

（一）抗凝血性能

凝血和血小板聚集功能障碍可导致炎症、心血管功能紊乱、静脉血栓形成、血栓栓塞等一系列疾病。对于植入材料,最基本的要求是必须具有良好的抗凝血性能,海洋生物医用材料在这方面具有独特的优势。

海藻是抗凝血性能优异的硫酸多糖的丰富来源,尤其是来自红色和棕色海藻的抗凝血多糖已经被成功分离并表征。根据以往研究的证据,源自海洋中的棕色藻类硫酸多糖、褐藻糖胶引起了人们对新型抗凝药物的广泛兴趣。从海藻中分离出的硫酸多糖,包括半乳聚糖类(如琼脂、角叉菜胶)、尺骨和岩藻聚糖,主要是硫酸化糖胺聚糖,其结构与肝素相似,通过对凝血酶和Ⅹa因子的抑制而具有抗凝血活性。硫酸多糖的抗凝血活性取决于糖的组成、分子量、硫酸化比例及硫酸根在大分子骨架上的位置或重复单元中硫酸根的分布。

除岩藻聚糖外的海洋硫酸多糖也被证明具有抗凝血活性,尤其是从绿藻中,特别是从松藻类和石莼类中获得的硫酸盐半乳糖和类似于石莼聚糖的硫酸盐多糖。红藻中也含有许多具有有效抗凝血活性的硫酸多糖。海百合里有一条类似的多糖链,但含有较少的 $2,3-2-O-$ 硫酸 D-半乳聚糖,在凝血时间测定中的活性低于前者。八角鱼的 $2,3-$二硫化物半乳聚糖分别抑制内在的肌腱酶和凝血酶原酶复合物,其对Ⅹa因子和凝血酶生成至关重要。褐藻海藻中含有岩藻糖的硫酸多糖的抗凝血活性。利用简单的发酵工艺和色谱技术从食用褐藻黄尾藻中分离出含硫酸多糖的岩藻糖作为抗凝血剂。

(二)促凝血性能

止血是紧急医疗护理中至关重要的一步,有效和快速的止血对于外科手术和紧急创伤至关重要,特别是对于在战场和其他复杂情况下引起的创伤。目前市场上可获得的止血材料主要包括胶原蛋白、明胶、藻酸盐、壳聚糖等。

胶原蛋白是参与创伤愈合的主要结构蛋白。胶原蛋白具有较好的止血性能,因其既能促进血小板凝聚和血浆结块,又可以与血小板黏合、聚集形成血栓而起到止血作用。凝血的基本过程是:当血管壁的内皮细胞被剥离,血管中的胶原纤维暴露于血液中,血液中的血小板立刻与纤维蛋白原吸附在一起,发生凝聚反应,生成难溶的纤维蛋白并形成血栓,进而血浆结块阻止血流,产生凝血。胶原蛋白的止血活性依赖于胶原聚集体的大小和分子的天然结构,但变性的胶原蛋白(即明胶)诱导止血无效。研究表明,胶原蛋白能有效诱导血小板聚集,且诱导能力不受初始剂量、浓度等因素的影响,表现迅速而彻底。

甲壳素、壳聚糖及部分衍生物都具有良好的止血活性,一般认为其止血机制如下:一是甲壳素与血小板通过蛋白中介相互黏附,形成甲壳素/血小板复合物,加速纤维蛋白单体聚合,共同形成凝块。另一方面是甲壳素诱导红细胞聚集,刺激血管收缩。最终,血栓形成,伤口被封住。

岩藻多糖是从褐藻中提取的硫酸多糖,不同的作用浓度可以使它们在体外表现出刺激或者抑制凝血的作用,并且其对凝血的促进是通过阻断组织因子通路抑制剂(TFPI)介导的。全身止血和标准凝血试验来评价岩藻的促凝血活性和抗凝血活性的研究结果表明,岩藻多糖可以改善相关的凝血参数。

三、免疫调节

材料与活体系统相互作用体现在两个方面:一是材料反应,即活体系统对材料的作用,包括生物环境对材料的腐蚀、降解、磨损和性质退化,甚至破坏;二是宿主反应,即材料对活体的作用,包括局部反应和全身反应,如炎症、细胞毒性、凝血、过敏、致癌、畸形和免疫反应等,其结果可能导致对机体的毒性作用和机体对材料的排斥。当机体组织受到损伤时,机体可以感知微生物成分,免疫系统会被激化,协助机体防御微生物感染。非感染性的异物材料(蛋白质、多糖植入物等)也会引起免疫反应,有时会引起严重的组织损伤,但有时对免疫反应起着积极调节的作用。

胶原蛋白作为生物医用材料,最重要的特点在于其低免疫原性,与其他具有免疫原性的蛋白质相比,胶原蛋白的免疫原性非常低,不含端肽时免疫原性尤其低。人们甚至曾认为胶原蛋白不具有抗原性。

甲壳素及其衍生物以及海藻多糖类等海洋生物医用材料在炎症和免疫反应中具有良好的调节作用,能够增强机体免疫力。硫酸盐多糖,包括藻类多糖,已被证明具有免疫调节活性,在免疫应答中起着抑制和促进的双重作用。来自其他海草的岩藻,包括海带岩藻,也有同样的效果。

将海洋来源的多糖作为原材料制备支架材料的研究已经成为组织工程支架材料的热点之一,研究的重点是这种支架材料对巨噬细胞及炎症和免疫调节活性的影响。多糖类生物医用材料可与巨噬细胞表面的 TLR4 结合,Notch 信号通路协同 TLR 通路,激活 IRAK2 - Mnk1 - eif4E,上调 NF - κB,从而诱导 M1 相关基因的表达。多糖类生物医用材料对巨噬细胞的影响大多数都是通过与巨噬细胞表面的相关受体结合,促进释放各种因子,激活特定信号,达到细胞极化的效果。

调节机体的免疫功能是绝大多数多糖的药理作用。弯斑蛸多糖能对抗环磷酰胺和氢化可的松引起的小鼠脾脏和胸腺萎缩,拮抗两者引起的白细胞减少等;四角蛤蜊多糖能显著升高正常小鼠单核-巨噬细胞的吞噬指数和免疫力低下小鼠的血清溶血素水平;海胆多糖能提高小鼠自然杀伤细胞的活力,刺激分泌 IL - 1 和 IL - 2,并增强辅助 T 淋巴细胞活性,发挥细胞毒性效应。从海洋褐藻提取的粗多糖通过抑制产生促炎因子的信号通路,呈现抗感染的作用。多糖生物医用材料的抗感染作用过程错综复杂,通过多条信号通路使巨噬细胞极化,这些作用也经过动物实验得以证实。

四、抗细菌和抗病毒

(一) 抗细菌

许多研究已经表明壳聚糖具有重要的抗菌活性,与其他消毒剂相比,壳聚糖具有抗菌活性高、杀灭率高、对哺乳动物细胞毒性低等优点。壳聚糖的抗菌效果一般认为是带正电荷的多糖(pH<6.5 的壳聚糖)与带负电荷的细胞膜相互作用导致细胞通透性的改变,其机制一般认为是带正电的分子在细胞表面与 N-乙酰胞壁酸、唾液酸、神经氨酸等阴离子组分结合。壳聚糖(尤其是低分子量颗粒)可以穿透细菌细胞壁,与 DNA 结合,抑制 mRNA 的合成和

DNA转录。高分子量壳聚糖可与细胞表面相互作用,从而改变细胞通透性,或在细胞周围形成不透水层,从而阻断必要溶质进入细胞。随着脱乙酰基团比例的增加,在pH较低时,细菌细胞对壳聚糖的吸收能力增强。

(二)抗病毒

海洋生物是抗病毒活性物质的重要来源。海藻已被证明是生物活性代谢物的极为丰富的来源。从红藻中提取的多糖已经显示出对多种病毒,包括重要的人类致病因子,如人类免疫缺陷病毒(HIV)、单纯疱疹病毒(HSV)、水泡性口炎病毒(VSV)、巨细胞病毒(CMV)等具有抗病毒活性。

从海洋生物中分离出一系列抗病毒活性物质,包括多糖类、萜类、生物碱类、甾醇类、核苷等化合物。具有抗病毒活性的多糖显示出高度硫酸化。带负电荷的分子,包括硫酸化藻类多糖,通过与病毒或细胞表面的正电荷相互作用发挥抑制作用,从而阻止病毒进入宿主细胞。

硫酸化多糖被认为是一类新兴的抗病毒化合物,可以模仿病毒的细胞受体,阻止病毒与细胞黏附,进而防止病毒进入细胞而引起感染。海藻中的硫酸多糖能够抑制包膜病毒(包括HSV、HIV、CMV、登革热病毒和呼吸道合胞病毒)复制。近年来,海洋硫酸多糖对1型单纯疱疹病毒(HSV-1)和2型单纯疱疹病毒(HSV-2)的抗病毒活性研究也取得了进展。红海藻中的硫酸化木甘露聚糖抑制了HSV-1在Vero细胞中的增殖。木甘露聚糖的脱硫作用会破坏抗病毒活性,相反,过硫酸化衍生物可以增强抗病毒活性。

五、其他生物学活性

(一)抗肿瘤

大量研究表明,从不同的海洋生物中分离出大量具有一定抗癌活性的新化合物,这些化合物依赖于P53抗增殖基因起作用,包括凋亡、影响微管蛋白-微管平衡或抑制血管生成等。在各类海洋生物中,从海绵中分离出的化合物被广泛用于细胞凋亡诱导的抗癌活性研究。壳聚糖对肿瘤细胞也有直接作用,它通过诱导细胞凋亡来抑制肿瘤细胞的增殖。壳聚糖可通过半胱氨酸-天冬氨酸特异性蛋白酶3的活化诱导膀胱肿瘤细胞凋亡。

壳聚糖纳米颗粒也可诱导细胞凋亡,通过中和细胞表面电荷在肝癌细胞上进行的实验,观察到线粒体膜电位的降低和脂质过氧化的诱导。一般而言,分子量较高的壳聚糖抗肿瘤活性较低。有研究发现壳聚糖分子量从20万降低到1万并不影响其对人肺癌细胞株A549的体外细胞毒性。壳聚糖脱乙酰度(2%～61%的均相壳聚糖)对膀胱癌细胞均有活性,脱乙酰度较高的样品活性较好。为了预防癌症的发生,海洋生物提取物及其制成的材料主要通过防止 DNA 氧化损伤,诱导细胞凋亡,激活巨噬细胞来抑制肿瘤的生成。

研究已经证实从各种海洋动物中分离的多糖对多种肿瘤均有抑制作用。如海参多糖通过降低细胞增殖细胞核抗原的表达,使细胞周期发生 G1 阻滞,从而抑制人宫颈癌细胞系 HeLa 的增殖;壳聚糖对人结肠癌细胞有抗增殖作用;菲律宾蛤仔水溶性多糖对腹水瘤 S180 的增殖有抑制作用;海胆多糖能有效抑制肝癌细胞的生长;鲨鱼软骨硫酸多糖能抑制肿瘤细胞周围血管的生长,使肿瘤细胞缺乏营养而萎缩。

(二) 抗氧化

抗氧化实际上是抗氧化性自由基活性的缩写。人体在与外界持续接触的过程中,由于辐射、呼吸、外部污染等不确定因素的作用,人体内会产生众多自由基。大多数情况下,当材料与人体组织或器官接触时都会使人体产生自由基致使发生氧化反应。生物医用材料的抗氧化活性被列为医疗器械企业和临床医学的主要研究和发展方向之一,也是市场上最重要的功能需求之一。

海藻作为海洋中存在量极为丰富的植物原材料,其提取物有着很多的作用,已经在各种海藻,包括红藻、绿藻和褐藻,以及它们的酶提取物中鉴定出抗氧化活性。近年来,壳聚糖及其衍生物的抗氧化活性研究越来越受到重视。有报道称,壳聚糖及其衍生物通过清除体外检测的羟基、超氧化物、烷基等氧自由基,以及高度稳定的 DPPH 自由基,起到抗氧化剂的作用。低分子量壳聚糖比高分子量壳聚糖更活跃,高度去乙酰化(90%)的壳聚糖更适合清除 DPPH、羟基、超氧化物和碳中心自由基。虽然自由基清除的确切机制尚不清楚,但这与氨基和羟基(连接在吡喃糖环的 C-2、C-3 和 C-6 位置)与不稳定自由基反应,从而形成稳定的大分子自由基相关。

许多海藻中的硫酸多糖具有明显的抗氧化能力,例如,墨角藻属岩藻聚糖表现出相当大的还原/抗氧化能力和超氧化物自由基清除能力;孤雌生殖海带中的岩藻聚糖在超氧自由基和羟基自由基清除实验中也表现出显著的抗氧化能力,超氧自由基清除活性与多糖组分硫酸根含量呈正相关;卡拉胶和石莼聚糖的抗氧化性能也与硫酸盐含量有关,高硫酸盐含量的石莼聚糖衍生物表现出更好的抗氧化活性。

(三) 抗脂质过氧化作用

海藻硫酸酯多糖在高血脂动物模型中具有降脂等有益特性。墨角藻提取物具有剂量依赖性,能有效降低氯诱导的高脂血症大鼠血清甘油三酯和总胆固醇水平。石莼聚糖可降低血清总胆固醇和 LDL-胆固醇,而血清甘油三酯无明显变化。低分子量和固有黏度的石莼聚糖衍生物不能降低血清胆固醇,但能使动物高甘油三酯血症恢复正常,升高 HDL-胆固醇。

这些作用的潜在机制尚不清楚,但似乎不涉及胆汁酸的分离,因为石莼聚糖及其较低分子量的衍生物会增加胆汁的排泄。海藻酸多糖在治疗高脂血症和某些药物的毒性方面显示出了良好的效果。匍枝马尾藻岩藻聚糖对乙酰氨基酚诱导的毒性肝炎引起的血清和肝组织胆固醇和甘油三酯升高具有显著的预防作用。

(四)生物矿化活性

众所周知,天然生物医用材料几乎都是基于纳米级结构的复合材料。在海洋中碳酸钙作为常见的软体生物的机械保护,无论是孔虫、其他单细胞生物、软体动物,还是其他动物都是如此。

蛋白质在生物矿化中具有几个重要作用,既有抑制溶液中自发形成矿物质的作用,又可抑制现有晶体的生长,并且它们确定了晶核的生长的相、形态和生长动力学。晶体形状受具有特定结构的蛋白质吸附到晶体不同面后的影响,导致形状的改变。蛋白质可以自组装成有序阵列,指导有组织的矿化结构的形成。胶原-羟基磷灰石支架具有良好的骨传导和骨诱导能力,是骨组织工程的理想材料。

壳聚糖能促进成骨细胞的生长和大量矿化基质的沉积,磷灰石层对前成骨细胞的活性、增殖和分化能力有较大的影响。壳聚糖-海藻酸盐多孔支架,其压缩模量稳定,在没有成骨介质的情况下,成骨细胞附着在支架上,促进了体外矿物质沉积、血管化和组织沉积,并在支架各处形成了钙化基质。壳聚糖良好的酶生物降解性和其氨基和羟基的可重构性使得壳聚糖能够形成复合物,并可根据特定用途引入所需的功能。

第三节 · 生物相容性

一、基本概念

生物相容性一般是指材料在生物体内与周围环境的相互适应性,也可理解为宿主体与材料之间的相互作用程度。一般情况下,材料和机体之间的反应对机体而言都是不利的,例外的就是一些具有生物活性的,尤其是来自海洋的生物医用材料。

生物相容性关注的是材料与血液成分的相互作用,即血液相容性;材料与局部组织的相互作用,即组织相容性及材料对免疫系统的影响。生物相容性与材料的组成、结构及其形态,如材料的力学、物理和化学性质等关系密切,此外,材料的应用位置、补体系统的反应、细胞免疫及受体本身的生理状况也有至关重要的影响。

材料与活体系统相互作用体现在两个方面：一是材料反应，即活体系统对材料的作用，包括生物环境对材料的腐蚀、降解、磨损和性质退化，甚至破坏；二是宿主反应（host reaction），即材料对活体系统的作用，包括局部和全身反应，如炎症、细胞毒性、凝血、过敏、致癌、畸形和免疫反应等，其结果可能导致机体中毒和机体对材料的排斥。材料的生物相容性一般包括如下几个方面：

生物相容性
- 组织相容性
  - 材料方面：类型、形态、表面组成、物理、化学及力学性能
  - 生物系统：动物种类、植入部位、受体状况、存留时间和使用环境等
- 血液相容性
  - 抗凝血能力：材料抑制血管内血液形成血栓的能力
  - 不损伤血液成分的功能：即材料对血液无溶血现象（细胞破坏），无血小板功能降低，无白细胞减少，无白细胞功能下降，对血液成分无破坏
- 抗免疫性能　材料与活体接触，不能影响或破坏活体的免疫系统

二、材料与生物体间的相互作用

（一）概述

（1）材料与生物体间的相互作用归纳如下：

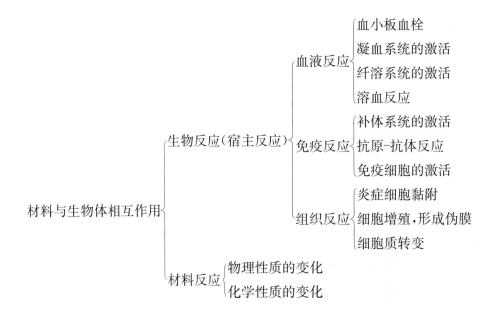

（2）材料与生物体作用后产生的结果如下：

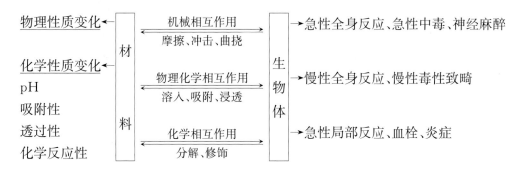

（二）海洋生物医用材料在生物体内的反应

1. 膨胀与浸析

海洋生物医用材料，尤其是生物质源的有机材料，在生物体内发生膨胀、浸析的可能性比较大。植入材料与生物环境之间相互作用最简单的形式就是在不发生化学反应的条件下，物质（主要是体液）从组织进入材料，即使材料周围不存在液体的吸收，材料也会从周围的液相中吸附某些组分。如果液体进入材料的内部，或材料的某种组分溶解在组织的液相中，材料就会因体积的增加而发生膨胀。材料发生膨胀的过程会使材料产生孔隙，液体的浸入和吸收都属于浸析。

2. 材料的降解

海洋生物医用材料在体内最突出的特点之一就是材料的生物降解。材料在体内的降解过程与材料的植入部位息息相关，会受物理、化学因素的综合影响，其结果是材料的使用性能变坏。海洋生物医用材料的生物降解通常是指能在分泌酶的微生物（细菌、真菌）的作用下导致材料分子量降低的过程。

海洋生物医用材料在人体内的降解过程主要有以下几种。

（1）水合作用：植入体内的海洋材料从周围环境中吸收水分，该过程可维持几天甚至几个月，主要取决于材料的性能和表面积。

（2）主链的水解和酶解使化学链断裂，导致分子量和力学性能下降。海洋生物医用材料在体内主要以酶解为主。

（3）材料在体内降解到一定程度，其强度会急剧下降，强度消失以后，植入材料会变碎片。

（4）产生的碎片被吞噬细胞吸收或进一步水解成为单体溶解在细胞液内。

（5）进一步水解的最终产物通过新陈代谢和呼吸作用被吸收和排出体外。

3. 生物分子与材料表面的反应

材料在人体组织系统中并不存在表面，而只有界面。海洋生物医用材料来自生物体内，因而当材料植入人体系统中时，材料会与体内的生物大分子发生作用。

材料的化学影响取决于材料的具体表面化学和离子电荷分布情况，无论是材料的凝血作用还是致癌作用，都是生物医用材料带来的副作用。无论材料对细胞活性有何直接影响，它都会使蛋白质发生变化，包括分解和变性，而观察到的细胞反应可能是这些蛋白质发生变化的次级反应。

（三）宿主反应

材料植入体内会引起活体系统对材料的反应，包括植入材料附近的局部组织反应及整个活体全身的反应。宿主反应是由植入材料的化学组成、分子及其部分结构在生物环境下被释放进入组织引起的，宿主反应有积极的一面，如新血管内膜在人工动脉表面生长、组织长入多孔材料的孔隙，其结果有利于组织的再生和重建；也有消极的一面，如对组织和机体的中毒作用、排斥作用等。

炎症是宿主反应的主要表现之一，当材料植入组织时会对细胞产生一些伤害，周围的细胞会做出反应进行修复，一个对任何伤害都具有的瞬时反应就是炎症反应。植入物的全身反应也是关键的宿主反应，身体不同部位对植入物的反应差异很大，与材料的化学成分、微观和宏观的结构关系也十分密切。

三、组织相容性

组织相容性是衡量材料能否作为生物医用材料应用的一个重要条件，是生物医用材料必备的最基本性能。组织相容性一般是指材料与活体组织之间相互容纳的程度，即材料植入或接触对组织形态、结构和功能的影响程度。

组织相容性的评价包括材料在组织生理条件下的老化及其化学变化和组织由于材料的存在而产生的生物学反应。组织的生物学反应除了全身性毒性外，更多的是材料周围组织的局部反应，如炎症、纤维性包囊、免疫、诱变，甚至癌病等。值得注意的是，同一材料在体内不同部位及接触时间长短的不同，其组织相容性也是不一样的，因此应用条件的不同对组织相容性的要求也不一样。组织反应的过程一般分为物理过程和化学过程（图2-1、图2-2）。

影响组织反应的因素有以下几个方面。

（1）杂质：杂质不仅会加速材料在体内的老化，还会加剧组织的生物学反应。

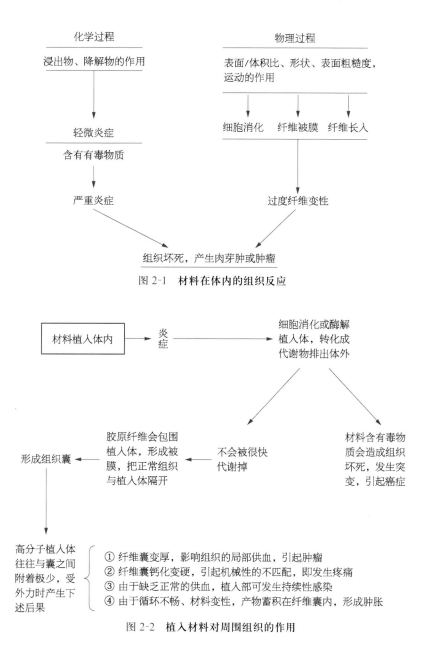

图 2-1　材料在体内的组织反应

图 2-2　植入材料对周围组织的作用

（2）性能：材料的硬度、模量、弹性等应与其周围组织尽可能匹配。

（3）形状：植入材料的表面积越大越好，因为有利于营养供应；锐利的边角会使周围组织造成损伤而加剧其组织反应。粗糙不均匀的表面会加剧其周围组织的反应。

海洋生物医用材料表面与蛋白质等生物大分子及细胞之间的相互作用是导致组织生物学反应的本质所在，与抗凝血材料的研究一样，由于材料表面的组成和分子结构及其吸附的蛋白质的组成和结构难以测定，再加上材料与组织生物学反应复杂性，甚至其中有的机制至今还不清楚。就分子水平而言,影响组织反应的最初起因可能是材料表面对体液中蛋白质等生物大分子的吸附,并导致了正常的蛋白质构象发生了变化。

四、血液相容性

(一) 人体血液的凝固与抗凝

1. 人体血液的凝固过程

血液的凝固有内源性和外源性两个凝固系统(图 2-3)。

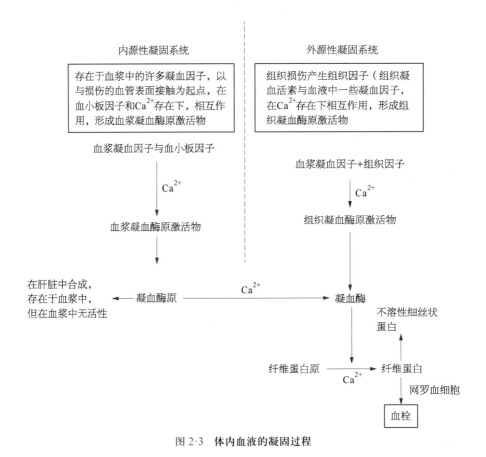

图 2-3 体内血液的凝固过程

2. 人体血液的抗凝

正常人体心血管系统内的血液保持液体状态,环流不息并不发生凝固,原因很多但主要有以下几个方面。

（1）血管内膜的多相结构使其具有亲水、光滑、荷电等特点,从而不破坏血小板,也不使血浆蛋白变性,不激活凝血因子。

（2）血流速度快,血小板不易在血管壁上大量黏附,血浆中的凝血因子也不易在局部聚集而相互作用。

（3）人体内含有血液凝固的物质,如肝素、抗凝血酶Ⅲ、纤维蛋白溶酶(使纤维蛋白重新断裂而溶解)。

（4）其他物理、化学方法：血液降温可减缓凝血速度,如设法除去 Ca^{2+}（如草酸盐）,柠檬酸可与 Ca^{2+} 形成络合物。

（二）材料导致的凝血

材料导致的凝血过程虽然十分复杂,一般可简述如下(图 2-4)。

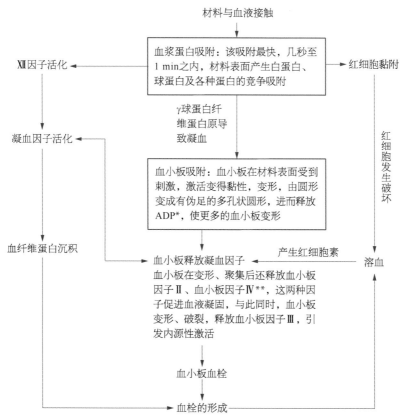

注：*.ADP,二磷酸腺苷；**.血小板因子Ⅳ,纤维蛋白激化因子

图 2-4　材料导致的凝血过程

第四节 · 海洋生物医用材料的临床应用

海洋生物医用材料基本上是以材料类医疗器械或药物载体用于临床的治疗、检验与康复。医疗器械是指直接或者间接用于人体的仪器、设备、器具、体外诊断试剂及校准物、材料及其他类似或者相关的物品,包括所需要的计算机软件。医疗器械的效用主要通过物理等方式获得,不是通过药理学、免疫学或者代谢的方式获得,或者虽然有这些方式参与但是只起辅助作用。医疗器械的目的包括:疾病的诊断、预防、监护、治疗或者缓解,损伤的诊断、监护、治疗、缓解或者功能补偿,生理结构或者生理过程的检验、替代、调节或者支持,生命的支持或者维持,妊娠控制,通过对来自人体的样本进行检查,为医疗或者诊断目的提供信息。

随着人类生活质量的提高和对医疗水平要求的不断严格,材料类医疗器械的安全性和功能性要求也愈来愈高。海洋生物医用材料已经成为人类生命过程中不可缺少、也无法替代的重要物质基础。无论海洋生物医用材料如何变化,其唯一的宗旨永远不会改变,那就是为不断改善人们的生活质量、延长人们寿命及提高医疗效果、降低医疗成本服务。

一、临床应用的基本要求

(一)安全性

材料类医疗器械除具有医疗功能之外,安全性也是必不可少的,即不仅要治病、诊病和防病,更要对人体健康无害,这是其他材料不一定具备的特殊要求。

尽管海洋材料有许多优点,但作为医疗器械使用还必须关注海洋生物医用材料的基本化学组成和结构形态。海洋生物医用材料及制品必须确保所选材料的化学组成、结构形态、表面性能是完全无害的。因此,在材料的制备和制品的设计过程中首先要考虑应如何最大限度地消除或减少材料本身或制品的结构对人体所造成的危害性,对于确实因技术问题目前暂无法避免或不可消除的危险应提供足够的预防措施。

(二)生物相容性

医疗器械的临床治疗效果与材料的性能息息相关,因为材料与生物系统直接接触,不仅与生物组织相接触,而且与血液、体液也会直接接触。如前所述,海洋生物医用材料除具备一般材料的力学、机械、物理、化学等性能外,还应满足生物相容性要求。生物相容性是对医疗器械的特殊要求,包括材料对生物体的作用和生物体对材料的作用。生物环境对材料的浸润、腐蚀、降解、磨损等引起材料化学变化,以及由此引起的材料或制品应有功能的降低或丢失。材料对生物系统的作用,即宿主反应,包括生物体的局部反应,也涉及全身反应和免疫反应等,其结果可能导致生物体内组织或器官的中毒和机体对材料的排斥,最终使海洋生物医用材料或制品失去其应有的功能,甚至对周围环境产生新的危害。

(三) 功能性

医疗器械不仅要有安全性和生物相容性,功能性也是必不可少的。医疗器械的功能主要包括临床诊断、治疗、组织修复或再生及组织或器官的替换,其主要功能依据应用目的的不同而不同。有些材料及其制品可以全部植入体内,有些则可以穿透上皮表面(如皮肤)部分植入体内,有些可以放在体内的空腔中但不进入皮下(如假牙、子宫内置物、接触镜等),还有些可以放在体外而通过某种方式作用于体内组织(如与血管系统相连的体外装置)。不同用途的海洋生物医用材料其性能和功能要求也不一样。

适宜的力学性能是材料类医疗器械的必要条件,不仅要求材料的压力、拉力和剪切力较好,而且还应具有耐疲劳性和较小的应变性能,更重要的是,植入材料在体内降解过程中力学衰减必须符合体内功能的要求。体液从身体的一个部分引导到另一个部分是通过组织蠕动和收缩机制来完成的,对材料的力学性能也会有一定的影响。血液是一种复杂的液体,尽管在客观结构上血液沿心血管系统流动的概念不复杂,但心血管系统组织的流体力学是个复杂的问题。

二、海洋材料类医疗器械的管理

海洋生物医用材料及制品属于医疗器械的范畴。海洋生物医用材料及制品的质量体系规范或标准是保证其质量的最基本要求。

(一) 质量与标准

海洋生物医用材料及制品与人的生命息息相关,不但要保证每个产品的合格性,还要保证各批成品符合质量标准。海洋生物医用材料及制品的质量体系规范或标准,是保证其质量的最基本要求,无论是 ISO 13485 标准,还是各国的质量体系标准,其基本内容包括质量管理机构、人员、设计、文件管理、原材料供应、厂房、设备、卫生条件、生产操作、质量检验、包装和贴签、销售、服务、用户投诉记录和不良事件报告等方面。硬件方面需要有符合要求的环境、厂房、设备,在软件方面需要有可靠的生产工艺、严格的管理制度、完善的检验、确认和认可体系。产品的标签、包装、搬运、储存、分发、安装、服务、技术统计等均应有明确的工作程

序和要求。有关质量体系标准可参考如下标准:《质量管理和质量保证的术语》(ISO 8402 -
1994),《质量体系——设计、开发、生产、安装和服务的质量保证模式》(ISO 9001 - 1994),《应
用 ISO 9001 质量体系对医疗机械的特殊要求》(ISO 13485 - 1996)。

(二)生产管理

生产企业应建立开发、实施、监测和控制生产过程的整个程序,具体内容包括操作指南、
标准操作规程、限定和控制生产工艺的方法。对生产中各种参数和产品特征进行监测和控
制,对使用加工设备进行审查与批准。对生产过程中要改变的规范、方法、过程的程序在改
变之前应有足够的验证、确认,并经有关部门批准。为了避免环境对产品质量产生不利的影
响,以保证系统及主要设备始终处于良好的生产状态。对环境控制要有明确的规定或标准,
并自觉接受有关部门的检查和评审。生产操作人员应有健康的身体、良好的卫生习惯、严格
的清洁行为和衣着,并具备与生产过程相适应的技术知识和操作技能,临时工作人员要进行
适当的训练或由有经验的操作人员进行监督。

海洋生物医用材料医疗器械厂房应设计合理、具有适当的洁净级别和卫生条件及足够
的空间,能保证有序的工作状态和防止混乱。同时还要保证质量,并防止对环境的污染,应
依照建立的程序进行定期检查,以保证设备的正常运行。生产企业应将设备调整限度和
允许偏差的说明放置在需要定期调试的设备上,从事调试的工作人员应备有调试的说
明书。

(三)原材料控制

原材料的质量和性能是生产合格产品的保障,生产企业应有严格的管理制度,对生产所
需的原材料进行检验、测量,并提供准确的检验报告,对原材料的防护、搬运、储存都应有明
确的要求和规定,对易发生变质、变性的原材料应标明有效使用期且保证在使用前的合
格性。

第五节 · 常见的几种海洋生物医用材料

海洋生物医用材料的最大特点是生物活性高、副作用低。常见的海洋生物医用材料的
来源主要是多糖、脂肪酸、多酚、蛋白质或肽、维生素和某些酶等。海洋生物医用材料不仅涉
及海洋多糖、海洋蛋白、海洋矿物,还涉及一些海洋生物活性物质的提取、制备及其生物相容
性研究,有广泛的研发范围。

一、海藻多糖

海藻生物活性物质大致可分为两种：一种是分子量较小，吸收后能直接或间接影响体内代谢物质，主要包括卤族化合物、萜类化合物、溴酚类化合物、对苯二酚、海藻单宁、昆布氨酸等；另一种是难以被消化、吸收的细胞间黏性多糖，主要包括褐藻中的藻酸、褐藻糖胶、硫酸多糖，红藻中的琼胶、卡拉胶等。多糖是所有生命有机体的重要组分，并在控制细胞分裂、调节细胞生长及维持生命有机体正常代谢等方面具有重要作用。

海藻多糖就来源可分为褐藻多糖、红藻多糖、绿藻多糖和蓝藻多糖四大类，其中前两者研究较多。红藻多糖主要有琼胶、卡拉胶和琼胶-卡拉胶中间多糖，均是以半乳糖为单位结合而成的半乳聚糖；褐藻多糖主要来自海带、巨藻、泡叶藻和墨角藻等，有褐藻胶、褐藻糖胶和褐藻淀粉；绿藻多糖为构成其细胞壁填充物的木聚糖和（或）甘露聚糖，还有少量是存在于细胞质内的葡聚糖；目前对蓝藻多糖的研究较少，主要以螺旋藻多糖为代表。

海藻多糖具有抗病毒、抗肿瘤、抗突变、抗辐射和增强免疫力等作用。我国海藻资源十分丰富，生物活性物质的种类也很多，有待进一步开发。

二、动物多糖

目前，国内外已从多种海洋动物中分离到多糖成分，如甲壳类动物的甲壳素，软骨鱼骨中的硫酸软骨素，棘皮动物海参、海星中的硫酸多糖，软体动物扇贝、文蛤、鲍鱼等中的糖胺聚糖等。随着科学技术的发展，海洋动物多糖开发必将实现新的突破。

海洋动物多糖包括糖原、甲壳素、肝素、硫酸软骨素、透明质酸、硫酸角质素，其中肝素、硫酸软骨素、透明质酸和硫酸角质素都属于糖胺聚糖，是蛋白聚糖的糖链部分，通过共价键与蛋白聚糖的核心蛋白连接，海洋动物多糖分布极为广泛，几乎存在于所有海洋动物组织和器官内。海洋动物多糖是一种天然的活性多糖，因其独特的结构和免疫调节、抗肿瘤、抗氧化、抗凝血、降血糖等多种生理功能而广泛受到人们的关注。

糖原为 D-葡萄糖，糖环是 α-1,4-糖苷键和 α-1,6-糖苷键相连，无定形粉末，溶于热水，溶解后呈胶体溶液；甲壳素为 β-1,4-糖苷键 D-葡萄糖，自然界中唯一带正电荷的天然高分子聚合物，是支链氨基多糖，有 α、β、γ 3 种晶型；肝素是 β-1,4-糖苷键连接的艾杜糖醛酸或葡萄糖醛酸、硫酸葡萄糖胺或 N-乙酰葡萄糖胺，结构较复杂，分子量为 3 000～5 000，是凝血酶的对抗物质，可使凝血酶失去作用；硫酸软骨素是 β-1,3-糖苷键和 β-1,4-糖苷键连接的葡萄糖醛酸、N-乙酰基半乳糖，广泛存在于结缔组织中，是软骨、腱和骨的主要构成成分，临床上用来治疗肾炎、急性和慢性肝炎、偏头痛、动脉硬化等；透明质酸为 β-1,3-糖苷

键和 β - 1,4 -糖苷键构成的葡萄糖醛酸、N -乙酰氨基葡萄糖,与水形成黏稠胶,有润滑和保护细胞的作用,可被透明质酸酶水解而降低其黏性;鲍鱼多糖由 D -半乳糖、D -葡萄糖和少量 D -木糖、L -岩藻糖、葡萄糖醛酸组成,是杂多糖、硫酸酯多糖,具有抗肿瘤、提高免疫力的特性。

海洋中蕴藏着许多结构新颖、作用特殊的活性多糖。资源丰富的海洋贝类,如扇贝、鲍鱼、贻贝、牡蛎、蛤仔、青蛤等富含活性多糖,这些活性多糖具有抗衰老、抗肿瘤、抗病毒、提高免疫力、降血糖、降血脂、降血压等多种生物学活性,有很高的营养价值和保健功效,已成为目前全球研究和开发的热点。研究海洋贝类多糖的提取、分离和纯化技术,分析其结构、生物活性和构效关系,能够实现海洋贝类资源高值化利用,同时,可积极推进海洋生物产业和健康产业的发展。

三、海洋微生物多糖

海洋微生物多糖主要是从海水、海泥和海藻中的细菌中分离出来的多糖,大多是微生物胞外多糖。海洋微生物资源丰富多样,由于其生存环境所限,微生物物种之间的竞争十分激烈,多数微生物通过代谢产生了一些小分子有机化合物,此活性物质便可提炼出结构迥异、作用独特的活性多糖。微生物在海洋中的分布非常广泛,在高盐、高压、高温、严寒的环境中都有微生物存在。它们有的自由生活在海水中,有的存在于一些沉淀物、海底泥的表面,还有一部分与海洋动植物处于共生、共栖、寄生或附生的关系中。如从海洋生物 Flawbacterium nosum 的代谢产物中得到一种称为 mtan 的杂多糖,有增强免疫活性、促进体液免疫和细胞免疫、抑制多种动物移植肿瘤的作用。

特殊的海洋环境造成了海洋微生物特殊的生理和生化机制,处于极端环境下的海洋微生物为适应生存环境必定会就特殊条件产生应激反应,便会在细胞表面形成一层"保护膜",该"保护膜"即胞外多糖(exopolysaccharide,EPS),胞外多糖合成系统是海洋微生物最常见的保护机制之一。随着人们对陆生微生物产生的胞外多糖的深入研究,海洋微生物产生的胞外多糖因其独特的生物活性及特殊的结构性质,逐渐引起人们的关注。

大多数的胞外多糖是由几种单糖组成的,包括戊糖(阿拉伯糖、核糖、木糖)、己糖(葡萄糖、半乳糖、甘露糖)、氨基糖(葡萄糖胺、半乳糖胺)、糖醛酸及一些无机或有机基团。在糖醛酸中,当缩酮基丙酮酸盐存在时,大多是以阴离子形式存在。

四、海洋蛋白质

蛋白质是生命的物质基础,是构成细胞的基本有机大分子,是生命活动的主要承担者,没有蛋白质就没有生命。

氨基酸是蛋白质的基本组成单位,是与生命及各种形式的生命活动紧密联系在一起的物质。人体内蛋白质的种类很多,性质、功能各异,但都是由 20 多种氨基酸按不同比例组合而成的,并在体内不断进行代谢与更新。蛋白质是由一条或多条多肽链组成的生物大分子,每一条多肽链有 20 至数百个氨基酸残基(- R)不等;各种氨基酸残基按一定的顺序排列。蛋白质具有一级、二级、三级、四级结构,蛋白质分子的结构决定了它的功能。蛋白质是建造和修复身体的重要原料,人体的发育及受损细胞的修复和更新都离不开蛋白质。

蛋白质也能被分解,为人体的生命活动提供能量。

(一) 蛋白质的类型

(1) 按化学结构:可将蛋白质分为单纯蛋白质(纯为 α-氨基酸所组成)与结合蛋白质(单纯蛋白质与非蛋白质分子结合而成)两大类。前者如清蛋白、球蛋白、谷蛋白等,水解后的最终产物只是氨基酸;后者如核蛋白、糖蛋白、脂蛋白等,水解后还有其所含的非蛋白质分子(辅基)。

(2) 按蛋白质形状:可将蛋白质分为纤维状蛋白质和球状蛋白质。前者多为结构蛋白,是形成机体组织的物质基础,如胶原蛋白等;后者多用于合成生物活性因子,如酶、激素、免疫因子、补体等。

(3) 按营养价值:可将蛋白质分为完全蛋白质、半完全蛋白质和不完全蛋白质。完全蛋白质所含氨基酸种类齐全、数量充足、比例合理,既能维持动物生存,又能促其生长发育,如牛奶、蛋、肝脏、酵母、黄豆及胚芽等食物中所含的蛋白质。

(二) 胶原蛋白

胶原蛋白是生物高分子,是动物结缔组织中的主要成分,也是哺乳动物体内含量最多、分布最广的功能性蛋白,占蛋白质总量的 25%～30%,某些生物体甚至高达 80% 以上。胶原蛋白种类较多,常见类型为Ⅰ型、Ⅱ型、Ⅲ型、Ⅴ型和Ⅺ型。胶原蛋白因具有良好的生物相容性、生物可降解性及生物活性,在食品、医药、组织工程、化妆品等领域获得广泛的应用。

畜禽源动物组织是人们获取天然胶原蛋白及其胶原肽的主要途径,但由于相关畜类疾病和某些宗教信仰限制了人们对陆生哺乳动物胶原蛋白及其制品的使用,现今正在逐步转向开发海洋生物。由于氨基酸组成和交联度等方面的差异,使得水产动物尤其是其加工废弃物——皮、骨、鳞中所含有的丰富的胶原蛋白具有很多牲畜胶原蛋白所没有的优点。另外,来源于海洋动物的胶原蛋白在一些方面明显优于陆生动物的胶原蛋白,比如具有低抗原性、低过敏性等特性。因此水产胶原蛋白可能逐步替代陆生动物胶原蛋白。

在水产动物体内胶原蛋白含量高于陆生动物,如鲢、鳙和草鱼鱼皮的蛋白质含量分别为

25.9％、23.6％和29.8％，均高于各自相应鱼肉的蛋白质含量17.8％、15.3％和16.6％。而鱼皮中的胶原蛋白含量最高可超过其蛋白质总量的80％，较鱼体的其他部位要高许多，有研究报道真鲷鱼皮中胶原蛋白占粗蛋白的80.5％，鳗鲡则高达87.3％。如此高的含量意味着产率也高，如小鲔鲣产率为42.5％，日本海鲈为40.7％，香鱼为53.6％，黄海鲷为40.1％，竹荚鱼为43.5％（均以干重计）。

从鱼类中分离鉴定出的胶原蛋白类型有：广泛分布在真皮、骨、鳞、鳔、肌肉等处的Ⅰ型，软骨和脊索处的Ⅱ型和Ⅺ型及肌肉处的Ⅴ型。而鱼皮和鱼骨所含的Ⅰ型胶原蛋白是其主要胶原蛋白。此外，还发现ⅩⅧ型胶原，然而哺乳动物中含量比较丰富的Ⅲ型胶原蛋白在水产动物中尚未发现。其中只有Ⅰ型胶原蛋白的价格人们可以接受；其他类型的胶原蛋白如Ⅲ、Ⅳ、Ⅴ型等仅在研究中制备，由于价格昂贵不宜于大量生产。由于无脊椎动物与脊椎动物在进化上相距遥远，它们的胶原蛋白性质存在明显的差异。水产无脊椎动物的胶原蛋白主要可分为两类，即类Ⅰ型及类Ⅴ型，均相当于脊椎动物的Ⅰ型胶原蛋白。其中，类Ⅰ型胶原蛋白富含丙氨酸和糖结合型羟赖氨酸，广泛存在于软体动物的各种器官中，如乌贼类的皮和头盖软骨、章鱼的皮鲍肌肉和外套膜等。类Ⅴ型胶原蛋白丙氨酸含量比较少，富含糖结合型羟赖氨酸，已从矾海葵的中胶层、节足动物虾类和蟹类的肌肉及皮下膜，以及原索动物罗氏石勃卒的肌膜中分离出来。与脊椎动物相比，水产无脊椎动物的胶原显著难溶，富含羟赖氨酸，尤其是糖结合型羟赖氨酸含量多，而且纤维的直径<50 nm。

(三) 明胶

明胶、胶原蛋白和水解胶原蛋白并不相同。明胶是胶原蛋白在高温作用下的变性产物，其组成复杂，分子量分布宽，由于高温造成胶原蛋白变性，胶原蛋白分子的三股螺旋结构被破坏，但可能有部分α链的螺旋链还存在，因此一定浓度的明胶溶液可成凝胶状。在食品工业、摄影和制药业中被广泛应用。

（四）水解胶原蛋白

水解胶原蛋白是在较高温度下用蛋白酶水解胶原或明胶得到的，受温度和酶的双重作用，使水解胶原蛋白的分子量比明胶更小，由于在较高温度条件下，蛋白酶对胶原肽键的水解是随机的，使水解得到的蛋白液组成也很复杂，是分子量从几千到几万的蛋白多肽的混合物。

水解胶原蛋白和胶原多肽也并不相同，可以近似认为是宏观和微观的关系。胶原蛋白分子经水解后主要形成分子量较小的胶原多肽，由于胶原蛋白独特的三股超螺旋结构，性质十分稳定，一般的加工温度及短时间加热都不能使其分解，从而使得其消化和吸收较困难，不易被人体充分利用。水解后其吸收利用率可以提高很多，且可以促进食品中其他蛋白质的吸收。

胶原蛋白、明胶和水解胶原蛋白这三种物质虽具有同源性,但在结构和性能上却有很大的区别。胶原蛋白保留特有的天然螺旋结构,在某些方面表现出明显优于明胶和水解胶原蛋白的性能,如胶原止血海绵止血性能优于明胶海绵,作为澄清剂使用的鱼胶原如果变性则沉降能力明显降低。然而,人们对这三种物质的认识常常产生混淆,认为它们具有相同性质,甚至认为它们是同一种物质。

第六节 · 海洋生物医用材料的发展趋势

随着科学技术的发展,人类生活质量不断提高,对医疗水平也不断提出新的要求,生物医用材料的发展也随之发生了巨大变化。从生物医用材料发展的历史及人们对生物医用材料认识的过程,可把生物医用材料的发展分为 4 个阶段:一是原始生物医用材料时期,主要特征是天然材料的直接应用,时间应该是从文献记载到 19 世纪中期,属生物医用材料的朦胧使用阶段。人们主要是直接利用天然的动植物材料进行诊病、治病或理疗,主要是靠经验进行治病。第二阶段应该是 19 世纪的下半期,主要特点是人们开始对不满意的天然材料进行改性,仍以天然材料为主,如金、陶及硫化天然橡胶的应用等。第三阶段是生物医用材料发展最快、应用范围扩大最迅速的时期。在该阶段不仅天然材料得到发展,更重要的标志是合成材料在临床医学中得到了广泛应用,并且开展了材料的生物活性化研究,从理论上开始系统探讨材料与组织、细胞及体液之间的相互作用问题,关注材料与宿主体界面间的相互作用问题,初步形成了生物医用材料合成与临床应用的一系列基础理论。第四阶段应该与组织工程、再生医学和纳米技术的兴起有密切关系,也是 21 世纪生物医用材料发展的主流,主要标志是生物医用材料在组织工程中的应用及纳米技术在生物医用材料制备中的应用,是生物医用材料对临床医学贡献最大的时期。对于组织工程支架材料,不仅关注材料与组织细胞的亲和性,且材料本身的成型、力学性能和降解能力必须满足组织工程学的要求。

随着 20 世纪 90 年代组织工程兴起,尤其是 21 世纪再生医学快速发展,具有组织诱导或促进组织再生的功能化材料已成为目前生物医用材料研发的热点。组织工程用支架材料除了应具备生物医用材料的一般特性外,首先,必须在组织形成过程中材料可降解并被吸收;其次,应具有较好的可加工性,尤其是能形成三维结构并有较大的孔隙率,以便进行营养物质传输、气体交换、废物排泄;再次,使细胞按一定形状生长,良好的材料-细胞界面有利于细胞黏附、增殖、激活细胞特异基因表达等。

天然骨主要由无机的羟基磷灰石(HA)和胶原有机成分构成,HA 能增加骨传导性,HA

与壳聚糖、海藻酸盐、岩藻多糖及聚乳酸-共聚糖内酯和聚己内酯等功能化复合,能够提供具有交织孔隙的基质,从而促进骨内快速生长,并具有足够的强度以防止整合和愈合过程中由于生理压力造成的破坏,替代物与周围组织相互作用的能力会影响新细胞的生长。

胶原可以从海洋生物中分离出来,具有无与伦比的生物相容性。胶原-糖胺聚糖支架具有前成骨细胞黏附、迁移和增殖所需的最佳孔径。胶原-HA支架具有良好的骨传导和骨诱导能力,是骨组织工程的理想材料。使用脱氢热处理进行胶原交联可以降低胶原酶的降解速率,这一方法在骨组织工程中具有很大的应用潜力,可用于胶原支架的功能化。胶原可以从鱼类身体的几个解剖部位提取,包括骨骼、皮肤、鳞片和角膜。鱼的角膜可以直接利用,不需要进一步提取,角膜的特性使其适合作为一种潜在的医用胶原来源。

海洋胶原海绵和哺乳动物胶原海绵被移植到大鼠背部的皮肤缺损上,不同来源的两种胶原海绵之间没有显著差异,这表明来自海产品的胶原海绵可能是哺乳动物胶原海绵的替代品。明胶是一种不可逆的热变性和部分水解形式的胶原蛋白,可以从各种海洋物种(如鲨鱼皮、金枪鱼头、鱼皮)中提取,最近的一项研究表明,海洋蜗牛肉是生产具有理想功能特性的明胶的潜在性来源,具有高乳化稳定性和保水能力。

壳聚糖能促进成骨细胞的生长和大量矿化基质的沉积。采用刺激体液法测定壳聚糖/纳米羟基磷灰石的生物活性,其中磷灰石层对前成骨细胞的细胞活性、增殖和分化能力有较大的影响。壳聚糖-海藻酸盐多孔支架,其压缩模量稳定,在没有成骨介质的情况下,成骨细胞附着在支架上,促进了体外矿物质沉积、血管化和组织沉积,并在支架各处形成了钙化基质。壳聚糖良好的酶生物降解性及其氨基和羟基的可重构性使得壳聚糖能够形成复合物,并可根据特定用途引入所需的功能。壳聚糖在骨组织再生过程中可作为多种生长因子的载体,这些生长因子[包括骨形态发生蛋白(BMPs)、胰岛素样生长因子和血管内皮生长因子等]含有生物活性物质,能够愈合骨骼,控制细胞的生长和分化,触发血管生成等,它们在骨形成和骨折愈合过程中共同起作用。

壳聚糖膜可以作为人造皮肤,具有完全的生物降解性、抑菌性及细胞黏附性。细胞培养实验研究表明成纤维细胞的附着和增殖与脱乙酰度(DA)相关。较高的脱乙酰壳聚糖支架能够增加细胞的附着和增殖,大于85%的脱乙酰化壳聚糖支架在2%(W/V)浓度时,支架材料拥有最高比生长速率,并且发现其最适用于细胞培养研究,又具有良好的组织工程应用价值,以及良好的生物稳定性和生物相容性。由于壳聚糖具有较强的组织黏接性能,所以它被认为可以加速伤口的愈合。研究表明,壳聚糖可以增强炎性细胞(如多形核白细胞、巨噬细胞和成纤维细胞)的功能,促进肉芽和组织形成。因此,壳聚糖可用于大开口伤口以实现其良好的再表皮化。利用天然聚合物如壳聚糖、琼脂糖和明胶设计的3D聚合物冷冻凝胶支架能使细胞良好地生长和增殖。不同细胞类型(成纤维细胞和心肌细胞)的生化和显微镜分析表明,这些支架可用于皮肤和心脏组织工程。通过混合壳聚糖和明胶制备多孔支架复合膜可用于皮肤组织工程。在大鼠模型中,通过切除剃毛的背部皮肤得到全厚度伤口,然后使用明胶-壳聚糖膜覆盖 5 天后回收切除的伤口,该伤口没有明显的细菌感染迹象,这表明这些薄膜有效地保护了伤口免受细菌感染,且暴露于明胶-壳聚糖膜的伤口保持湿润,防止了水分流失和伤口脱水,伤口渗出物被有效吸收,并且再上皮化表明整体愈合过程增强。

在壳聚糖连接半乳糖制备半乳糖化壳聚糖(GC),可以增加 GC 的半乳糖和肝细胞中的 ASGPR 之间的半乳糖特异性识别。通过静电纺丝技术制备了用于大鼠肝细胞培养的 GC 纳米纤维支架,GC 纳米纤维支架具有 160 nm 的平均直径且显示出缓慢的降解,具有合适的机械性能,在 GC 纳米纤维支架上培养的肝细胞形成细胞球,并且表现出比 GC 膜上更高的白蛋白分泌水平,这表明该支架具有用于肝组织工程的应用前景。GC/透明质酸混合海绵支架用于肝细胞和内皮细胞共培养,透明质酸是内皮细胞表达的 CD44 的配体,与单一培养系统相比,GC/透明质酸支架显示出更好的生物相容性、优异的生物活性和更高的肝特异性功能,如肝细胞特异性基因表达、尿素产生和药物代谢。通过新的制造工艺(如快速成型、微复制和冷冻干燥)制备壳聚糖/明胶混合支架,以模拟天然肝脏特定结构,支架不仅具有门静脉、中心静脉、流道网络和肝腔的类似构型,而且具有高孔隙率(90%),平均孔径为 100 mm。在支架上培养的肝细胞在预定的肝腔中形成大的群落,并显示肝特异性功能,如白蛋白分泌和尿素合成。制备了壳聚糖/透明质酸多层支架模拟肝脏 Disse 腔,能够保持或增强肝细胞和肝窦内皮细胞(LSECs)的肝脏特异性行为,由于异型细胞-细胞相互作用的增强,在 3D 肝模型支架中培养的肝细胞和 LSECs 在 12 天内表现出几种关键的表型特征,壳聚糖/透明质酸支架上的肝细胞和 LSECs 增加了其 CYP1A1/2 和 CYP3A 活性,白蛋白产量增加了 3～6 倍。

硫酸软骨素和透明质酸是皮肤中主要的糖胺聚糖(GAGs)。硫酸软骨素和硫酸角质素是表皮中常见的 GAGs。然而,在真皮当中,透明质酸是细胞外基质(ECM)的主要成分,并且在伤口愈合过程中起到重要的生物学作用。GAGs 在细胞信号传导和细胞发育中起主要作用,它们被认为在细胞增殖中起着非常重要的作用,因为它们是生长因子的共受体,特别是成纤维细胞生长因子(FGF)。FGFs 需要在细胞膜上与肝素/硫酸乙酰肝素链和高亲和力受体相互作用以实现其完全信号传导潜能。GAGs 在组织修复的复杂过程中发挥着多种作用,如止血、炎症、增殖和重建。包括硫酸软骨素和透明质酸的 GAGs 被用作免疫抑制剂。在伤口愈合期间,表皮和真皮高度诱导透明质酸合成,富含透明质酸的基质可能有助于一系列组织修复所必需的细胞功能,其中包括对细胞迁移到临时伤口基质的强化、细胞增殖和肉芽组织基质的组织化。成纤维细胞产生的 GAGs 的数量和质量在健康皮肤和肥厚性瘢痕里面不同。

海藻酸钙凝胶、薄膜或纤维具有保持潮湿环境的能力及生物相容性、黏膜黏附性、高孔隙率等,也是良好的止血剂和皮肤替代材料。此外,聚合物凝胶可以装载抗生素或伤口愈合剂或与其他天然聚合物如壳聚糖或明胶混合。因此,藻酸盐、藻酸盐衍生物或藻酸盐混合物在药物递送、细胞包裹和组织工程中有很大的应用前景。壳聚糖-藻酸盐复合物可用于成纤维细胞黏附和增殖以刺激组织生长。基于藻酸盐、明胶和伤口愈合剂(环腺苷一磷酸,cAMP)的复合材料已经在大鼠实验性全层伤口模型中得到了证实,这种原位生成的水凝胶能够促进伤口愈合,伤口在 10 日内实现完全再上皮化。将由共价交联并含有碱性成纤维细胞生长因子(BFGF)的肝素和藻酸盐组成的新基质皮下植入大鼠背部区域,2 周后,由于其长时间释放生物活性 BFGF,该基质出现了促进细胞浸润和血管生成的现象,该基质可以使用创新的人工 ECM 通过组织工程刺激皮肤再生。

海洋生物提供丰富的多糖来源,具有新颖的特殊结构。例如,所有海藻其细胞壁中都含有硫酸化多糖,它们是类肝素或类 GAG 产品的丰富来源。来自海藻(红藻、褐藻和绿藻)的三个主要藻类的硫酸化多糖已被广泛研究,以探索它们作为新一代类肝素或类 GAG 产品的廉价和安全来源的潜力。在众多的藻类多糖中,来自红色海藻(红藻)的角叉菜胶和棕色海藻(褐藻属植物)的褐藻糖胶与 GAG 存在许多共同特性,它们具有很好的制备功能性皮肤替代品的潜力。海洋细菌也是新型多糖的来源,到目前为止,已经发现了超过 15 种(4 个属)的细菌菌株能产生细胞外多糖或胞外多糖(EPS)。每个 EPS 都呈现出复杂的原始结构,可以对其进行修改以设计功能性化合物并提高其特异性。

海洋生物天然聚合物[如壳聚糖、藻酸盐和支链淀粉(PU)]作为肝组织工程支架,具有生物相容性、低免疫原性和低毒性的优点。携带半乳糖的海洋生物医用材料通过肝细胞的半乳糖倍受体(ASGPR)和支架中的半乳糖部分之间的受体介导的相互作用来调节肝细胞行为,如黏附、形态、增殖、存活、迁移和分化等。

藻酸盐、半乳糖化藻酸盐(GA)、藻酸盐杂化物和藻酸盐微胶囊(MCs)与其他人工 ECM 的组合形成三维支架。在 -20 ℃下缓慢冷冻制备的藻酸盐微胶囊具有球形和相互连通的各向同性孔结构,而在有温度梯度的液氮中获得的藻酸盐微胶囊则具有两种主要的孔结构:在与冷却介质的界面处的小球形孔及在它们之上的毛细孔。在具有藻酸盐微胶囊的各向同性球形孔支架中,肝细胞聚集成球状体。在大孔径藻酸盐微胶囊(孔径为 $50\sim100$ mm)中,加入新生大鼠肝细胞分离物的肝细胞和祖细胞,成功诱导细胞分化、成熟为功能性肝组织。细胞在 3 天内形成牢固的球状体并分泌高水平的白蛋白,6 周后发育成球状体类器官。在藻酸盐微胶囊结构上接种从代谢紊乱的儿童肝脏分离出来的原代人肝细胞,以得到重建分化的球状体肝组织样,从第 3 天开始检测肝细胞球体的形成,并且在第 7 天白蛋白、α_1 抗胰蛋白酶和尿素的代谢功能达到了峰值状态。此外,在藻酸盐微胶囊上获得了具有组织样结构的球形高分化肝细胞,表明藻酸盐微胶囊为肝脏新组织再生提供了良好的微环境。

尽管藻酸盐具有良好的生物相容性、稳定性、可调节的孔隙率和易封装细胞等几个优点,但它没有特异性配体用于肝细胞的 ASGPR。因此,可以考虑化学修饰以改善肝细胞和藻酸盐之间的特异性相互作用。通过藻酸盐和用胺修饰的乳糖酸的羧酸反应将半乳糖部分与藻酸盐偶联制备 GA,包封在 GA 微胶囊中的肝细胞的肝功能高于单藻酸盐组,因为 GA 微胶囊中肝细胞的 ASGPR 与肝细胞球的形成有关。将藻酸盐凝胶与 GC 反应,通过藻酸盐和 GC 之间的静电作用,将半乳糖引入到藻酸盐支架中,制备了藻酸盐/GC 支架。藻酸盐/GC 支架的孔隙率和孔径很大程度上取决于 GC 的分子量、含量及冷冻温度。此外,藻酸盐/GC 支架的机械性能随着 GC 含量的增加而增加。藻酸盐/GC 支架中的肝细胞球形成高于单藻酸盐的。在藻酸盐/GC 支架中加入 NIH 3T3 来共培养肝细胞以增强肝细胞的肝特异性功能。与肝细胞单一培养相比,藻酸盐和藻酸盐/GC 支架中的肝细胞与 NIH 3T3 的共培养导致白蛋白分泌、氨消除和细胞色素 P450(A)活性肝特异性功能增强。将肝素引入藻酸盐/GC 支架中以增强肝脏特异性功能。藻酸盐/GC/肝素支架中的白蛋白分泌与藻酸盐/GC 中的白蛋白分泌相比显著增加,这是由于肝素提供了细胞间黏附介导而形成更多的细胞球。

(周长忍)

参 考 文 献

[1] Gandhi, Jarel K, Opara, et al. Alginate-based strategies for therapeutic vascularization [J]. Therapeutic Delivery, 2013,4 (3): 327 - 341.

[2] Mao WJ, Zang XX, Li Y, et al. Sulfated polysaccharides from marine green algae Ulva conglobata and their anticoagulant activity [J]. Journal of Applied Phycology, 2006,18(1): 9 - 14.

[3] Maria G Pereira, Norma MB Benevides, Marcia RS Melo, et al. Structure and anticoagulant activity of a sulfated galactan from the red alga, Gelidium crinale. Is there a specific structural requirement for the anticoagulant action? [J]. Elsevier, 2005,340(12): 2015 - 2023.

[4] Bianca F Glauser, Ricardo M Rezende, Fabio R Melo, et al. Anticoagulant activity of a sulfated galactan: Serpin-independent effect and specific interaction with factor Xa [J]. Thrombosis & Haemostasis, 2009,102(12): 1183 - 1193.

[5] Yasantha Athukorala, Won-Kyo Jung, Thava Vasanthan, et al. An anticoagulative polysaccharide from an enzymatic hydrolysate of Ecklonia cava [J]. Carbohydrate Polymers, 2006,66(2): 184 - 191.

[6] Mahanama De Zoysa, Chamilani Nikapitiya, You-Jin Jeon, et al. Anticoagulant activity of sulfated polysaccharide isolated from fermented brown seaweed Sargassum fulvellum [J]. Journal of Applied Phycology, 2008,20(1): 67 - 74.

[7] Luppi E, Cesaretti M, Volpi N. Purification and characterization of heparin from the Italian clam Callista chione [J]. Biomacromolecules, 2005,6(3): 1672 - 1678.

[8] Wen-Jun Mao, Fang Fang, Hong-Yan Li, et al. Heparinoid-active two sulfated polysaccharides isolated from marine green algae Monostroma nitidum [J]. Carbohydrate Polymers, 2008,74(4): 834 - 839.

[9] Lingmei Lv, Fengling Tang, Guangqian Lan. Preparation and characterization of a chitin/platelet-poor plasma composite as a hemostatic material [J]. RSC Advances,2016, 6: 95358 - 95368.

[10] Z Zhang, S Till, S Knappe, et al. Screening of complex fucoidans from four brown algae species as procoagulant agents [J]. Carbohydrate Polymers, 2015,115: 677 - 685.

[11] WAJP Wijesinghe, You-Jin Jeon. Biological activities and potential industrial applications of fucose rich sulfated polysaccharides and fucoidans isolated from brown seaweeds: A review [J]. Carbohydrate Polymers, 2012,88(1): 13 - 20.

[12] Albana Cumashi, Natalia A Ushakova, Marina E Preobrazhenskaya, et al. A comparative study of the anti-inflammatory, anticoagulant, antiangiogenic, and antiadhesive activities of nine different fucoidans from brown seaweeds [J]. Glycobiology, 2007,17: 541 - 552.

[13] Caires Hugo R, Esteves Tiago, Quelhas Pedro, et al. Macrophage interactions with polylactic acid and chitosan scaffolds lead to improved recruitment of human mesenchymal stem/stromal cells: a comprehensive study with different immune cells [J]. Journal of the Royal Society Interface, 2016,13(122): 20160570.

[14] Bin Z , Zheng-Shun W , Yun-Juan H , et al. Molecular Weight-Dependent Immunostimulative Activity of Low Molecular

Weight Chitosan via Regulating NF-κB and AP – 1 Signaling Pathways in RAW264. 7 Macrophages [J]. Marine Drugs, 2016,14(9): 169.

[15] Kahoru Taya, Kimiharu Hirose, Setsuo Hamada. Trehalose inhibits inflammatory cytokine production by protecting IκB-α reduction in mouse peritoneal macrophages [J]. 2009,54(8): 749 – 756. .

[16] Dae-Sung Lee, Sung-Hwan Eom, Young-Mog Kim, et al. Antibacterial and synergic effects of gallic acid- grafted -chitosan with β-lactams against methicillin-resistant Staphylococcus aureus (MRSA) [J]. Canadian Journal of Microbiology, 2014, 60(10): 1 – 10.

[17] Lin Wen-Chun, Lien Chun-Chieh, Yeh Hsiu-Jen, et al. Bacterial cellulose and bacterial cellulose-chitosan membranes for wound dressing applications [J]. Carbohydr Polym, 2013,94(1): 603 – 611.

[18] Bouhlal R , Riadi H , Bourgougnon N . Antiviral activity of the extracts of Rhodophyceae from Morocco [J]. African Journal of Biotechnology, 2010,9(46): 7968 – 7975.

[19] Lee Jung-Bum, Hayashi Kyoko, Hirata Megumi, et al. Antiviral Sulfated Polysaccharide from Navicula directa, a Diatom Collected from Deep-Sea Water in Toyama Bay [J]. Biological & Pharmaceutical Bulletin, 2006,29(10): 2135 – 2139.

[20] Talarico LB, Duarte ME, Zibetti RG, et al. An algal-derived DL-galactan hybrid is an efficient preventing agent for in vitro dengue virus infection [J]. 2007,73(14): 1464 – 1468.

[21] Pinaki Mandal, Carlos A Pujol, María J Carlucci, et al. Anti-herpetic activity of a sulfated xylomannan from Scinaia hatei [J]. 2008,69(11): 2193 – 2199.

[22] Bouhlal R, Haslin C, Chermann JC, et al. Antiviral activities of sulfated polysaccharides isolated from Sphaerococcus coronopifolius (Rhodophytha, Gigartinales) and Boergeseniella thuyoides (Rhodophyta, Ceramiales) [J]. Marine Drugs, 2011,9(12): 1187 – 1209.

[23] Vinh T Dang, Kirsten Benkendorff, Peter Speck. In vitro antiviral activity against herpes simplex virus in the abalone Haliotis laevigata [J]. Journal of General Virology, 2011, 92(Pt 3): 627 – 637.

[24] Molly M Stevens. Biomaterials for bone tissue engineering [J]. Materials Today, 2008,11(5): 18 – 25.

[25] Jayachandran Venkatesan, Zhong-Ji Qian, BoMi Ryu, et al. Preparation and characterization of carbon nanotube-grafted-chitosan — Natural hydroxyapatite composite for bone tissue engineering [J]. Carbohydrate Polymers, 2011,83(2): 569 – 577.

[26] Michelle Ngiam, Susan Liao, Avinash J Patil, et al. The fabrication of nano-hydroxyapatite on PLGA and PLGA/collagen nanofibrous composite scaffolds and their effects in osteoblastic behavior for bone tissue engineering [J]. 2009,45(1): 0 – 16.

[27] Murphy CM, Haugh MG, O'Brien FJ. The effect of mean pore size on cell attachment, proliferation and migration in collagen-glycosaminoglycan scaffolds for bone tissue engineering [J]. Biomaterials, 2010,31: 461 – 466.

[28] Tao Jiang, Wafa I Abdel-Fattah, Cato T. Laurencin. In vitro evaluation of chitosan/poly(lactic acid-glycolic acid) sintered microsphere scaffolds for bone tissue engineering [J]. Biomaterials, 2006,27(28): 4894 – 4903.

[29] Katti Kalpana S, Katti Dinesh R, Dash Rajalaxmi. Synthesis and characterization of a novel chitosan/montmorillonite/ hydroxyapatite nanocomposite for bone tissue engineering [J]. Biomedical Materials, 2008,3(3): 034122.

第三章 · 多糖基海洋生物医用材料

　　海洋多糖来源丰富，海洋动物、植物及微生物都能合成出不同于陆地生物的带有大量电荷、结构新颖、作用特殊的活性多糖。海洋多糖作为生物体结构的组成部分，生物学功能丰富多样，在能量储存、分子识别、调控和修饰蛋白质结构与功能、细胞相互作用与信息传递等生命活动中扮演着重要角色。目前已从多种海洋生物中分离到多糖成分，如甲壳类动物的甲壳素，软骨鱼骨中的硫酸软骨素，褐藻类植物中的海藻酸，红藻类植物中的琼胶及卡拉胶，棘皮动物海参和海星中的硫酸多糖，软体动物扇贝、文蛤、鲍鱼等中的糖胺聚糖等，这些已成为多糖研究领域的热点，并在生物材料、化妆品、食品、生物医药等领域都占据广阔的市场。本章主要针对海洋多糖的结构与性能、生物活性、海洋多糖基生物医用材料及医疗器械产品等进行阐述。

第一节 · 海洋多糖的结构与性能

海洋多糖由多个单糖分子脱水聚合,以糖苷键连接而成,可形成直链或者有分支的长链,水解后得到相应的单糖和寡糖。由于结构不同,多糖高分子和构成它的单糖分子性质迥异。海洋多糖种类较多,包括糖原、甲壳素、肝素、硫酸软骨素、透明质酸、硫酸角质素,其中肝素、硫酸软骨素、透明质酸和硫酸角质素都属于糖胺聚糖,是蛋白聚糖的糖链部分,通过共价键与蛋白聚糖的核心蛋白连接。海洋中生物合成量最大的两种多糖为甲壳素与海藻酸。甲壳素是以 N-乙酰葡萄糖胺与糖醛酸为二糖重复单位组成的多糖,而海藻酸是以糖醛酸为基本单位组成的多糖。海洋多糖的结构和部分性质见表 3-1。

表 3-1　部分海洋多糖的结构和性质

多糖名称	基本结构单元	连接键	性　　质
甲壳素	D-葡萄糖、乙酰氨糖	β-1,4-糖苷键	自然界中唯一带正电荷的天然高分子,具有 α、β、γ 三种晶型
透明质酸	葡萄糖醛酸、N-乙酰氨基葡萄糖	β-1,3-糖苷键和 β-1,4-糖苷键	吸水性和保水性高,有润滑和保护细胞的作用,可被透明质酸酶酶解
海藻酸钠	α-L-古罗糖醛酸和 β-D-甘露糖醛酸	β-1,4-糖苷键	易与金属离子结合成胶
糖原	D-葡萄糖	β-1,4-糖苷键	无定形粉末,溶解后呈胶体状态
肝素	葡萄糖胺,L-艾杜糖醛苷、N-乙酰葡萄糖胺和 D-葡萄糖醛酸	β-1,4-糖苷键	N-乙酰氨基半乳糖、葡萄糖醛酸,抗凝血
硫酸软骨素	N-乙酰氨基半乳糖、葡萄糖醛酸	β-1,3-糖苷键和 β-1,4-糖苷键	调脂、抗炎及弱的抗凝血、抗血栓生物活性

一、甲壳素和壳聚糖

1. 结构

甲壳素(chitin)又叫甲壳质、几丁质、几丁聚糖、蟹壳素等,其化学名称为(1,4)-2-乙酰氨基-2-脱氧-β-D-葡萄糖,通过 β-1,4 糖苷键形式连接而成,是自然界中唯一存在的碱性多糖。甲壳素被誉为继蛋白质、糖、脂肪、维生素、矿物质以外的第六生命要素。甲壳素经脱去乙酰基后成为壳聚糖(chitosan),如图 3-1 所示。2-氨基-2-脱氧葡萄糖单元占大分子中单元总数的百分比,称为脱乙酰度(degree of deacetylation,DD),它是表征壳聚糖性质的重要指标。通常把脱乙酰度>60%或能溶于稀酸的甲壳素的脱乙酰基产物统称为壳聚糖。

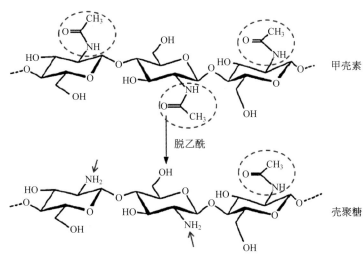

图 3-1　甲壳素与壳聚糖分子结构图

甲壳素链规整性高,具有刚性,可形成分子内和分子间氢键,因此容易形成结晶结构。因甲壳素分子内和分子间氢键类型不同,甲壳素存在 3 种晶型结构,即 α、β 和 γ,这三种结构分别具有不同的性质。

(1) α甲壳素属正交晶系,分子链以反平行的方式排列,每个单元晶胞含有两条旋向相反的链,两个相连的葡萄糖胺的 C3 和 C5 原子及乙酰胺基的 N、H 原子间存在着氢键,使 α甲壳素的结构紧密。在自然界中 α甲壳素通常与矿物质沉积在一起,形成坚硬的外壳,常存在于节肢动物的角质层和一些真菌中。

(2) β甲壳素分子链以平行方式排列,具有伸展的平行链结构,在自然界中 β甲壳素多以结晶水合物的形成存在,常存在于枪乌贼的外骨骼中。

(3) γ甲壳素由 3 条糖链构成,其中 2 条糖链同向、1 条糖链反向,且上下排列而构成,属于一种二维有序而 C 轴无序的结晶,结构不稳定,易向其他晶型转变,主要存在于甲虫的茧中和枪乌贼外骨骼。

γ甲壳素和 β甲壳素甲壳素常与胶原蛋白相联结,表现出一定的硬度、柔韧度和流动性,还具有与支撑体不同的许多功能,如电解质的控制和聚阴离子物质的运送等。β甲壳素和 γ甲壳素在一定条件下均可以转变成 α甲壳素:在硫氰酸锂的作用下,γ甲壳素可转化为 α甲壳素,而 β甲壳素在 6 mol/L 的盐酸中会变成 α甲壳素。

壳聚糖分子链上分布着大量的羟基和氨基,以及一些残余的 N-乙酰氨基,会形成各种分子内和分子间的氢键,有利于晶态的形成。

2. 溶解性

甲壳素分子间具有强烈的氢键,几乎不溶于水及稀酸、稀碱、浓碱和常用的有机溶剂,可溶于浓盐酸、硫酸、78%～97%磷酸、无水甲酸等,但同时发生主链的降解。氯代醇与无机酸的水溶液或某些有机酸的混合液也可以有效溶解甲壳素,如 40%三氯乙酸、40%水合三氯乙醛和 20%二氯甲烷溶解 30～45 min 后,可以得到甲壳素溶液。甲酸浸泡甲壳素,反复升温和降温后加入二氯乙酸和二异丙醚的混合溶液也可溶解甲壳素。但这些溶液带有强烈的腐蚀性,导致甲壳素分子量急剧降低,而氯代烃对环境的污染太大,因此有很大的局限性。碱溶液体系低温溶解甲壳素的方法也得到了广泛应用,该法运用 NaOH/尿素、NaOH/硫脲等水溶液体系将甲壳素粉末分散至溶液中,并在－20 ℃下将其冷冻,6 h 后取出将其融化。反复进行冻融后,甲壳素可溶解于该碱溶液体系中,得到澄清透明的甲壳素溶液。其溶解机制可能是由于氢氧化钠与尿素分子及甲壳素分子上的羟基发生反应,使尿素包覆于甲壳素分子上降低了甲壳素分子链缠绕程度,从而使其溶解。该法所使用的碱尿素溶液价格低廉,操作简便,为甲壳素新材料的开发提供了新的方法。

壳聚糖可溶于稀醋酸、盐酸、硝酸等溶液中,不溶于水或碱或大部分有机溶剂。壳聚糖分子上游离氨基的氮原子具有一对孤对电子,在弱酸性条件下发生质子化作用,从而使壳聚糖成为带正电荷的弱聚电解质,破坏了壳聚糖分子间和分子内的氢键发生溶解。当 pH 增加到 6.0 以上时,壳聚糖分子链上的游离氨基发生去质子化作用失去正电荷,从而使溶解度下降。脱乙酰度、分子量和溶剂酸的种类是影响壳聚糖溶解性质的主要因素。脱乙酰度越高,分子链上的游离氨基就越多,离子化强度就越高,溶解度就越大;分子量越大,分子之间的缠绕程度就越大,溶解度就越小。

3. 生物降解性

生物降解是壳聚糖在体内代谢的主要方式。化学降解或酶促降解可以将高分子量的聚合物降解成适当分子量的片段,从而被肾脏清除。化学降解方式是指经过酸催化的降解,如在胃中胃酸可以将聚合物降解。酶促降解是指通过生物体内的各种酶催化使得聚合物材料间的化学键断裂,从而使高分子量的聚合物逐步降解为更低分子量的寡聚物和单体,并最终被代谢出体外。能够对葡萄糖胺键(如葡萄糖胺-葡萄糖胺键、葡萄糖胺-N-乙酰葡萄糖胺键和 N-乙酰葡萄糖胺-N-乙酰葡萄糖胺键)进行水解的酶可以催化壳聚糖的降解。通常来说,微生物中的甲壳素酶属于内切甲壳素酶(EC 3.2.1.14),它们会随机水解 N-乙酰-β-1,4-氨基葡萄糖苷键,因此甲壳素酶对壳聚糖也有降解效果,但对于完全脱乙酰(脱乙酰度为

100％)的壳聚糖则没有降解活性。在脊椎动物体内,壳聚糖主要由溶菌酶和肠道中的某些细菌酶降解。目前在人类体内已有8种甲壳素酶被鉴定出来(属于糖苷水解酶18家族),其中3种酶具有对壳聚糖降解的活性。在溶菌酶的作用下,首先分解成低聚物,然后经过一系列化学反应,一部分以二氧化碳的形式由呼吸道排出体外,另一部分则以糖蛋白的形式为人体吸收和利用。

一般而言,壳聚糖的生物降解速率和程度取决于壳聚糖自身的脱乙酰度及分子量大小。壳聚糖的脱乙酰度提高会降低壳聚糖的生物降解速率,而分子量的减小会提高其生物降解速率。有关壳聚糖的体内外生物降解的研究已经有了众多报道。由于所有关于壳聚糖生物降解的研究都是在有限的生理周期内进行的,所以壳聚糖的生物降解程度就主要取决于降解速率。基本上,在充足的时间和适当的条件下,壳聚糖在大多数情况下会被降解到足以排泄的程度。

4. 化学性质

壳聚糖分子中含有活泼的羟基和氨基,易进行化学修饰。壳聚糖衍生物能够改善壳聚糖的水溶性,如在壳聚糖的伯氨基、伯羟基或者仲羟基上进行各种化学反应(如醚化、酯化、氧化、磺化及接枝共聚等)可以对壳聚糖进行改性。另外,通过在壳聚糖侧链引入功能基团,继而破坏晶区结构,增加非晶区比例,不但可以改变壳聚糖的溶解性,还可以改变其物理和化学性质。

壳聚糖D-氨基葡萄糖残基C2上的氨基和C6上的羟基比较活泼,能够与其他材料通过共价键形成稳定的复合结构。相较于羟基发生非特异性化学反应如醚化和酯化等,氨基则更容易在温和条件下发生许多特定化学反应,如甲基化、硫醇化、叠氮化、共聚及琥珀酰化等(图3-2)。

另外,硫酸化、羧甲基化、季铵盐化、磷酸化、羟基烷基化等也被广泛用于壳聚糖的功能化修饰。硫酸化壳聚糖与肝素结构高度相似,且比任何其他天然硫酸多糖具有更高的硫酸化度,因此多应用于抗凝血材料或者血管支架材料。体外实验发现,硫酸化壳聚糖纳米粒子对血管生成具有剂量依赖性的增强作用,因此非常有利于新组织的形成和扩增。N-/O-或N,O-羧甲基壳聚糖具有更好的水溶性、生物相容性、生物可降解性和低免疫原性。壳聚糖季铵盐具有强正电性,能够破坏微生物带负电荷的外膜,提高壳聚糖的抗菌活性,并可用于制备聚电解质复合物。磷酸化壳聚糖最初是将壳聚糖与五氧化二磷反应生成O-磷酸化壳聚糖,随后发展了以磷酸和甲醛为原料,制备N-亚甲基膦酸壳聚糖。

带正电荷的壳聚糖能通过强静电作用与各种天然或合成阴离子形成聚电解质,天然多阴离子蛋白和多糖主要包括明胶、胶原、角蛋白、白蛋白和丝素蛋白、透明质酸盐、海藻酸钠、果胶、肝素、黄原胶、葡聚糖硫酸盐、硫酸软骨素、羧甲基纤维素和甘露聚糖等。聚丙烯酸

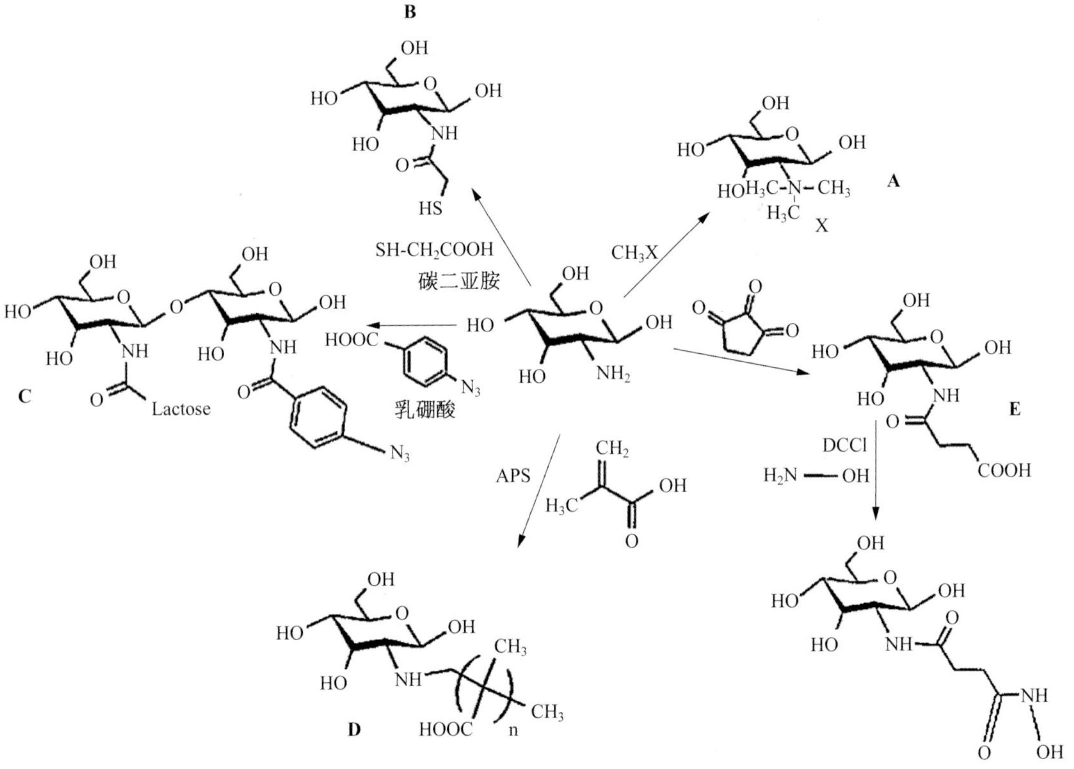

图 3-2　壳聚糖不同用途的化学基团修饰

A. 甲基化；B. 硫醇化；C. 叠氮化；D. 共聚合；E. N-琥珀酰化

（PAA）、聚甲基丙烯酸（PMA）或半合成聚阴离子作为纤维素硫酸盐可与壳聚糖形成水凝胶或多孔支架。阳离子和阴离子的电离度、pH、温度、离子强度、相互作用时间和聚合物溶液浓度等因素决定聚电解质复合物的形成和物理性质。静电作用避免了催化剂或有毒反应剂的使用，有利于保持材料的生物安全性和生物相容性。

在生理环境下，聚电解质的形态和大小很难精确控制，也不稳定。因此，化学交联由于具有不可逆和多样化等优势，受到广泛关注和研究。

化学交联剂如乙二醛、戊二醛、碳二酰亚胺、N,N'-甲基双丙烯酰胺、1-（3-二甲基氨基丙基）-3-乙基-碳二胺盐酸盐（EDC）和双环氧化合物等都是常用的交联剂。新型开发的聚环氧乙烷-聚缩水甘油醛作为交联剂，制备的可注射壳聚糖水凝胶能够用于软骨组织修复。利用双醛交联剂，壳聚糖的—NH₂与—CHO能够快速反应，形成席夫碱，是一种简便而快速制备壳聚糖水凝胶的方法。β甘油磷酸酯（β-GP）常用于制备壳聚糖温敏水凝胶，由于壳聚糖内疏水相互作用、氢键作用及 β-GP 的中和作用，使得其在室温下为液体，在体温下形成凝胶。天然交联剂京尼平（genipin）也越来越获得青睐。京尼平交联后的壳聚糖，其力学性能(如模量和硬度等)均有改善,细胞黏附和增殖能力增强。而且,壳聚糖也可以通过京尼平与胶原、纤维蛋白、聚-L-赖氨酸、肝素、胆固醇和透明质酸等发生交联。

壳聚糖分子结构中存在可反应的羟基和氨基,可以作为接枝点将糖基、多肽、聚酯链、烷基链等引入到壳聚糖中,以改善单一壳聚糖材料存在的不足。对壳聚糖进行接枝共聚改性主要有两种途径:在高分子的骨架上产生大分子自由基,进而引发另一种单体聚合;通过分子链上的反应性官能团与其他聚合物链偶合。

二、海藻酸

1. 结构

海藻酸(alginic acid)是一种存在于褐藻类海洋生物中富含羧基的聚阴离子天然多糖,由 β-D-甘露糖醛酸(M)和α-L-古罗糖醛酸(G)结构单元通过1,4-糖苷键聚合而成的具有不同 M/G 比的线性嵌段共聚物(图 3-3),并且其均相嵌段(M 段、G 段)和非均相嵌段(MG)在海藻酸钠分子链上随机分布。M 段和 G 段在不同种类海藻或海带中的含量不一样,同一藻体不同部位的 M/G 比也有差异,而且该 M/G 比随着藻类采集季节的不同而变化。分子学研究进一步表明海藻中的海藻酸在其生物合成中由 D-甘露糖醛酸随着成熟而出现部分在分子水平上转变成 L-古罗糖醛酸,其转化的量和位置与海藻的种类、生态环境的变化、季节的转换等有着十分密切的关系,且变化十分明显。

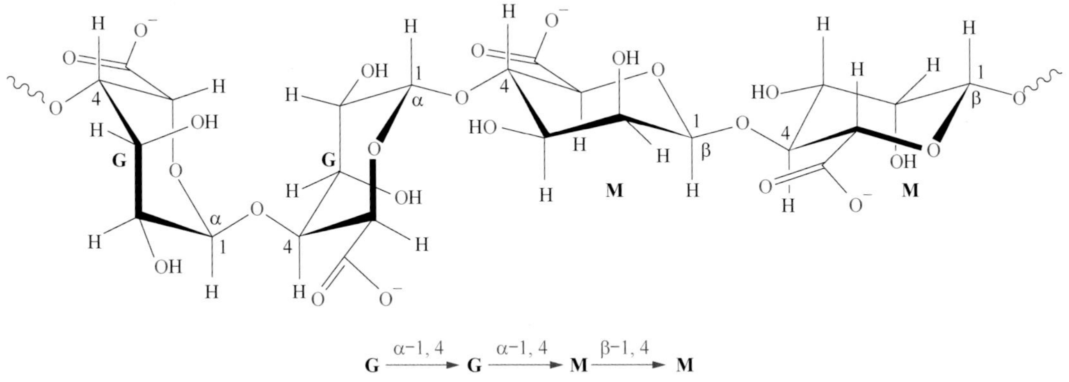

$$G \xrightarrow{\alpha\text{-1,4}} G \xrightarrow{\alpha\text{-1,4}} M \xrightarrow{\beta\text{-1,4}} M$$

图 3-3　海藻酸分子结构图

海藻酸与金属离子结合后形成各种海藻酸盐,包括其与钠、钾、铵等一价金属离子结合形成的水溶性海藻酸盐,以及海藻酸钙、海藻酸锌、海藻酸铜等具有特殊性能的海藻酸化合物。

2. 溶解性能

海藻酸中甘露糖醛酸和古罗糖醛酸的解离常数(pKa)分别为 3.38 和 3.65。溶液的 pH 突然低于 pKa 会引起海藻酸分子的沉淀,在 pH 为 2.85 时,海藻酸能从溶液中沉淀出来。海藻酸沉淀与 pH、多聚化程度和离子强度有关。KCl 是最有效的沉淀剂。在一定 pH 下,海藻酸可以分解成两部分:高含量 G 段和高含量 M 段。海藻酸的铵盐和镁盐均可溶于水,但与该电解质浓度有关。富含 M 的海藻酸盐易被 KCl 沉淀,而富含 G 的海藻酸盐易被 NaCl 沉淀。加入与水混溶的有机醇和铜,海藻酸盐更易沉淀析出。沉淀剂的需要量取决于使用溶液的极性,溶剂极性越低,需要量越少。海藻酸铵盐需要大量极性较低的化合物沉淀。

由于海藻酸钠(sodium alginate, SA)的高分子量和刚性结构,使其在低浓度下也具有较高的表观黏度。其溶液的黏度与海藻酸分子量、浓度、溶液中的离子强度、环境温度、配液时搅拌速度(剪切力)、溶液的 pH 等都密切相关。

(1) 分子量的影响:分子量越大,其分子链之间的缠绕密度和与溶剂的接触面越大,表现出的特性黏度也越大。在同一浓度下,随着分子量的增大其溶液的黏度值呈数倍量增加。

(2) 浓度的影响:实验数据表明,海藻酸盐的浓度对溶液的黏度表现出指数增长。如 1% 浓度海藻酸钠溶液的黏度值如是 100 mPa·s,2% 浓度海藻酸钠溶液的黏度值就达 6 000 mPa·s,3% 浓度海藻酸钠溶液的黏度值可高达 18 000 mPa·s。

(3) 温度的影响:温度对生物高分子溶液黏度的影响比较大。在同一浓度下,当海藻酸钠配制温度在 10 ℃ 时,其黏度值是 500 mPa·s,20 ℃ 时达到 400 mPa·s,40 ℃ 时降到了 250 mPa·s,而 60 ℃ 时其黏度则只有 180 mPa·s,几乎下降了 60%。因此,通常规模化生产中尽可能避免高温操作。在此,还需关注海藻酸钠溶液状态的储存。有报道称高黏度海藻酸钠在不同储存温度下一年后出现不同程度的下降。

(4) 剪切力的影响:海藻酸盐溶液的流变学性能在特定的浓度下显假塑性。实验数据显示,浓度 1% 以下的海藻酸盐溶液在剪切速率低于 10 s^{-1} 时,其黏度几乎恒定不变。当剪切速率从 100 s^{-1} 提高到 10 000 s^{-1} 时,其海藻酸盐溶液的黏度值呈现出急剧下降,即从 1 000 mPa·s 降至 10 mPa·s。

(5) 离子强度的影响:海藻酸分子是一种聚电解质,无外加离子时,在电荷排斥和吸引平衡作用下呈高度线性自由伸展状态。在一定量的盐离子中,海藻酸分子上的功能基团与离子结合产生离子键和范德华力等,使分子扭曲、缠绕及相互交错,溶液黏度随之升高。但是,随着盐浓度不断增加,溶液黏度反而从原来的不断上升开始转向为下降,直至产生沉淀。

3. 成胶性能

海藻酸钠可以通过物理和化学作用,如二价或三价阳离子交联、聚合物电解质交联、疏水作用及共价交联作用形成水凝胶。由于离子交联反应条件温和、简单易行且可原位凝胶化,因此被广泛应用于再生医学领域。从溶胶状态转变为高含水量凝胶状态的交联过程如下:当其水溶液中的海藻酸钠遇到高价离子如 Ca^{2+}、Ba^{2+}、Cu^{2+} 时,多价离子与 Na^+ 之间发生离子交换,形成离子交联型水凝胶。以海藻酸钙水凝胶为例,由于立体结构的不同,G 段和M 段对钙离子的结合力有很大的区别。两个相邻的 G 单体之间形成的空间在成胶过程中正好可以容纳一个钙离子,在与另外一个 G 段上的羧酸结合后,钙离子与 G 段的海藻酸可以形成稳定的盐键。M 段的海藻酸在空间上呈现出一种扁平的立体结构,与钙离子的结合力弱,其成胶性能较 G 段差。Ca^{2+} 引起海藻酸钠凝胶化转变的机制如图 3-4 所示。1 个 Ca^{2+} 与 2个 G 单元通过 4 个配位键形成具有 2 个六元环结构的稳定螯合物,在 G 段与 Ca^{2+} 等二价阳离子的键合作用下,G 段开始折叠并堆积,使相邻的海藻酸钠分子链由无规卷曲向有序带状的结构转变,最终形成海藻酸钙三维网状凝胶结构,即"蛋格(egg-box)"结构,大量的水分子被锁定在分子之间的网络中,形成含水量极高的凝胶。因此富含 G 段的海藻酸盐水凝胶由于减少了弹性长度而形成更加开放的网络结构,具有更高的硬度,同时也增加了力学刚性和压缩模量。

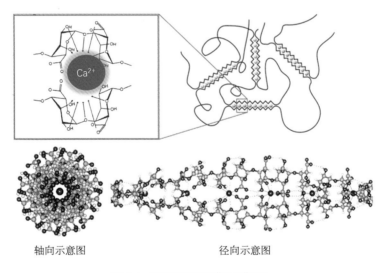

轴向示意图　　　　　　径向示意图

图 3-4　海藻酸钙凝胶"蛋格"结构

海藻酸盐与二价金属离子显示出高度的选择性和结合力。其顺序为:$Mg^{2+} < Mn^{2+} < Ca^{2+} < Sr^{2+} < Ba^{2+} < Cu^{2+} < Pb^{2+}$。结合的亲和力主要取决于海藻酸盐的成分,三种海藻酸片段结合二价离子的亲和力强度如下:①G 段 Ba>Sr>Ca>>Mg;②M 段:Ba>Sr≈Ca≈Mg;③MG 段:Ba≈Sr≈Ca≈Mg。

4. 降解性能

由于哺乳动物体内缺乏海藻酸酶,因此海藻酸盐在体内是不容易降解的。海藻酸盐在体内的消除机制主要是由于二价阳离子如 Ca^{2+} 交联的海藻酸能向其周围基质中释放其二价阳离子,在与一价阳离子(如 Na^+)进行离子交换溶解。尽管如此,许多海藻酸平均分子量都比机体肾脏的肾清除率的阈值要高得多,因而也不能完全从机体内去除。

但是研究表明,部分氧化的海藻酸在生理条件下能被降解,即使是轻微氧化的海藻酸也能在水溶液中降解,可用于药物和细胞释放的载体。用高碘酸钠部分氧化海藻酸就是一个范例,高碘酸钠氧化反应位于海藻酸分子中糖醛酸残基上顺二醇基的碳—碳键,使糖环打开。氧化海藻酸盐的降解速度主要取决于氧化程度及反应介质中的温度和 pH。一旦从海藻酸盐中分离获得的 G 段单独形成凝胶,该 G 段的氧化就能降解其形成的凝胶。例如,在 pH 2.85 条件下从海藻酸盐分离得到 G 段,然后用高碘酸钠氧化制备聚古罗糖醛酸(PAG),在离子交联剂存在条件下,用己二酸二酰肼(AAD)共价交联 PAG 以形成凝胶。在醛与酰肼之间的反应非常快且导致所形成的腙键水解。所以所形成的凝胶在水介质中就被降解。AAD 浓度越高,凝胶降解的速度越快。即使在海藻酸分子端接上大量的 AAD,其所构成的 PAG 凝胶也只显示出缓慢的降解行为,这是由于大量的单端 AAD 分子允许重新穿越连接 PAG 链随之启动的腙键水解。这一发现清楚地表明,海藻酸钠一旦形成了软凝胶就会随着时间慢慢降解。

5. 化学反应

海藻酸钠的糖醛酸单元含有两个羟基,可以与戊二醛、环氧氯丙烷、硼砂、乙酸酐/乙二酸等小分子交联剂发生反应。但这些交联剂均具有一定的生物毒性,在水凝胶使用前应完全除去。与钙离子交联的海藻酸钠凝胶相比,戊二醛交联的海藻酸钠水凝胶对药物的"突释"现象有所改善,但还不理想,而且药物的负载率低。为解决这一问题,可向凝胶网络中引入亲水性的非离子型聚合物,如瓜尔胶(GG),GG 中含有伯羟基和仲羟基,可被戊二醛交联。在海藻酸钠和瓜尔胶的体系中,同时存在 SA - SA、GG - GG 和 SA - GG 三种交联结构,提高了蛋白质的负载率,并具有更好的缓释效果。

用于海藻酸盐共价交联的交联剂还有己二酸二酰肼、聚乙二醇二胺和赖氨酸等,通过氨基和羧基的脱水缩合反应形成酰胺键,从而得到稳定的共价交联水凝胶。海藻酸钠分子结构中羧酸根的反应活性较低。一般情况下,先用 1 - 乙基-(3 -二甲基氨基丙基)碳二亚胺/N -羟基琥珀酰亚胺(EDC/NHS)将羧基活化,再与带有伯胺的分子发生缩合反应。交联剂分子通常具有一定毒性,形成水凝胶后应彻底清除以避免植入体内后对细胞及组织的不良反应。共价交联海藻酸盐水凝胶的力学性能主要通过交联密度控制,但在一定程度上也受到交联剂分子种类的影响,凝胶的剪切模量主要取决于交联剂浓度,而交联剂的种类却与凝胶到达最大剪切模量的转变点无关。此外,凝胶的溶胀度与交联剂的特性有很大联系。将亲水性物质如 PEG 作为第二组分大分子引入,可以弥补主链的亲水结构在交联过程中所丧失的亲水性等。

Tada 等将人血清白蛋白(HSA)作为交联剂制备了海藻酸钠水凝胶(HSA-AL)。HSA和海藻酸钠均具有良好生物相容性和生物可降解性,对带有正电荷的二丁卡因(局部麻醉药)具有较高的负载量。同时 HSA 也是一种药物,当 HSA-AL 凝胶进入肠道后,在酶的作用下,HSA-AL 可以从凝胶网络中释放出来。因此,HSA-AL 凝胶作为阳离子药物的载体比其他水凝胶载体更具优势。

Marandi 等在不使用引发剂和交联剂制备了海藻酸钠-聚(丙烯酸钠-co-丙烯酰胺)水凝胶。先将海藻酸钠溶于 NaOH 的水溶液中,海藻酸钠中的羟基在 NaOH 的作用下转变成氧化海藻酸钠-钠离子($SAO-Na^+$)的形式。碱化一定时间后,加入聚丙烯腈(PAN)线性分子,$SAO-Na^+$ 中的氧负离子进攻 C≡N 中的碳原子,C≡N 键上的孤对电子又会进攻相邻单元中的腈基。同时 PAN 水解为丙烯酸钠和丙烯酰胺的共聚物。当溶液的颜色由红色变成亮黄色时,交联反应完成。海藻酸钠-聚(丙烯酸钠-co-丙烯酰胺)水凝胶具有较好的耐盐性和 pH 敏感性,在蒸馏水中的溶胀比最高可达 610 g/g。

三、其他多糖

1. 透明质酸

透明质酸(hyaluronic acid,HA),又名玻尿酸,是一种酸性黏多糖,广泛分布于人体各部位,是一种在所有脊椎动物器官、血液中和软结缔组织的细胞外基质广泛分布的最主要的蛋白多糖(GAG)。陆生生物组织提取的透明质酸常含有一些病原菌,给产品带来安全问题。因此,目前的研究热点是利用相对安全的水生生物作为原料,如鲨鱼皮和鲸鱼软骨、大鲵黏液、紫贻贝中透明质酸含量颇丰。另外,研究比较多的是从鱼、乌贼等眼部中提取透明质酸。

透明质酸是由 N-乙酰氨基葡萄糖及 D-葡萄糖醛酸的重复结构组成的线性多糖结构,是一种线性阴离子聚合物。D-葡萄糖醛酸及 N-乙酰葡糖胺之间由 β-1,3-糖苷键相连,双糖单位之间由 β-1,4-糖苷键相连。分子结构式如图 3-5 所示。

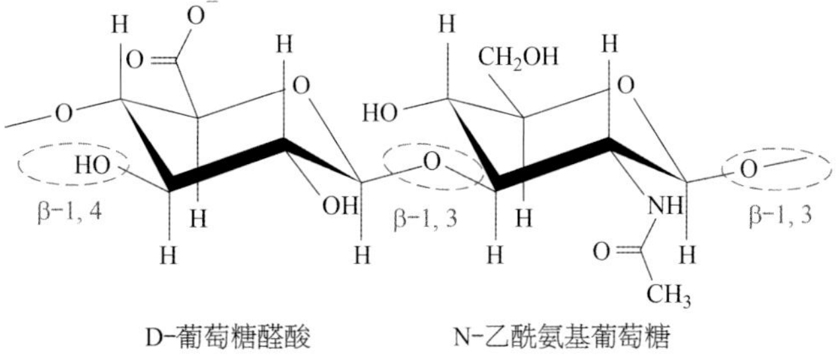

D-葡萄糖醛酸　　　N-乙酰氨基葡萄糖

图 3-5　透明质酸分子结构图

透明质酸分子中的羧基在生理条件下同金属离子形成多种盐,如钠盐、锌盐,在生理条件下与钠离子形成水溶性的透明质酸钠。透明质酸钠呈白色,为无定形固体,无臭无味,有强吸湿性,溶于水,不溶于有机溶剂。透明质酸的聚阴离子、线性无分支结构和大分子量等独特的物理和化学特性使 HA 溶液具有高度的黏弹性。

高浓度 HA 具有黏弹性好、流动性弱、分子屏障等特点,利用这一特点,HA 可用于眼科手术,其中包括囊内和囊外白内障摘除手术、人工晶状体植入手术、角膜移植手术、青光眼滤过手术和视网膜复位手术等,也可在玻璃体切除及视网膜剥离两项手术中当作填充用玻璃体替代物质。

透明质酸大分子很容易发生降解,人体各系统对透明质酸代谢的有效途径也决定了其乐观的医学应用前景。研究表明,透明质酸降解主要是由于水解和羟基上的活性氧引起的。Tokita 等对透明质酸在不同 pH 条件下的水解降解进行了研究,并且对其机制进行了探讨。结果表明水解反应是由于链发生随机切割所致,且符合一级动力学方程。Schmut 等将臭氧和空气混合物通入透明质酸溶液中,同时给予阳光照射,几分钟后溶液的运动黏度明显下降,并且发现两者具有协同作用,比单一因素所致的降低要明显。该现象可以解释为什么眼睛接触光化学烟雾或较长时间暴露于阳光下会感觉到刺激。另外,温度、紫外线、超声波、某些金属离子等因素均可使透明质酸发生降解。透明质酸的降解使溶液的黏度下降,而透明质酸制剂的黏度是临床使用价值的保证,因此透明质酸制剂的生产、储存过程中要注意这些因素的影响。

纯透明质酸钠易溶于水、吸收迅速和在组织中停留时间短等物理和生物特性,也限制了它用于制备对硬度、机械强度和稳定性有一定要求的生物医用材料,故需要进行化学修饰,以制成更稳定的固态材料。透明质酸分子中多种官能基团,如羟基、羧基和酰胺进行交联反应可得到许多种大分子网状物质。透明质酸羧基在特定条件下均可酯化。酯化后透明质酸的水溶性降低,但可保留许多透明质酸原有的性质,如黏弹性、生物相容性及生物可降解性,同时可提高稳定性,延长其在体内的降解时间等。只有对透明质酸进行谨慎的化学修饰才能保持其生物相容性,扬长避短,使透明质酸生物医用材料应用更广泛。

2. 卡拉胶

自 20 世纪被科学家发现以来,卡拉胶(carrageenan)多糖作为增稠剂和凝胶形成组分被广泛应用于食品行业之中。随着人们对卡拉胶各项性质研究的日益加深,卡拉胶也更多地被用于医药领域之中。目前,卡拉胶已被收录于《美国药典》(USP35 - NF30 S1)、《英国药典》(BP2012)、《欧洲药典》(EP7.0)中,其安全性已经得到世界范围内的广泛认可。

卡拉胶是一种红藻提取物,又名角叉菜胶、鹿角藻胶、爱尔兰苔菜胶,是由 D-半乳糖以 α-1,3 或 β-1,4 交替连接形成的海藻多糖类硫酸酯的钙、钾、钠、铵盐。可根据在 1,4 连接处 3,6-脱水-D-半乳糖是否存在及其硫酸基团的位置与含量分为 κ-、ι-、λ-、γ-、ν-、ξ-和 μ-7 种主要类型。卡拉胶是一种同源多糖的混合物,在各类卡拉胶多糖中无法找到一种理想的重复二糖单元。而在商业应用中主流的卡拉胶根据其连接形式及硫酸基团的数目可分为 κ-、ι-、λ-3 种(图 3-6)。

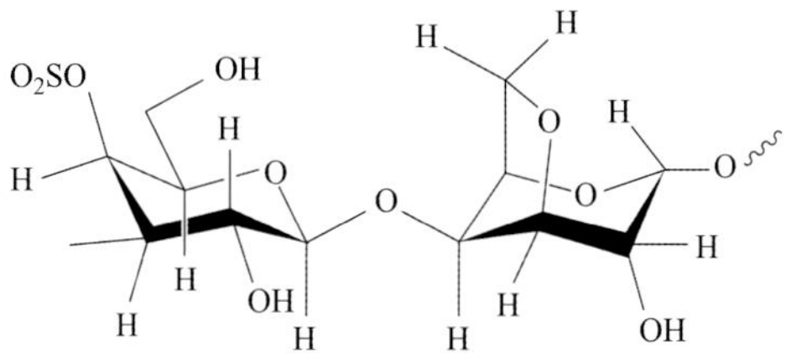

κ-卡拉胶 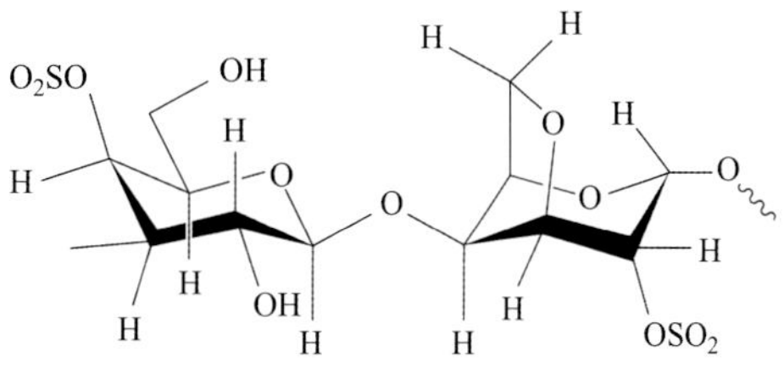   ι-卡拉胶

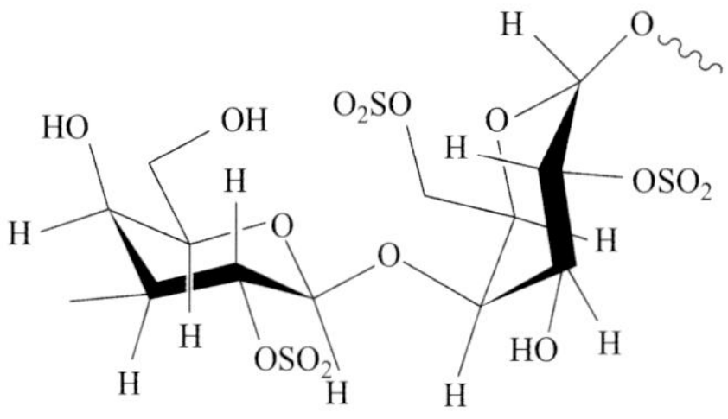

λ-卡拉胶

图 3-6 κ-、ι-、λ-卡拉胶分子结构图

κ-卡拉胶由交替的 α-1,3-和 β-1,4-糖苷键连接含 4-硫酸酯基的半乳糖和 3,6-脱水半乳糖组成,每个二糖重复单元里带有 1 个负电荷,而 ι-卡拉胶则带有 2 个。κ-与 ι-卡拉胶有着许多相似的性质,如两者的水溶液在高温时都会经历热可逆构象排列。另外 κ-卡拉胶还展现出优良的凝胶性能。凝胶性能会受到温度、离子种类及浓度的影响,凝胶温度在 45 ℃左右。λ-卡拉胶在每个二糖单元内有 3 个硫酸酯基,但与 κ-、ι-卡拉胶相比,其不存在 3,6-脱水氧桥。λ-卡拉胶其分子链在任何温度下皆为随机卷曲构象,普遍被认为不具有凝胶特性。但最新研究指出,在三价铁离子存在的前提下,λ-卡拉胶也具有成凝胶的能力。

卡拉胶主链中的硫酸二糖结构类似于天然细胞外基质成分黏多糖,因此在组织工程领域十分具有潜力,与软骨细胞外基质成分中的硫酸软骨素结构相似,可作为硫酸软骨素的替代品。卡拉胶制备的凝胶可以促进细胞的生长和分化。有研究结果表明,在支架材料中加入卡拉胶成分有益于促进三维细胞培养,从而应用在软骨组织修复领域中。并且卡拉胶具有良好的生物活性,能够促进结缔组织的生长,其所带的磺酸基团能更好地中和壳聚糖的正电荷。由于卡拉胶目前尚无简便普适的定量分析方法,在复杂环境如细胞培养液或体液中应用时,其实际浓度测定问题尚无法解决。

3. 琼脂

琼脂(agar)又称为琼胶、菜燕、冻粉,是从石花菜及其他红藻类植物提取出来的藻胶,由琼脂糖(agarose,AG,占90%)和琼脂果胶(agaropectin,占10%)两部分组成。琼脂糖(又称琼胶素、琼胶糖)是琼脂中不带电荷的中性组成成分,而琼脂果胶是非凝胶部分,带有硫酸酯(盐)、葡萄糖醛酸和丙酮酸醛的复杂多糖。

琼脂糖基本结构是1,3连结的β-D-半乳糖及1,4连结的3,6-内醚-L-半乳糖交替连接起来的长链(图3-7),主要为线性多聚物,但部分支链琼脂糖则从β-1,3键分出另一链形成支链型琼脂糖。

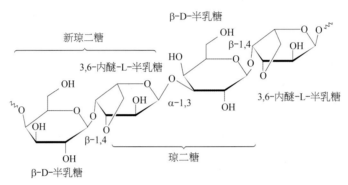

图 3-7　琼脂糖的线性链结构

琼脂糖具有海藻多糖的共性,即分子中含有多羟基,但它也有许多区别于其他海藻多糖的特性。琼脂糖分子在高温水溶液中呈无规则线团状,随着温度的降低,分子间由于氢键作用形成双螺旋胶束,温度继续降低则双螺旋逐渐凝集,形成三维网状结构的凝胶,琼脂糖凝胶是一种典型的热可逆性凝胶。琼脂糖凝胶是由其双螺旋股束凝集后形成三维网状结构而生成的,这种独特的多重结构是化学键交联合成高分子水凝胶所不具备的,它比藻酸盐和聚赖氨酸形成的高分子电解质复合物更稳定。琼脂糖的凝胶化能力非常强,在1 g/L(0.1%)浓度下便能形成凝胶,该凝胶具有很好的组织相容性。

琼脂糖应用于生物医学领域具有显著的优势。

(1) 生物相容性好,植入炎症反应小。降解成寡糖还具有抗菌、抗氧化(通过阻止诱导型NO合成酶iNOS的表达来抑制过量NO自由基的产生)、抗病毒、抗肿瘤(可促进肿瘤坏死因子TNF的产生而抑制肿瘤细胞)等医学功能。

(2) 成膜性和细胞不黏附性,赋予其特殊的防粘连效果。

(3) 通过快速凝胶效应达到止血效果。

(4) 形状可塑,可冷冻成海绵状、注射凝胶化或微凝胶成可喷涂液,实现多种方式应用。

（5）天然的网络结构和多孔取向性，有利于支架构建和细胞定向迁移。

（6）易于与其他材料复合或接枝，可根据需要改变和调整复合材料的性能。

（7）生物量巨大，规模化栽培产量高，提取操作简单，成本低廉。

琼脂、琼脂糖因其特殊的胶凝性质，并且易吸收水分，可以直接食用，有特殊的稳定效应，已经广泛应用于食品、医药、化工、纺织、国防等领域。

琼脂糖可用于生物培养基。琼脂糖凝胶对蛋白质无特异性吸附，不会吸附培养基中的营养成分，是细胞培养微载体的可选材料。细胞在生理条件下一般带负电荷，更加倾向于在带有正电荷的表面上贴壁生长。若能对琼脂糖凝胶表面进行适当的处理，增加其与动物细胞黏合的性能，则可能发展成为一类新型的动物细胞培养体系。王国祥等以琼脂糖凝胶颗粒为基质，采用包被法来对琼脂糖表面进行改性，制备了一种新型细胞培养微载体，该载体具有良好的细胞贴壁生长的性能及消化性质和回收性质，细胞在载体间能够实现迁移传递。

琼脂糖除了有跟琼脂同样的性质以外，还具有纯度更高、电渗小、凝胶强度高、溶液无色等特性，在临床检验、生化分析（包括蛋白质、酶、核酸、抗原、抗体、病毒和多糖的分离和纯化）及高级药物的制备等方面已被广泛应用。同时它也是制作胶囊药品外壳的唯一主料，并可用作代血浆的制造，也常用作安定剂与乳化剂。鉴于琼脂的凝胶特性，可作为牙科印模材料。

国内外利用以琼脂糖为主的海藻多糖的特殊功能进行组织再生的报道近年来陆续出现，如用于神经修复的导管，它有阻止周围组织粘连和有助于神经细胞增殖、取向爬行生长的功能；琼脂糖与软骨细胞混合后体外培养，发现其对软骨基质的组装有利；利用琼脂糖的高含水性，可用作细胞微囊，维持细胞活性；还可用作生长因子微供体等。

然而，分子量较大的琼脂糖分子链稳定，显生物惰性。特别是人体中没有琼脂糖特异酶，其降解主要依赖于酸碱环境和吞噬细胞，难以在消化系统以外有效快速地降解，无法较好地体现其生物活性性能，制约着其在生物医学方面的应用。因此，降解成低聚糖或寡糖，或者与其他材料复合及接枝改性是改善琼脂糖生物活性、拓展医学应用领域的重要手段。

第二节 · 海洋多糖的生物活性

海洋动物多糖具有良好的生物相容性，而且在抗肿瘤、抗病毒、降血脂、提高机体免疫力等方面都显示出优异的生物活性。从各种海洋动物中分离的多糖，已证实对多种肿瘤均有抑制作用。海洋多糖往往具有高度硫酸化的特点，硫酸化多糖能抑制靶细胞与病毒结合，增强机体免疫功能。壳聚糖、鲨鱼软骨多糖、海参消化道多糖等显著降低血清总胆固醇、甘油三酯、低密度脂蛋白胆固醇等水平,并提高高密度脂蛋白胆固醇和动脉硬化指数值。海星多糖体外可有效清除羟基自由基和超氧阴离子自由基,抑制红细胞氧化溶血,对 H_2O_2 致红细胞损伤有良好的保护作用。扇贝裙边糖氨聚糖可抗动脉粥样硬化。牡蛎软体中提取的糖氨聚糖能够提高受损血管内皮细胞的抗氧化和释放 NO 的功能,对 H_2O_2 诱导的血管内皮细胞氧化损伤有一定的保护作用。魟鱼软骨多糖能显著提高小鼠胸腺和脾脏重量,能拮抗环磷酰胺导致的免疫抑制,升高脾脏中细胞因子的表达水平,从而提高机体的免疫功能。海胆黄多糖能提高小鼠自然杀伤细胞的活力,刺激其分泌 IL-1 和 IL-2,并增强细胞毒性 T 淋巴细胞活性发挥细胞毒效应。本节重点介绍常用生物医用材料中海洋多糖壳聚糖、海藻酸和透明质酸及其衍生物的生物活性。

一、壳聚糖的生物活性

壳聚糖具有良好的止血、抗炎、抗菌、生物相容性、易于形成凝胶和促进组织再生等特性。其独特的多糖分子结构、化学可修饰性和生物降解等特性,使得壳聚糖及其衍生物被广泛应用于伤口敷料、药物传递系统、组织工程材料等生物医用材料,壳聚糖及其衍生物制备的各式各样的产品也层出不穷。

1. 凝血活性

壳聚糖凝血机制与其正电性相关,壳聚糖结构表面的正电基团能吸引红细胞膜上的负电基团,使得红细胞相互聚集,同时加快启动凝血因子,增强凝血效果。当止血材料与血液接触时,血浆蛋白(主要包括白蛋白、球蛋白、纤维蛋白原和凝血酶原等)和血小板迅速吸附在材料表面,随后血小板发生形变并被激活,引起血小板内容物(包括腺苷核苷酸、5-羟色胺、促凝血激活物和 β 血小板球蛋白等)释放,将血小板聚集体和血细胞包含其中共同形成了血凝块,完成凝血过程。

(1) 壳聚糖与血小板的相互作用。壳聚糖与活化的血小板表面呈电负性的磷脂酰丝氨酸间存在一定的静电作用,因此能够增强血小板的黏附和聚集,促进血小板血栓形成,从而加速凝血。随着血小板形变,其细胞膜上磷脂分子中的花生四烯酸游离出来,在血小板膜上不同酶的作用下,形成迄今已知的最强的血小板致聚剂——血栓烷 A_2,增强血小板之间的相互黏附作用。同时,黏附的血小板不断被壳聚糖活化,释放其内容物,而其中的一些内容物如腺苷核苷酸等又能增强血小板的黏附作用。

(2) 壳聚糖与红细胞的相互作用。壳聚糖与红细胞之间的相互作用主要是通过壳聚糖表面的正电荷和红细胞表面带负电荷的神经氨酸残基受体的静电作用实现的。红细胞在促凝血过程中的主要作用是增加血液黏度,并加速血小板向管壁的输送。这种止血机制不依赖于凝血因子的形成和血小板凝集,适用于出现凝血障碍的患者。

(3)降低纤维蛋白溶解的作用。纤维蛋白是纤维蛋白原在凝血酶的作用下形成的物质,纤维蛋白集结形成纤维蛋白网,从而增强血栓完成凝血。创伤停止出血并开始恢复时,机体自身会在纤维蛋白酶的作用下溶解纤维蛋白,以利于创伤修复。然而,在创伤仍然出血时,应降低纤维蛋白的溶解,以利于血栓形成,从而加速止血。研究结果表明,壳聚糖可以降低巨噬细胞分泌溶解纤维酶原激活剂的能力,抑制体内溶解纤维蛋白活性,从而降低纤维蛋白的溶解,达到增强止血的效果。

(4)壳聚糖对补体系统的激活效应。补体系统是存在于人体内的经活化后具有酶活性的蛋白质,可介导免疫反应。激活补体共有 3 条途径:经典途径、MBL 途径和旁路途径,壳聚糖能通过旁路途径激活补体系统。旁路激活途径不经过 C1、C4、C2,直接激活 C3,C3 通过自发水解变成 C3(H_2O),C3(H_2O)与 B 因子结合成 C3(H_2O)B,再由 D 因子作用而成为 C3 转化酶 C3(H_2O)Bb,转化酶切割 C3 产生 C3b 和 C3a,C3b 通过酰胺键和酯键与细胞膜上的羟基和氨基基团结合而固定,然后再与 B 因子结合成 C3bB。壳聚糖分子链上存在两个 —OH 基团(C3 位和 C6 位)和一个 —NH_2 基团,这两种基团在补体活化中发挥了重要作用,C3 的活化程度随着壳聚糖分子链的加长和脱乙酰度的提高而增强。补体系统激活后产生的 C8、C9 可使红细胞和血小板裂解释放腺嘌呤核苷二磷酸(ADP)和磷脂蛋白等内容物。在磷脂蛋白和 ADP 等的作用下Ⅻ因子被激活产生活化的Ⅻa 因子。另外,补体激活途径中所产生的补体衍生物如 C3a、C5a 等在促凝血过程也起到十分重要的作用,这些衍生物不仅能调节血小板的活性,且能促使促凝物质的释放。因此,壳聚糖因其表面羟基和氨基的作用激活补体旁路途经,以促进凝血。

壳聚糖能够黏附并聚集红细胞和血小板,通过血小板的活化和激活凝血途径,加速纤维蛋白网络的形成,刺激血管收缩,最终封闭伤口。

2. 抗菌活性

壳聚糖具有明显的抗菌活性,研究显示其对几种临床上重要的革兰阴性菌(大肠埃希菌、副溶血弧菌、鼠伤寒沙门菌、铜绿假单胞菌)和革兰阳性菌(*M. Luteus*、*S. aratus*、*S.* 表皮、*S.* 金黄色葡萄球菌、*B. subtilis*、*B. cereus*、*L.* 植物乳杆菌、*B.* 双歧杆菌)具有明显的影响。

壳寡糖是经过降解分子量通常小于 3.9 的低聚壳聚糖,由于它的分子量降低,破坏了一些分子的网状结构,使得其晶体结构的紧密性显著降低,溶解性大大增强(可水溶),生物活性、配位能力明显提高,不仅保持了高聚壳聚糖所具有的某些功能性质,而且还具有许多高聚壳聚糖所不具备的独特生理活性和物化性质,如抑菌。

　　壳聚糖的抗菌活性跟分子量、脱乙酰度、细菌类型、pH 和浓度密切相关,但抗菌机制至今不是很明确。一般认为通过改变细菌膜通透性、细胞质膜屏障功能或营养运输等可以达到抗菌功能。因此,壳寡糖的抗菌性可能是由于其较强的正电性与细菌膜的负电相互作用导致膜渗漏和膜完整性破坏,从而使内部物质流出,起到杀菌作用。进一步研究表明,静电作用使细胞膜上的钾离子外流,刺激细胞外酸化,导致细胞间跨膜电位差异增大,Ca^{2+} 摄取增加,从而限制了微生物细胞的生存功能,导致其死亡。也有研究表明,寡糖可引起体内乳酸菌和双歧杆菌数目增加、金黄色葡萄球菌数目降低而间接起到抗菌作用。

　　壳聚糖降解产物通过以下方式激活巨噬细胞或 T 淋巴细胞来杀伤细菌: ①激活 T 淋巴细胞释放巨噬细胞活化因子(MAF),从而激活巨噬细胞增加其杀伤活性; ②刺激机体促进腹腔渗出细胞(PEC)的增加,进一步激活巨噬细胞,也增加活性氧的生成; ③激活并致敏 T 淋巴细胞诱发迟发性超敏反应。

　　日本富士纺织株式会社濑尾宽等人对壳聚糖针对不同种细菌和真菌的抑菌能力进行了研究,研究表明,按壳聚糖对各种菌类的 MIC 值(最小抑菌浓度)标准来说,只需添加 0.25% 的壳聚糖,就可达到所有所研究菌种的 MIC 水平,产生抑菌效果。壳聚糖对革兰阳性菌和革兰阴性菌均有明显的抑制效果,但革兰阳性菌对其抑制作用的敏感性要高于阴性菌。

　　对壳聚糖进行季铵化改性不仅可以提高其溶解性能,而且在壳聚糖的分子中引入一个杀菌性较强的抗菌剂——季铵化合物,从而可以提高壳聚糖的抗菌能力。

3. 促吸收活性

　　口服药物是目前最普遍也是最方便的给药方式。药物的跨膜转运主要有穿膜运输和膜泡运输两种方式,而对于 >3 nm 的多肽分子,胃肠道屏障是其吸收的主要屏障。影响胃肠道对药物吸收的生物屏蔽可以分为机械屏障、化学屏蔽和生化屏蔽。机械屏障由肠道黏膜上皮细胞和细胞间连接构成,细胞间连接以紧密连接为主,细胞间的紧密连接构成了一段大分子物质难以透过的区域。化学屏蔽由胃肠道分泌的富含胃蛋白酶、胰蛋白酶的黏液和消化液构成,多肽类、蛋白类及核酸类药物容易被胃酸及消化酶破坏而失活。生化屏蔽主要由肠上皮细胞的代谢酶如葡萄糖醛酸转移酶(UGTs)和药物外排泵构成,这两种元件能将细胞内药物“泵”出细胞外,降低细胞内药物浓度,从而造成了较低口服药物利用率。由此可见,药物吸收促进剂的应用十分重要。

　　壳聚糖能够可逆性地打开小肠上皮细胞间的紧密连接,使药物通过细胞旁途径进入人体循环,促进人体对药物的吸收。关于壳聚糖促吸收作用的机制,一般认为是由于壳聚糖的生物黏附性及其触发的对黏膜上皮细胞紧密连接的调节作用共同产生的。壳聚糖结构中的氨基能与黏膜中蛋白质分子形成氢键而紧密结合,使壳聚糖牢固地吸附在黏膜上,从而延长包载在壳聚糖中的药物在黏膜上的停留时间,缓释药物。同时,壳聚糖分子上质子化的氨基可以与细胞膜蛋白质中带负电荷的丝氨酸基团相互作用,可逆性打开细胞间紧密连接,形成一条细胞旁路通道,有利于大分子药物的吸收。另外,有研究表明,壳聚糖能增加药物在黏膜一侧的热力学活度,造成脂质双分子层有序结构的紊乱,改变细胞选择透过性,促进药物的吸收。改性后的壳聚糖衍生物仍能很好地发挥促吸收作用,如 N-三甲基壳聚糖盐酸盐、壳聚糖-谷氨酸盐等能够增强多肽类药物在肠内的透过性。壳聚糖-半胱氨酸具有更强的促吸收作用。

4. 相容性

对壳聚糖进行的某些化学修饰可能会使其具有或多或少的毒性。壳聚糖材料作为伤口敷料会与皮肤组织及伤口创面直接接触,因此材料的毒性会直接影响到伤口皮肤组织的再生与愈合;当构建药物壳聚糖载体时,药物在体内的药代动力学和生物分布特性可能会改变,因此对壳聚糖药物载体的细胞毒性评价非常重要。例如,对于壳聚糖/质粒 DNA 纳米颗粒,其体内动力学和分布主要受纳米颗粒性质(大小和电荷)的控制。此外,由于电荷相互作用(如与带有负电荷的 DNA 复合物),细胞摄取动力学可能会改变。壳聚糖分子上正电荷的这种平衡或减少对其与细胞和微环境的相互作用有影响,通常会导致摄取减少和细胞毒性降低。对于壳聚糖-药物共价缀合物,聚合物的物理、化学性质(溶解性、亲水性)和构象被改变(即形成胶束),随之而来的是对生物分布和细胞摄取的影响。此外,需要静脉注射的剂型及伤口敷料都不可避免地要与血液接触,因此材料的血液相容性也至关重要。

陈西广等研究了多种以壳聚糖及其衍生物制备的不同剂型的生物医用材料对细胞生长活性的影响(表 3-2)。天然壳聚糖材料的各种剂型的细胞毒性都较低,具有良好的生物相容性。尤其是壳聚糖溶液在一定浓度范围内有着促进细胞增殖的作用。同样对于大部分化学修饰(如巯基化、乙酰化、羟丁基化、油酰化等)后的壳聚糖衍生物,与未修饰过的壳聚糖相比,

表 3-2　壳聚糖及其衍生物不同剂型的生物医用材料对细胞生长活性的影响

材料	剂型	检测形式	检测细胞	检测时间	细胞毒性
壳聚糖	粉末	溶液	人牙周膜成纤维细胞	5 天	浓度为 0.2~2 000 μg/mL 时促进细胞增殖
壳聚糖	粉末	溶液	瘢痕疙瘩成纤维细胞	6 天	浓度为 100 μg/mL 时细胞相对增殖率>90%,无细胞毒性
壳聚糖	微球	直接接触	胎鼠成纤维细胞	3 天	粒径为 132 μm 和 260 μm 的微球无细胞毒性,粒径为 429 μm 的微球细胞相对增殖率<30%,具有明显细胞毒性
壳聚糖	纤维	浸提液	胎鼠成纤维细胞	3 天	浓度为 0.2 g/mL 时,相对增殖率低于40%,细胞毒性较大;浓度<0.05 g/mL 时,相对增殖率>80%,无明显细胞毒性

续 表

材料	剂型	检测形式	检测细胞	检测时间	细胞毒性
壳聚糖	纤维	浸提液	人体皮肤成纤维细胞	3 天	浓度高于 0.025 g/mL 时,相对增殖率 <80%,有明显细胞毒性
壳聚糖	纤维	浸提液	人脐静脉内皮细胞	2 天	浓度为 0.1 g/mL 时,相对增殖率< 80%,细胞毒性较大;浓度<0.1 g/mL 时,相对增殖率>80%,无明显细胞毒性
乙酰壳聚糖	微球	直接接触	胎鼠成纤维细胞	3 天	粒径为 132 μm 和 260 μm 的微球促进细胞增殖,粒径为 429 μm 的微球细胞相对增殖率<30%,具有明显细胞毒性
季铵化壳聚糖	纤维	浸提液	人脐静脉内皮细胞	2 天	浓度为 0.1 g/mL 时,相对增殖率< 80%,具有细胞毒性,且季铵化程度越高细胞毒性越明显
壳聚糖-羟丙基三甲基氯化铵壳聚糖-甘油磷酸	水凝胶	浸提液	人牙周膜成纤维细胞	5 天	促进细胞增殖
羟丙基三甲基氯化铵壳聚糖	粉末	溶液	人牙周膜成纤维细胞	5 天	浓度为 50~2 000 $\mu g/mL$ 时,具有明显细胞毒性;浓度为 0.2~10 $\mu g/mL$ 时,促进细胞增殖
羟丁基壳聚糖	粉末	溶液	小鼠脾淋巴细胞	3 天	浓度为 1~1 000 $\mu g/mL$ 时促进细胞增殖
羟丁基壳聚糖	水凝胶	浸提液	胎鼠成纤维细胞	3 天	细胞相对增殖率>75%,无明显细胞毒性
N-丁二酰壳聚糖	纤维	浸提液	人体皮肤成纤维细胞	3 天	浓度低于 0.1 g/mL 时,相对增殖率> 80%,无明显细胞毒性
N-丁二酰壳聚糖	纤维	浸提液	胎鼠成纤维细胞	3 天	浓度为 0.2 g/mL 时,相对增殖率< 80%,具有细胞毒性;浓度<0.1 g/mL 时,相对增殖率>80%,无明显细胞毒性
巯基壳聚糖	粉末	溶液	人脐静脉内皮细胞	3 天	浓度为 63~1 000 $\mu g/mL$ 时细胞相对增殖率>90%,无细胞毒性
羧甲基壳聚糖	粉末	溶液	瘢痕疙瘩成纤维细胞	6 天	浓度为 100 $\mu g/mL$ 时细胞相对增殖率 <50%,具有明显细胞毒性
羧甲基壳聚糖	纳米粒	溶液	瘢痕疙瘩成纤维细胞	6 天	浓度为 100 $\mu g/mL$ 时细胞相对增殖率 <50%,具有明显细胞毒性
油酰羧甲基壳聚糖	纳米粒	溶液	人克隆结肠腺癌细胞	3 天	浓度为 25~800 $\mu g/mL$ 时细胞相对增殖率>90%,无细胞毒性
油酰羧甲基壳聚糖	纳米粒	溶液	胎鼠成纤维细胞	3 天	浓度为 25~800 $\mu g/mL$ 时细胞相对增殖率>90%,无细胞毒性
油酰壳聚糖	纳米粒	溶液	胎鼠成纤维细胞	3 天	浓度为 20~1 000 $\mu g/mL$ 时细胞相对增殖率>90%,无细胞毒性

其细胞毒性改变较小,依旧具有良好的相容性。但某些化学修饰会使壳聚糖产生细胞毒性。对壳聚糖进行季铵化修饰后,壳聚糖季铵盐衍生物有了明显的细胞毒性,这可能是由于修饰时在壳聚糖主链上引入了大量季铵基团,使其在水中带有强正电荷。由于细胞膜表面多带有负电荷,所以细胞被带有大量正电荷的季铵盐壳聚糖通过静电作用所吸附,细胞内部结构受到破坏,从而产生毒性。某些化学修饰还会对特定的细胞产生毒性。发现在壳聚糖主链上引入羧甲基基团后会对瘢痕疙瘩成纤维细胞产生毒性,从而可以抑制其增殖。另外,剂型也会对壳聚糖材料的毒性产生影响。

二、海藻酸钠生物活性

海藻酸盐能抑制小鼠肿瘤,如 S180、欧利希腹水肿瘤、同种 IMC 癌瘤。海藻酸钠中 M 段含量水平高,抗肿瘤活性也高,推测海藻酸盐的抗肿瘤活性受它们构象的影响。甘露糖醛酸残基是海藻酸盐中活性细胞动素的诱导者,但是 M 段并不增加巨噬细胞的趋化性。因此,富含 G 段海藻酸盐的抗肿瘤活性较小,可能是因抑制巨噬细胞趋化性造成的。海藻酸盐中 Ca^{2+} 浓度较高时,对巨噬细胞诱导能力也高,而抗肿瘤活性在 Ca^{2+} 浓度较低时几乎没有。高 G 段含量的海藻酸盐加入 3 mmol/L Ca^{2+} 后 CD 光谱接近于高 M 段含量的海藻酸盐。

1. 促伤口愈合作用

伤口愈合是一个复杂的过程,涉及凝血、炎症、细胞增殖、瘢痕形成期、表皮及其他组织再生。海藻酸基创伤敷料作为理想的伤口敷料,拥有良好的创伤愈合作用,良好的生物相容性、组织黏附性,能够更好地合成瘢痕组织,对伤口收缩具有促进作用。

作为一种海洋生物活性物质,海藻酸具有细胞趋化活性,通过促进细胞的增长和繁殖改善伤口的愈合速度。世界各地大量的临床研究结果显示,在伤口上使用海藻酸盐医用敷料可以有效地促进伤口的愈合。一项在 107 例患者的 130 个供皮区伤口上得到的临床试验结果表明,伤口愈合时间由传统纱布的 10 天减少到海藻酸盐敷料的 7 天。在另一项研究中,Sayag 等的研究结果显示,在同样的情况下,74％的患者在使用海藻酸盐敷料后伤口面积缩小 40％,而只有 42％的患者在使用传统纱布后能达到同样的疗效。

海藻酸盐敷料对成纤维细胞、微血管内皮细胞和角质形成细胞的繁殖速度和活性的研究结果表明,海藻酸盐敷料能加快成纤维细胞的繁殖速度,可降低微血管内皮细胞和角质形成细胞的繁殖速度。它能减小成纤维细胞的活性而对微血管内皮细胞和角质形成细胞的活性没有影响。这些结果表明海藻酸盐敷料对伤口的愈合有一定的促进作用。

海藻酸盐敷料吸收各类外科伤口渗液中的钠盐后进行离子交换反应,随即膨胀成海藻酸钠凝胶,在创面上形成柔软、潮湿、类似凝胶的半固体物质,提供伤口相对清洁微环境,且透氧性优异。凝胶体又给创面提供了湿润透气的愈合环境,使胶原蛋白生长旺盛。凝胶体不会粘连创面组织,因此更换敷料时不会损伤创面刚形成的肉芽组织,且预后瘢痕轻微,非常适用于塞入和覆盖各类外科伤口。

然而,单纯的海藻酸敷料促进伤口愈合的能力有限,为了增强其功能,往往加入其他可促进伤口愈合的活性高分子单位。

2. 止血性能

海藻酸盐医用敷料具有良好的止血性能。研究结果显示,将海藻酸盐敷料敷贴于伤口 5 min 内,即可产生止血效果。Davies 等比较了海藻酸盐敷料和普通手术纱布的止血效果,他们发现使用普通手术纱布时每个手术中的平均流血量为 139.4 mL,而使用海藻酸盐敷料时平均流血量为 98.8 mL。手术后平均血液流失普通纱布为 158.4 mL,而海藻酸盐敷料为 96.6 mL。这个结果明显地显示了海藻酸盐敷料优越的止血性能。Segal 等对几种不同结构的海藻酸盐敷料的止血性能做了详细的研究,他们发现使海藻酸盐敷料止血的原因主要有两个,即凝血效应和对血小板活性的增强作用。海藻酸钙敷料中的钙离子同血液中的钠离子进行离子交换反应,促进钙离子进入伤口表面,激活凝血途径,加速伤口止血。海藻酸盐敷料的凝血效应比其他纱布更好,而且当纤维中含有锌离子时,敷料的凝血效应和对血小板活性的增强作用比一般的海藻酸钙敷料更好。

另外,海藻酸钠也可以制成良好的血浆代用品。当大量失血、大面积烫伤、剧烈呕吐等原因引起血液循环量降低、产生休克等危急状态需要输血时,用海藻酸钠制成的代血浆补充血容量,不但疗效显著,而且还有迅速排除体内毒素的作用。用海藻酸钠制成的注射液(701注射液、褐藻酸钠注射液、低聚海藻酸钠注射液、Alginon、Glyco-Algin 等),具有增加血容量、维持血压的作用,可维持手术前后血液循环的稳定性。

三、透明质酸的生物活性

透明质酸以其独特的分子结构和理化性质在机体内显示出多种重要的生理功能。它不仅是简单的空间填充物,而且具有润滑关节、调节血管壁通透性、调节蛋白质、水电解质扩散及运转、促进创伤愈合、调节细胞外液的化学组成和促进创伤愈合等多种功能。更重要的是,透明质酸的重复二糖单元在所有物种和组织中都是一致的,因此不会导致透明质酸分子自身的免疫排斥。

在分子水平,HA 通过与 CD44 和 HA 受体结合,调低白细胞介素 1β、前列腺素 E_2 及基质金属蛋白酶 1、2、3 等因子和自由基的合成与释放,减少炎性细胞的数量,调节黏着、生长、分离、运动和特异性细胞的激活,调节炎症、血管生成和愈合过程。

HA 以钠盐形式存在于关节滑液中，并且是软骨基质的成分之一。它可以润滑关节腔，减少结缔组织摩擦，缓冲外界冲力对关节软骨的压迫作用。将外源性的高分子量、高浓度、高黏弹性 HA 注入关节中可改善关节功能，但 HA 在体内半衰期较短，导致需要频繁注射来治疗关节病变，增加了患者的痛苦。Jordan 等于 2015 年报道了一种由 HA 和壳聚糖混合而成的新型凝胶，增强了 HA 的抗降解能力和治疗效果，为治疗关节病变的 HA 黏性补充剂改进提供了一个新方向。

HA 因其良好的生物相容性、亲水性、可吸收性及抗感染活性，具有保护肉芽组织生长、防止其受到自由基损伤的作用，进而有效促进伤口愈合。研究表明，具有较高分子量的 HA，不但能够穿过表皮层进入到真皮层当中，还能够对真皮层中的自由基进行有效的清理，进而为伤口的愈合创造有利的条件。

另外，研究表明，HA 能够刺激骨钙素、骨桥蛋白、Ⅰ型胶原蛋白等表达上调，同时加速骨小梁的形成，还可以有效延长泪膜破裂时间，减少干眼症患者眨眼次数并缓解干、涩、痒、痛症状；可用于扁桃体切除手术后的疼痛治疗；可用于术后组织防粘连；作为组织工程支架或药物载体等用于再生医学等。

第三节 · 海洋多糖基生物医用材料

海洋多糖在医药、食品、化工和农业等领域的研究和应用逐年递增，受到国内外学者的广泛关注，其天然结构属性赋予了其良好的生物降解性、生物相容性和生物活性，在创伤敷料、组织工程、药物缓控释等生物医用材料领域具有极高的开发价值。生物医用材料不可避免地要与人体直接接触，因而要求其除具有良好的物理、化学稳定性外，还必须具有良好的生物相容性，无毒，无致癌性，不会引起免疫排斥和过敏反应。同时还应具有良好的生物活性，能促进组织的愈合和生长。由于生物医用材料必须与血液接触，因此还应具有抗凝血和抗血栓能力，不会引发血液凝固和溶血现象。由于海洋源透明质酸生物材料的研究刚刚起步，本节主要围绕壳聚糖和海藻酸钠及衍生物、复合材料在生物医药领域的开发与利用展开。

一、壳聚糖基生物医用材料

如前所述，壳聚糖由甲壳素 N-脱乙酰基制备而成，是自然界中少见的带正电的高分子化合物，具有良好的生物可降解性、生物相容性及广谱杀菌性，可促进伤口愈合，抑制瘢痕疙瘩的形成。其降解产物在体内不会蓄积，无毒性及免疫原性，还具有抗菌、抗炎、止血、减少创面渗出及促进创伤组织再生、修复、愈合的作用,广泛应用于生物医学领域。

1. 壳聚糖

壳聚糖物理形式和化学形式的多样性赋予了其应用的多样性,壳聚糖可被制成许多不同的物理形式如薄膜、粉末、纤维、水凝胶、溶液、冻干支架等,每种形式在处理、吸收、止血和生物黏附方面都不尽相同,又各有其优点。

以壳聚糖及其衍生物为原料制备的生物医学材料具有一定的抗菌性能,具有止痛、止血、促进伤口愈合、减小瘢痕、生物相容性和生物可降解性良好等优异的特点,非常适于作为伤口敷料的原料。

(1)创伤敷料:伤口敷料是用于伤口护理的重要医药产品,新型伤口敷料可通过吸收伤口多余渗液或者持有水分保持创面湿润而促进伤口愈合。壳聚糖还可促进上皮细胞的再生,通过介导细胞增殖而促进伤口愈合,通过温和的急性炎性反应吸引大量的多形核细胞和巨噬细胞以清除组织碎片和血凝块。壳聚糖可促进纤维细胞的迁移,对基质细胞有趋化、迁移、激活作用,并加速细胞增殖和组织重塑过程,促进皮肤和黏膜组织修复,从而促进创面愈合。壳聚糖海绵柔软而富有弹性,有良好的透气性、抑菌性、细胞和组织相容性,层级多孔结构有利于其吸收伤口渗出液,壳聚糖海绵的这些特点使其成为一种性能良好的创伤敷料。

(2)止血敷料:壳聚糖水凝胶具有良好的止血性能和组织黏附力,其封闭血管的能力甚至优于血纤维蛋白。壳聚糖敷料(颗粒、海绵、纤维等)吸收血液中的水分后,能够迅速膨胀,产生一定的压力,压迫伤口,堵塞破裂的血管,起到快速止血的作用;同时,膨胀后的海绵能够使敷料与伤口紧密贴合,有利于壳聚糖分子与红细胞、血小板、血浆蛋白和凝血因子等迅速结合,进一步提高止血效果。将壳聚糖制成纳米纤维有利于增大壳聚糖与红细胞、血小板、血浆蛋白和凝血因子等的接触面积,提高壳聚糖的止血效果。壳聚糖基水凝胶具有良好的组织黏附性,能够很好地控制出血,不仅缩短了止血时间,而且减少了出血量,另外,该水凝胶还能在溶菌酶的作用下在体内缓慢降解。近年来,随着壳聚糖类纤维或海绵敷料研究工作的不断深入,开发的产品也不断增加,将为患者带来更多福祉。

(3)术后防粘连材料:壳聚糖开发出的多种防粘连材料已被广泛应用于临床。它具有良好的生物相容性、适宜的组织黏附性(不需缝合);可完全覆盖创伤表面,并且具有足够的体内存留时间;能够被降解、吸收;既能有效防止粘连形成,又不影响伤口的正常愈合;成本低,方便使用。在预防外科手术、盆腹部手术和骨科手术后的组织粘连,如预防剖宫产术后粘连、肌腱粘连、关节粘连、肠粘连、阑尾术后粘连、硬膜外粘连等方面均取得了良好的效果。壳聚糖及其衍生物的许多临床研究也证实了其在外科手术、盆腹腔手术中的防粘连效果。

(4)药物载体:作为药物载体,壳聚糖及其衍生物可以通过离子交联、化学交联、功能化修饰及交联或复合等途径制备纳米材料、微米材料、多孔膜、水凝胶、多孔海绵材料等,对药物(激素类、抗生素、抗癌药、疫苗、抗原等)或活性物质(如细胞、蛋白、DNA、病毒等)进行包载,长时间在体内不同部位进行药物递送和释放。也可以通过 β 甘油磷酸钠、巯基化或者异丙基丙烯酰化改性制备温敏性水凝胶进行原位注射。

(5)组织工程材料:壳聚糖很容易被加工制备为三维多孔材料,三维多孔材料有利于细胞黏附、生长、繁殖、分化、功能代谢和营养交换,细胞外基质易沉积,也有利于血管和神经的长入。同时壳聚糖具有抗炎功能,在某种程度上减弱了免疫排斥反应,促进组织愈合。在骨、软骨、神经、血管、食管等组织再生中表现出较强的组织重建功能。

(6)其他:科研人员利用壳聚糖及其衍生物的优良成膜性能把其制成各种各样的膜剂以得到符合目的的膜材料,如人工皮肤、促骨生长膜、分离纯化膜、药物胶囊膜等。壳聚糖膜具有一定的机械强度,可以透过尿素等小分子,但不能透过 Na^+、Cl^- 等无机离子及血清蛋白,具有良好的透气性,可被开发为一种比较理想的人工肾膜。另外,壳聚糖膜还可以被用作人工皮肤、口腔溃疡膜等。

壳聚糖分子中存在许多羟基、氨基和乙酰氨基,形成了分子内和分子间的氢键,导致结晶度很高,因此一般不溶于水和有机溶剂,只溶于部分稀酸水溶液,极大地限制了其生物医学应用。许多研究学者在壳聚糖的 C - 6 位、C - 3 位羟基或 C - 2 位游离氨基上引入特殊基团,制备具有不同功能的壳聚糖衍生物,从而改进壳聚糖的溶解性能,并拓宽其作为生物医用材料的应用范围。

2. 羧甲基壳聚糖

羧甲基壳聚糖(carboxymethyl chitosan,CMC)是在壳聚糖分子结构中引入了羧甲基基团。壳聚糖分子结构中存在 6 - OH、3 - OH、2 - NH_2 三个活性位点,理论上三者均可引入羧甲基,根据反应位点不同分为 N - CMC、O - CMC 和 N,O - CMC。壳聚糖分子引入羧甲基后,破坏了壳聚糖原有的晶体结构,结晶度大大降低,使得 CMC 成为一种既含氨基又含羧基的两性聚电解质,能在较宽的 pH 范围内溶解,提高了溶解性能。

CMC 具有优良的水溶性、生物相容性、吸湿保湿性、成膜性、降解性及抗菌、抗炎和促进创面愈合的作用,是一类优异的生物医用材料。CMC 在伤口愈合过程中,可促进细胞分泌生长因子,可作为植入性支架材料。其良好的成膜性,可作为组织防粘连膜,显著降低术后组织粘连。CMC 同时是优良的医用止血材料,与市售明胶海绵和医用纱布相比,止血时间明显缩短,且二次出血情况明显降低,能更有效地促进伤口愈合。CMC 可降低一氧化氮酶(iNOS)的表达,减少 NO 的合成,从而减缓关节软骨损伤的进程,并降低软骨破坏的程度,应用于骨关节炎的治疗。CMC 促进成纤维细胞生长的活性为其作为创面敷料材料提供了可行性,也为皮肤科的皮肤创面恢复治疗提供了新的方法。

CMC 与金属阳离子及带正电荷的高分子材料通过静电作用制备聚电解质,可用作药物控释载体、组织工程支架材料和敷料。如以 Ca^{2+} 离子为交联剂制备得到 CMC－Ca 纳米颗粒,用于皮肤和组织修复;CMC 与壳聚糖构建得到复合纳米凝胶体系,用于抗肿瘤药物的口服递送。CMC 载体能够稳定存在于中性水溶液中,保护有效药物成分,促进药物的吸收,延缓和控制药物释放,帮助药物送达靶向器官组织,CMC 的负电性使得其具有吸附带有正电荷的亲水性药物的能力,通过吸附而包载于 CMC 内部的药物,其药物活性得到了很好的保留。与壳聚糖相比,CMC 具有更强的水溶性、成膜性及能够螯合重金属的性质,大大扩展了其在缓控释领域的应用范围。

3. 壳聚糖季铵盐

季铵盐壳聚糖是壳聚糖经过季铵化的产物,季铵盐壳聚糖不但具有典型季铵盐的性质,如抗菌性及吸附保湿性,同时也保持了壳聚糖原有的良好性能,如成膜性、絮凝性、生物相容性和可降解性。在壳聚糖中引入季铵盐基团,大大削弱了壳聚糖分子之间的氢键,除了能直接溶于水外,还能与一些有机溶剂按任意比例混合,这也扩大了其在生物医用材料领域的应用范围。

壳聚糖季铵盐具有很强的液体吸收能力。通过对壳聚糖纤维材料进行表面季铵化修饰,可以制备得到具有表面凝胶转化性能的纤维材料,提高了传统壳聚糖纤维材料的液体吸收能力,作用于伤口表面时能够吸收伤口处的组织液并形成凝胶,为伤口面提供一个湿润的环境,进而促进伤口愈合。由于改性纤维表面凝胶与创面不易发生粘连,在更换伤口敷料时可以避免对创伤面的二次伤害。壳聚糖季铵盐对细菌和真菌都有很强的抑制能力,作为一种带有大量正电荷的阳离子聚合物,壳聚糖季铵盐能够与带负电的细菌表面的细胞壁结合,从而破坏细菌内环境的稳定性达到杀死细菌的目的。

4. 琥珀酰化壳聚糖

壳聚糖与琥珀酸酐反应制备琥珀酰化壳聚糖,也能削弱壳聚糖分子内和分子间的氢键作用,改善其水溶性,同时具有良好的生物相容性、抑菌性、吸水和保湿性等,满足生物医用材料的需要。

琥珀酰化壳聚糖能促进成纤维细胞迁移,刺激多种细胞因子产生,促进伤口愈合,其纤维材料作为伤口敷料,可有效吸收伤口部位的渗出液形成凝胶,将伤口渗出液锁定在纤维材料内,提高伤口部位凝血因子的浓度,从而加速止血。同时杀死细菌,减少伤口感染的概率。对壳聚糖纤维材料表面进行部分琥珀酰化修饰,既能提高材料的吸水性能,为伤口部位提供湿润的环境,又能保持材料原有的形态,去除敷料时,不易发生伤口粘连,有利于敷料的更换,减少二次损伤。

5. 羟丁基壳聚糖

羟丁基壳聚糖具有温敏特性,能够发生溶胶和凝胶的转变,在低温条件下为透明的流动性良好的液体状态,室温或者温度达到体温条件时转变为具有一定机械性能的固体状态,其成胶过程是可逆的。温敏特性赋予了羟丁基壳聚糖优良的药物或细胞包载性能,其药物包载率可接近 100%。由于羟丁基壳聚糖的温敏特异性,因此可用于防止术后粘连。将浓度为 1%、临界溶解温度为 20 ℃ 的羟丁基壳聚糖溶液注射到腹腔中,1 min 内可形成水凝胶,在损伤的盲肠壁和腹腔壁之间形成一道屏障,防止术后腹腔粘连的发生。羟丁基壳聚糖水凝胶作为金属支架涂层,使 CD133 抗体在羟丁基壳聚糖水凝胶的辅助下附着于金属支架表面,可有效抑制内膜增生并降低动脉粥样硬化的再狭窄。

二、海藻酸基生物医用材料

海藻酸具有良好的生物相容性,基本无细胞毒性、诱变性、溶血性、组织刺激性或致敏性,海藻酸基水凝胶还具有良好的动力学性能和力学性能,具有良好的空间支撑性能和流变性能;由于哺乳动物细胞缺乏与海藻酸识别的位点,未经修饰的海藻酸材料一般不会与细胞相互作用而引导细胞定向分化,是干细胞或其他体外培养中容易去分化的细胞的优选培养载体或基质。此外,哺乳动物体内缺乏海藻酸降解酶,因此海藻酸在体内的生物降解途径与透明质酸、壳聚糖等天然多糖有所不同,不能被通过生物化学的方式降解,在体内降解时间相对较长。

基于上述功能,海藻酸类材料已被用作药物缓释、栓塞、支架等多个领域。

1. 药物载体

海藻酸盐的微囊化是当前临床解决外源性细胞和药物,提高其疗效的重要途径。海藻酸钠是一种具有控释功能的辅料,在口服药物中加入海藻酸钠,由于黏度增大,延长了药物的释放,可减慢吸收、延长疗效、减轻不良反应。目前海藻酸微囊作为细胞、疫苗、蛋白及药物缓释载体的基础研究已全面展开,有望用于糖尿病、肝功能障碍、肾衰竭等疾病的临床治疗。此外,作为细胞三维培养支架的海藻酸微囊可以有效保持细胞的生理形态及活性,避免或延缓体外培养细胞的去分化等行为,已经作为实验制剂得到了广泛应用。

2. 栓塞剂

临床上将栓塞物经导管或传递系统靶向传递至病变器官的供应血管内,以达到控制出血、治疗肿瘤和血管性病变及消除患病器官功能的目的,已成为肿瘤治疗的重要手段。海藻酸基生物医用材料作为栓塞剂用于多种栓塞术已取得良好效果。Oerlemans 等以稀土元素或铁元素为交联剂制备海藻酸微球,发现直径 $250\,\mu m$、阳离子含量为 $0.72\%\sim0.94\%$ 的微球用于核磁共振(NMR)引导下的肿瘤栓塞治疗具有良好应用潜力。Forster 等用两种高分子量的海藻酸盐(8×10^5 g/mol,M 含量 59%;4×10^5 g/mol,G 含量 68%)制备微球,用于羊子宫动脉栓塞模型,发现高分子量的海藻酸微球(无论是高 M 含量,还是高 G 含量)具有良好的组织相容性,体内在位性好,3 个月后植入部位仍可清晰观察到微球结构,可作为一种半永久性栓塞剂用于肿瘤或出血栓塞。北京圣医耀公司研发生产的海藻酸微球用于多种实体肿瘤的介入治疗、出血性病变的栓塞、功能亢进器官的栓塞等,疗效已得到临床证实,在此基础上推出的新一代海藻酸载药缓释系统用于肿瘤的栓塞治疗,也取得了实质性进展。

海藻酸盐栓塞剂具有生物相容性好、靶向栓塞定位好、栓塞球大小易控且质量稳定等优点,是临床栓塞剂应用中一种优异的选择,已有多项产品在国内外上市。海藻酸基栓塞剂在原发性肝癌、子宫肿瘤、甲状腺功能亢进及脑、脊髓的神经介入栓塞中已有较好的临床应用。

3. 组织工程支架

海藻酸盐因其良好的生物相容性、亲水性和成胶性能,近年来通过物理/化学交联、衍生化修饰及混合静电纺丝等方法已经开发出多种海藻酸基生物医用材料,用于神经、软骨、皮肤、肝脏、心脏等的再生或修复研究,并取得了一定进展。

在海藻酸钠水溶液中加入 Ca^{2+}、Sr^{2+}、Ba^{2+} 等阳离子后,G 单元上的 Na^+ 与二价离子发生离子交换反应。G 基团堆积而形成交联网络结构,从而转变成水凝胶。由于离子交联的海藻酸钠水凝胶可以在冰水、热水及室温条件下形成,反应条件温和、简单易行,且可注射、原位凝胶化,因此被广泛应用于组织工程领域的研究。冻干后的藻酸盐具有三维多孔结构和良好的孔隙率和孔隙交通性,吸水后能形成多孔水凝胶,减少了接触抑制,细胞形态接近体内,能携载大量种子细胞并维持细胞表型。水凝胶支架的水溶液环境更有利于保护细胞及易失活的药物如多肽、蛋白质、寡聚核苷酸和 DNA 等,也有利于运输营养和细胞分泌的产物等。已有研究证实,海藻酸基生物医用材料作为细胞固定化骨架材料可利于细胞增殖,特别是软骨细胞长期体外培养不易退化。

医用海藻酸基生物医用材料在皮肤和组织的创伤修复领域已有广泛应用,市售产品如 Tegagen™(3M Health Care 公司,美国)、Algicell™(Derma Sciences 公司,美国)、AlgiSite MTM(Smith & Nephew 公司,英国)等临床效果已得到证实。在此基础上,近年来许多研究对海藻酸基生物医用材料进行衍生化或载负因子、细胞、多肽/生物酶、药物等,用于全层或部分皮肤损伤的修复和重建,已取得了突破性进展。

由于哺乳动物体内缺乏海藻酸酶,海藻酸盐作为组织工程支架在体内是不容易降解的,一般需要通过对其进行部分氧化以满足生物降解的需要。

4. 止血促愈敷料

海藻酸是一种天然止血愈创材料,用其制作的凝胶膜片、纱布或海绵材料,可用来止血、保护创面和治疗烧/烫伤。用海藻酸制成的止血纱布,用于压迫和包扎大动脉出血,几分钟就能有效止血,海藻酸钠敷料与伤口表面接触时,海藻胶纤维中的金属离子(Ca^{2+}、Zn^{2+}等)与伤口分泌物中的 Na^+ 发生离子交换,形成表面水凝胶,保持伤口周围湿润,该凝胶既能激活人体单核细胞产生免疫因子,又能激活人体巨噬细胞释放抗炎因子,有助于伤口愈合。Groves 和 Lawrence 在研究海藻酸钠纱布在植皮和溃疡伤口应用时,发现海藻胶纱布具有良好的止血效果,而且和其他的止血材料相比,海藻酸钠纱布可以保留在伤口上,这样伤口表面脆弱的结构就不容易受到破坏,有助于伤口的愈合。实验研究也证实,口服海藻酸钠对 γ 射线致小鼠口腔黏膜损伤有明显的保护作用。

5. 细胞培养

海藻酸基生物医用材料缺乏细胞特异性作用位点,蛋白吸附少,基本不影响体外培养细胞的表型,是一种理想的二维和三维哺乳动物细胞培养体系构建材料。软骨细胞在体外二维培养后易去分化成类纤维细胞,而在海藻酸微球上培养则可以在传3~5代后仍保持良好的软骨细胞表型和活性,且三维微球结构为细胞黏附及增殖提供了更多生长空间,便于软骨细胞大量收集和获取,已成为软骨细胞体外培养的常用体系。海藻酸经 RGD 肽修饰后不仅提高了细胞黏附率,而且可有效维持细胞表型,是较为理想的细胞培养支架材料,用于成肌细胞、骨/软骨细胞及 BMSCs 等多种细胞培养均取得很大进展。研究表明,通过调整海藻酸的 M/G 比例及 RGD 肽的接枝率,可部分调控成肌细胞的增殖和分化,高 G 含量更利于成肌细胞的生长。

以海藻酸钙微胶珠作为载体培养神经干细胞,可用于三维动态培养系统,不仅解决了细胞增殖和收集的问题,而且可避免动态剪切力对神经干细胞的损伤。此外,医用海藻酸基生物支架还可用于 BMSCs、脂肪来源干细胞等多种干细胞的培养。

此外,海藻酸水凝胶可用于口腔印模材料、免疫隔离剂和牙本质小管封堵等。

第四节 · 海洋多糖基医疗器械产品

海洋多糖类产品按照表现出的不同理化特性和形态,可分为水凝胶、非织布、医用膜、海绵、粉状、颗粒及其他。其应用范畴较为广泛,涵盖了从体外到体内、从创面敷料到功能性组织再生支架等多种产品。医疗器械按照风险程度由低到高,管理类别依次为第一类、第二类和第三类。医疗器械风险程度应当根据医疗器械的预期目的,通过结构特征、使用形式、使用状态、是否接触人体等因素综合判定。海洋多糖材料用于医疗器械的主要是壳聚糖和海藻酸,本节主要介绍这两类材料的第二类和第三类医疗器械产品。

<h2 style="text-align:center">一、壳聚糖类医疗器械</h2>

根据国家药品监督管理局(National Medical Products Administration,NMPA)于 2017 年 9 月 4 日发布的《医疗器械分类目录》及国家药品监督管理局网站显示,壳聚糖三类产品的分类如表 3-3 所示。

表 3-3 壳聚糖三类产品分类

序号	一级产品类别	二级产品类别	产品描述	预期用途	品名举例	管理类别
1	14-08 可吸收外科敷料(材料)	01 可吸收外科止血材料	一般由有止血功能的可降解吸收材料制成,呈海绵状、粉末状或敷贴状等形态。无菌提供,一次性使用	手术中植入体内,用于体内创伤面渗血区止血、急救止血和手术止血,或腔隙和创面的填充	壳聚糖止血海绵	Ⅲ
		02 可吸收外科防粘连敷料	一般由有防粘连功能的可降解吸收材料制成片状或液体。无菌提供,一次性使用	手术中植入体内,施加于易发生粘连的两个组织界面处,用于防术后粘连	壳聚糖防粘连液、壳聚糖防粘连膜	Ⅲ
2	14-10 创面敷料	12 含壳聚糖敷料	含有壳聚糖的固体敷料。无菌提供,一次性使用	主要通过在创面表面形成保护层,起物理屏障作用。用于慢性创面的覆盖和护理	含壳聚糖敷贴、含壳聚糖纤维敷料	Ⅲ
3	18-06 妊娠控制器械	04 避孕凝胶	通常由壳聚糖、卡波姆、甘油、柠檬酸、纯化水等组成,所含成分不具有药理学作用	产品涂布于宫颈外口后穹隆,阻碍精子前进,用于女性避孕	避孕凝胶、壳聚糖避孕凝胶	Ⅲ
4	/	/	由壳聚糖和磷酸盐缓冲液组成。无菌提供,一次性使用	适用于防治外伤性或退变性骨关节炎	医用几丁糖(关节腔内注射用)	Ⅲ

1. 壳聚糖类敷料

医用敷料属于无源接触人体器械。2017 年 8 月 31 日,NMPA 发布公告(2017 年第 104 号),自 2018 年 8 月 1 日起实施新的《医疗器械分类目录》,该分类目录将原分类目录中的"6864 医用卫生材料及敷料"归于第 14 子目录"注输、护理和防护器械"中,并特别说明,"用于非慢性创面、接触真皮深层及其以下组织且所含成分不可被人体吸收的医用敷料的管理类别由第三类降为第二类"。

医用敷料如果有以下情形,按照第三类医疗器械管理,包括:预期具有防组织或器官粘连功能,作为人工皮肤,接触真皮深层或其以下组织受损的创面,用于慢性创面,或者可被人体全部或部分吸收的。根据以上分类原则,壳聚糖医疗器械使用形式属于医用敷料,分类判定见表 3-4。

表 3-4 医用敷料医疗器械分类判定表

		接触人体器械								
无源医疗器械	使用状态 使用形式	暂时使用			短期使用			长期使用		
		皮肤/腔道(口)	创伤/组织	血循环/中枢	皮肤/腔道(口)	创伤/组织	血循环/中枢	皮肤/腔道(口)	创伤/组织	血循环/中枢
	3 医用敷料	Ⅰ	Ⅱ	Ⅱ	Ⅰ	Ⅱ	Ⅱ	—	Ⅲ	Ⅲ

壳聚糖医疗器械产品形态可分为纤维(无纺布)敷料、海绵敷料和绷带等,其主要成分为壳聚糖和(或)其衍生物,或者加入海藻酸钠、透明质酸钠、明胶、碳纤维、丙三醇、聚乙烯醇(PVA)、聚己内酯等成分。纤维(无纺布)和绷带敷料通常以壳聚糖和(或)其衍生物为原料,采用湿法纺丝法、静电纺丝法等技术制备的以纤维或无纺布为基材,以黏胶纤维、医用压敏胶、丙烯酸酯黏胶剂、格拉辛纸、离型纸等为辅助材料的多层自黏型或非黏型敷料;而海绵敷料则通常是以壳聚糖或其衍生物、明胶、发泡剂等为原料,采用冷冻干燥技术等制备的多孔敷料。纤维(无纺布)、海绵和绷带敷料产品对伤口止血、清创、促愈合和抑制瘢痕增生等均具有理想的辅助治疗效果。

(1)愈创敷料:截至 2019 年 11 月 14 日 NMPA 网上注册信息显示,国内有效注册的用于伤口愈合的 22 个壳聚糖产品主要成分为:壳聚糖水凝胶(壳聚糖及其衍生物与聚二甲基硅氧烷、聚乙烯醇、明胶、卡波姆及羟丙甲纤维素等组成的物理交联凝胶)、壳聚糖无纺布/纤维/膜[自黏型背衬由无纺布或聚氨酯薄膜(PU 膜)涂医用压敏胶制成,敷芯由壳聚糖非织造布、吸水纤维复合而成,隔离纸由格拉辛纸制成;非自黏型由壳聚糖非织造布制备]和海绵敷料。主要用于手术切口、烧烫伤、外伤、溃疡小面积皮肤创面,起保护创面及促进愈合、抑制瘢痕等作用。

"康力得"和"安适康"壳聚糖敷料是中国台湾生产的两个产品。"康力得"主要成分是壳聚糖。"安适康"由背材、纱布、离型纸组成,背材有弹性网状背材、透明防水背材,弹性网状背材为不织布,透明防水背材为 PU 材质,纱布由亲水性壳聚糖纤维制成。适用于多量渗出液伤口,以及挫伤、擦伤、撕裂伤无感染性浅层或表面伤口的处理和照护。

(2) 止血敷料：截至 2019 年 11 月 14 日 NMPA 网上注册信息显示，国内有效注册的用于止血的壳聚糖产品有 23 个，主要为：壳聚糖止血粉（壳聚糖粉末，或壳聚糖与乳酸）、止血贴（壳聚糖/甲壳素纤维、壳聚糖/透明质酸膜、无纺布浸泡壳聚糖溶液干燥制备，或无纺布涂布壳聚糖粉末）、止血海绵（壳聚糖水溶液冻干）、止血凝胶（壳聚糖、卡波姆、纯化水）及水剂（水溶性壳聚糖、药用甘油、药用泊洛沙姆 407 和纯化水，或藻酸钠、羧甲基纤维素、羧甲基壳聚糖、氯化钠、纯水，或壳聚糖、甘油、磷酸氢二钠、纯化水）等，主要用于各种体表创面及体表肉芽创面的止血、止痛、抑菌、促进创面愈合（二类）及手术表面切口、创面及外伤创面的修复，减少渗出，保护、隔离、润滑组织创面，起到辅助止血的作用，促进创面愈合（三类）。

目前，市售国外止血敷料品牌比较多。①2002 年，HemCon 的壳聚糖敷料获美国 FDA 认可，HemCon 是壳聚糖醋酸溶液冻干后的薄片。②XSTAT（K130218），FDA 于 2014 年 4 月 3 号批准。XSTAT 是一种不可吸收、膨胀性的处方，用于临时止血，海绵与血液接触后，快速膨胀以填补伤口空腔，提供一个物理屏障和压力，有利于凝块形成。该产品是无菌、不可吸收、辐射不透的压缩海绵，海绵表面有可吸收的动物源性涂层，其成分为壳聚糖，有凝固与消毒的功能。③PosiSep™ Hemostat Dressing，2013 年 3 月 27 日美国 FDA 批准上市，是由壳聚糖与羧甲基纤维素和羟乙基纤维素制成的海绵，通过吸附和保持水分而用来止血。④TRAUMASTAT™ Hemostatic Wound Dressing，2008 年 5 月 7 日美国 FDA 批准上市，成分：聚乙烯非织造基质含有硅颗粒，壳聚糖涂层。适应证：处方临时用于体表中度到严重程度出血的控制，非处方用于浅表伤口、小切口等出血的控制。⑤NovaShield™ Injectable Nasal Packing and Stent，2014 年 10 月 6 日美国 FDA 批准上市，成分为壳聚糖盐酸盐和羟丙基纤维素，适应证为鼻腔或鼻窦手术作为填充物，通过分离黏膜表面防止粘连、控制少量出血和促进伤口愈合。⑥壳聚糖颗粒型止血材料 Celox haemostatic Granules，2010 年引进中国，由壳聚糖颗粒组成，用于控制紧急条件下严重的皮肤表面局部出血，或用于撕裂伤、小型伤口和破损伤口等出血的皮肤表面局部处置。仅供皮肤表面止血使用，不供外科手术使用。⑦止血敷料 Clo-Sur P. A. D. Wound Dressing（国械注进 20172641668，Scion Cardio Vascular，Inc，USA），该产品用于血管通路入口、穿刺导管或穿刺管相关流血创口的局部处理，有助于血液透析或抗凝治疗患者创口的止血。⑧Hemostatic（多米尼加）伤口敷料，为吸水性纱布伤口敷料，主要成分为壳聚糖乳酸盐，适用于临床血管穿刺部位的止血。

2. 壳聚糖防粘连产品

组织粘连是外科手术后常见的临床现象，是结缔组织纤维带与相邻的组织或器官结合在一起而形成的异常结构。如果粘连现象出现在腹腔、盆腔骨骼等手术后，就会引起严重的并发症。壳聚糖基材料防粘连的主要机制是：生物学屏障作用，充填在创面组织之间，起到完全分隔、保护内表面的作用,有效防止粘连形成;促进组织生理性愈合,抑制成纤维细胞的生长,进而减少胶原纤维的合成,使粘连成分量变、质变,减弱纤维性粘连的程度;止血作用,壳聚糖的止血作用使创面出血减少,阻止血纤维蛋白束的形成,预防粘连。

通过对 NMPA 官网上的注册信息进行查询和整理,截至 2019 年 11 月 14 日,国内市场上取得注册证的三类壳聚糖基防粘连产品如表 3-5 所示。自 2017—2019 年无新产品。

表 3-5　国内取得注册证的三类壳聚糖基防粘连产品

产品性状	产品组成	产品名称及商品名	产品生产厂家	注册证号
薄膜	壳聚糖	医用防粘连改性壳聚糖(百菲米)	北京百利康生化有限公司	国械注准 20153641845
膜片或液体	壳聚糖溶液	医用可降解防术后粘连壳聚糖膜(粘停宁)	烟台万利医用品有限公司	国械注准 20173643097
液体	羧甲基壳聚糖与生理盐水	手术防粘连液(赛比妥)	山东塞克塞斯药业科技有限公司	国械注准 20153641074
液体	羧甲基壳聚糖、氯化钠、磷酸盐缓冲盐	外科手术用防粘连冲洗液	杭州协合医疗用品有限公司	国械注准 20153640101
液体	几丁糖及生理平衡液	医用几丁糖	上海其胜生物制剂有限公司	国械注准 20143642114
凝胶	羧甲基壳聚糖、氯化钠、磷酸盐、注射用水	医用几丁糖凝胶(术亿宁)	石家庄亿生堂医用品有限公司	国械注准 20173640568

目前国家药品监督管理局审批上市用于防粘连的壳聚糖凝胶均为羧甲基壳聚糖和羧甲基甲壳素,通过加入适量缓冲盐或生理盐水配制成一定浓度和黏度的凝胶。羧甲基壳聚糖能在创面处形成胶体,包裹在伤口处并形成屏障,有效预防腹腔粘连,通过人体各种酶类的降解,最终形成可被人体吸收的低分子单糖,加快创面的愈合,减少粘连产生的概率。在修复早期抑制胶原沉着,胶原沉着是由炎症反应所引起的,证实羧甲基壳聚糖可隔离炎症反应因子,使胶原蛋白等的渗出减少。羧甲基壳聚糖还可促使单核细胞变成巨噬细胞,促使巨噬细胞移行,保护清洁创面。术后 7 天,是粘连发生的关键期,在这期间,羧甲基壳聚糖减少纤维沉积,为间皮细胞生长争取宝贵时间,为有效抑制粘连打下良好基础;还能减少结缔组织增生,有利于伤口痊愈,达到最优愈创效果。之后,在羧甲基壳聚糖慢慢降解过程中,浆膜处一直保持一定的纤溶酶原激活因子浓度,规避粘连发生。一般 2 周左右,浆膜修复完成才能永久防粘连,这与羧甲基壳聚糖促上皮细胞活力、抑制纤维细胞黏附的作用息息相关。

3. 关节润滑液

医用几丁糖具有高度黏弹性,能够有效抑菌、止血,并且因其大分子结构在体内存留时间长,治疗效果持久。但因其动物源性所面临的安全风险问题,相关市售产品在骨关节润滑方面的应用较少。目前,上海其胜生物制剂有限公司的医用几丁糖"奇特杰"是国内唯一以三类医疗器械注册的关节软骨保护剂,其于 2013 年 7 月 4 日首次获得国家食品药品监督管理总局批准注册,于 2017 年 01 月 09 日成功获得续证,注册证编号为国械注准 20173640026。

"奇特杰"产品中壳聚糖浓度为 12 mg/mL,氯化钠浓度为 8 mg/mL,磷酸氢二钠浓度为 0.5 mg/mL,磷酸二氢钠浓度为 0.15 mg/mL。"奇特杰"作为骨关节内润滑剂,适用于防治外伤性或退变性骨关节炎,有助于减少关节疼痛和改善关节活动限制。

近年来,对于壳聚糖及其衍生物用于骨关节炎方面的基础研究也在不断深入,虽然这些研究还没有投入工业生产,但是对于今后市场的产品开发有很大的启发与借鉴作用。

4. 用于痔疮治疗

痔疮是临床上一种常见的肛门疾病,它是因肛门直肠尾部与肛门黏膜静脉丛产生曲张,进而形成一个或多个静脉团。痔疮是一种慢性肛门疾病,临床上一般有三个类型,包括内痔、外痔与混合痔。痔疮的发病诱因较为多见,患者自身肠道疾病、不良生活习惯、入厕习惯以及外部环境等都可能诱发痔疮。壳聚糖痔疮抗菌凝胶因具备抗菌、抗炎、增强免疫、促进伤口愈合、滋养修复黏膜等诸多特点,同时生物相容性良好,且生物可降解,又安全无毒,被广泛用于治疗痔疮。

国家药品监督管理局网上注册信息查询和市场调研结果显示,截至 2017 年 12 月 31 日,国内有效注册用于痔疮的壳聚糖水凝胶产品如表 3-6 所示。

表 3-6 国内批准注册用于痔疮的壳聚糖水凝胶

序号	产品名称	生产商	适用范围	批准日期
1	壳聚糖凝胶	广西信业生物技术有限公司	用于改善内痔、外痔、混合痔及肛裂、肛瘘手术后引起的出血、疼痛、肛门坠胀等症状,促进痔核缩小,防止痔核脱垂和减轻痔黏膜充血水肿症状,亦可用于痔疮等肛门疾病治疗的抑菌护理	2014 - 07 - 31
2	壳聚糖凝胶	沈阳博大精益生物制药有限公司	用于改善内痔及混合痔引起的痔疮出血、肛门坠胀、痔核脱垂、痔黏膜充血水肿症状及缩小痔核	2014 - 12 - 30
3	医用壳聚糖水凝胶(肛肠专用)	广州市一杰医药科技有限公司	适用于肛周疾病的辅助治疗	2014 - 08 - 15
4	壳聚糖凝胶	北京博辉瑞进生物科技有限公司	用于内痔和混合痔引起的出血、脱出、肛门部不适等症状的治疗	2015 - 12 - 21
5	壳聚糖痔疮抗菌凝胶	内蒙古东银科技有限公司	适用于痔疮的辅助治疗,可促进痔疮创面的愈合	2016 - 07 - 08
6	壳聚糖生物痔疮凝胶敷料	湖南馨航瑞康生物科技有限公司	具有止血作用,用于内痔、外痔、混合痔引起的痔疮出血、肛门坠胀、痔核脱垂、痔黏膜充血水肿的症状及缩小痔核的辅助治疗	2016 - 06 - 15

序号	产品名称	生产商	适用范围	批准日期
7	壳聚糖止血凝胶	浙江金华星期一生物技术有限公司	用于改善内痔和混合痔引起的痔疮出血、肛门坠胀、痔核脱垂、痔黏膜充血水肿症状及缩小痔核	2016 - 11 - 15
8	壳聚糖消痔软膏	吉林省盛赛医疗器械有限公司	用于治疗混合痔引起的瘙痒、胀痛、异物感、大便出血、创面愈合、痔核脱落症状	2015 - 9 - 7
9	壳聚糖痔疮凝胶	江西绿源堂药业有限公司	适用于外伤创面、痔疮切除术后创面修复及护理、促进创面愈合	2015 - 01 - 09
10	医用生物敷料栓	安徽徽科生物工程技术有限公司	Ⅱ型：适用于内痔和混合痔引起的肛门瘙痒、灼痛、大便疼痛、出血、肛门充血、红肿，以及痔核脱垂的缓解和治疗；Ⅲ型：适用于前列腺炎、前列腺肥大、增生引起的尿频、尿急、尿道灼热、疼痛及排尿困难的辅助治疗	2014 - 01 - 24
11	壳聚糖凝胶	长春呈实健康实业有限公司	适用于阴道炎所引起的分泌物异常、瘙痒、疼痛，宫颈糜烂所引起的瘙痒、疼痛、充血、水肿，痔疮所引起的发痒、肿痛、异物感，肛裂引起的便秘、便血、疼痛、肛门瘙痒等症状的缓解	2015 - 02 - 27

二、海藻酸类医疗器械

20 世纪 70 年代初期，美国 FDA 已将海藻酸作为"公认安全"的食品和药品添加剂广泛用于药物、化妆品及食品工业，超纯海藻酸具有生物惰性，基本不会引起免疫反应；海藻酸基医疗器械作为伤口敷料、齿科印模、临时性输尿管引流支架及骨移植替代物等也已通过 FDA 批准上市，其临床安全性和有效性已经得到充分证实。医用海藻酸基生物医用材料在皮肤和组织的创伤修复领域已有广泛应用，市售的海藻酸创伤敷料如 Tegagen™（3M Health Care 公司，美国）、Algicell™（Derma Sciences 公司，美国）、AlgiSite MTM（Smith & Nephew 公司，英国）等临床效果已得到证实。在此基础上，海藻酸基生物医用材料已有多年临床应用历史，具有很好的临床安全性和有效性。作为一种常用的组织工程材料，海藻酸基生物医用材料具有仿生结构，但由于其具有相对生物惰性，体内降解速率低，对哺乳动物细胞缺乏识别位点，可较好地维持细胞和组织的表型。在近 3 年中，已相继有近 10 个二类海藻酸盐敷料获得我国国家市场监督管理总局批准，在齿科印模、血管栓塞、药物缓释等方面的产品也陆续得到市场准入。更值得注意的是，海藻酸基生物医用材料在一些急需解决的临床难题的治疗研究方面，显示出良好的临床潜力和市场前景，相关报道已发表在国内外相关学术期刊或杂志，引起了临床和基础研究的普遍重视，如海藻酸基水凝胶心肌注射治疗心力衰竭或心肌梗死，海藻酸基生物医用材料作为生物黏合剂用于组织黏合或封堵，海藻酸微囊用于细胞、药物、活性因子或基因的靶向导入及释放等。此外，随着理论体系的不断完善和技术的不断提升,海藻酸基生物医用材料在组织工程和再生医学领域的研究和应用范围也大大拓展。

1. 医用敷料

海藻酸盐医用敷料主要应用于伤口的护理。日常生活中伤口的种类繁多,形成的原因各不相同,其中常见的伤口包括机械损伤、烧伤等急性创伤,以及由于血液循环不良而引起的褥疮、溃疡等慢性伤口。不同的伤口其尺寸大小、所处的人体部位、愈合的进程等都有很大的不同。针对各种伤口的护理要求,医疗卫生企业开发出了种类繁多的医用敷料以适应临床护理的需要,并且通过合理的临床应用,极大地改善了伤口护理过程。

目前,在英美及西欧市场,海藻酸盐医用敷料已经成为一种广为接受的高科技医用材料。海藻酸盐医用敷料在伤口的护理中有很广泛的应用,特别适用于有较多渗出液的伤口。对于相对干燥的伤口,临床应用时可以把敷料先用生理盐水润湿,然后覆盖在创面上。英国Courtaulds公司是世界上最早生产海藻酸钙纤维的生产企业,并于1981年首次把海藻酸钙纤维的非织造布作为医用敷料推上市场。他们生产的商品名为Sorbsan的产品很快在慢性溃疡伤口市场上得到广泛应用。在Sorbsan产品取得商业成功之后,另一家英国公司CV Laboratories开发了一种由高G海藻酸盐制备的纤维。这种从极北海带中提取出的海藻酸盐制备的纤维有很好的湿度稳定性,加工成针刺非织造布后以Kaltostat品牌在医用敷料市场上销售。早期的海藻酸盐医用敷料形成了以高M的Sorbsan和高G的Kaltostat为主的市场,其中Sorbsan纤维在梳棉之后所形成的纤维网络经棍压形成松散的织物,敷贴在伤口上后,纤维中的钙离子很快被钠离子置换,具有优良的成胶性能。由于纤维与纤维之间没有物理机械连接,只须用温暖的生理盐水冲洗即可去除敷料。高G的海藻酸盐敷料吸湿后仍具有稳定的结构。与Kaltostat敷料相似,法国Brothier公司生产的商品名为Algosteril的海藻酸盐医用敷料是通过针刺后形成的非织造布。由于纤维本身的强度相对较高,并且针刺过程使纤维之间的抱合力提高,这类敷料在使用后可以很方便地从创面上去除。但是由于高G海藻酸钙与钠离子较难产生离子交换,这种产品的吸湿性差、成胶性低。

由海藻酸盐纤维制备的医用敷料是一种具有很高吸湿、保湿性能的功能性伤口敷料,在与伤口渗出液接触后,海藻酸盐医用敷料能形成柔软的凝胶,为伤口愈合提供理想的湿润环境。临床研究证明海藻酸盐医用敷料安全、无毒,具有高吸湿性、止血性、成胶性、抑菌性,能促进伤口愈合,减少局部疼痛,减少瘢痕形成,适用于处理创面渗液和局部止血。对于有中、重度渗出液及有腔隙的伤口,如褥疮、糖尿病足溃疡伤口、下肢静脉/动脉溃疡伤口、烧伤科烧伤供皮区创面及难愈性烧伤创面、肛肠科肛瘘术后创面渗血或渗液等有良好的疗效。

截至2019年11月14日,NMPA批准的进口藻酸盐敷料见表3-7。

表 3-7　国外藻酸盐敷料

商品名	注册人	结构及组成	适用范围
藻酸盐伤口敷料（NU-DERM Alginate Wound Dressing，国械注进 20153643151）	Advanced Medical Solutions Ltd.，UK	无菌无纺布衬垫，由高 G（古罗糖醛酸）藻酸盐和羧甲基纤维素（CMC）纤维组成	中度至重度渗出物慢性伤口护理，包括压力性溃疡、糖尿病性溃疡，以及动、静脉性下肢溃疡
藻酸钙银纤维敷料（Suprasorb A + Ag Antimicrobial Calcium Alginate Wound Dressing/Rope，国械注进 20183641645）	Lohmann & Rauscher International GmbH & Co. KG，Austria	接触性创面敷料，成分为藻酸钙纤维、藻酸钙银纤维、聚山梨醇酯 20	可用于大量渗液伤口的处理，包括：压疮（部分与全部皮层）、手术后伤口、腿部溃疡（动脉性溃疡和静脉性溃疡）、糖尿病足部溃疡、部分皮层（二度）烧伤。本产品含藻酸钙银，其抑菌作用为辅助作用
3M（Tegaderm Alginate Dressing，国械注进 20153642733）	3M Health Care，USA	由藻酸盐纤维构成的无纺敷料	可用于有中度到重度渗出物的部分皮层受损伤口和全层性伤口，本产品还可以帮助控制细微出血
藻酸盐敷料（Kaltostat Wound Dressing，国械注进 20163644913）	ConvaTec Limited，UK	一次性使用灭菌包装的接触性创面敷料，由藻酸钙钠纤维制造，钙和藻酸钠以重量比 80/20 组成	适用于护理外部创伤：下肢溃疡（静脉淤血溃疡、动脉溃疡及混合病因引起的下肢溃疡）、糖尿病溃疡及压疮（部分及全层损伤），供皮区，需二期愈合的手术伤口及创伤伤口
藻酸钙敷料（Algisite M Calcium Alginate Dressing，商品名：液超妥，国械注进 20173646753）	Smith & Nephew Medical Ltd.，UK	由藻酸钙纤维采用非编织黏结工艺制成	可用于体表中度到重度渗液的压疮和下肢静脉溃疡的覆盖，条状敷料可用于腔洞型伤口的填充
藻酸盐伤口敷料（NU-DERM Alginate Wound Dressing，国械注进 20153643151）	Advanced Medical Solutions Ltd，UK	无菌无纺布衬垫由高 G（古罗糖醛酸）藻酸盐和羧甲基纤维素（CMC）纤维组成	本产品用于中度至重度渗出物慢性伤口护理，包括压力性溃疡、糖尿病性溃疡和动、静脉性下肢溃疡
藻酸盐磷酸氢锆钠银敷料（3M Tegaderm Alginate Ag Dressing，国械注进 20163643177）	3M Deutschland GmbH，Germany	由高古罗糖醛酸（G）藻酸钙、羧甲基纤维素和银离子复合物（磷酸氢锆钠银）组成的高吸收性的无菌无纺抗菌敷料	可用于有中度到重度渗出物的部分皮层受损伤口和全层性伤口，包括：术后伤口、创伤伤口（皮肤损伤、外伤伤口或切口）、下肢溃疡、压力性溃疡、糖尿病性溃疡、移植和捐皮区、腔洞伤口、浅表和部分皮层烧伤（Ⅱ度及以下）
吸收性藻酸盐敷料［商品名：美即爽，Melgisorb Absorbent Calcium Sodium Alginate Dressing，国食药监械（进）字 2014 第 3641247］	Molnlycke Health Care AB，Sweden	藻酸钙纤维制成	用于覆盖有中等到严重渗出的创面，包括感染性和非感染性创面，如压疮、动静脉性溃疡、糖尿病性溃疡、供皮区、手术后创面、皮肤损伤，以及创伤导致的其他创面

2. 海藻酸盐基介入栓塞微球

　　栓塞术也称栓塞治疗（embolotherapy），是指通过导管，经动脉或静脉将栓塞材料选择性地、有控制地注入靶血管，使之闭塞，进而中断血供以期达到一定的治疗目的。

　　海藻酸钠水合能力强，可溶于水形成黏稠胶体，并能与钙离子作用产生大分子链交联固化。良好的生物相容性使其在敷料、药物载体释放等领域取得广泛应用。与使用较多的

PVA 栓塞微球相比，海藻酸钠微球栓塞剂在可降解性、栓塞时间、治疗效果及术中反应等方面均有优势，具体对比情况见表 3-8。

表 3-8　KMG 与 PVA 对比

产品名称	KMG 微球	PVA 微球
材料	生物衍生材料	化学合成材料
降解情况	可降解	/
降解产物	甘露糖和古罗糖	/
降解周期	3～6 个月后无毒降解 5～10 周无毒降解	/ /
栓塞时间	3～6 个月或 5～10 天无毒降解，随尿排出	永久性植入体内
栓塞治疗效果	永久性栓塞或暂时性栓塞	永久性栓塞
溶胀性	在靶血管处溶胀	多孔结构微球具有溶胀性
栓塞后反应	疼痛轻微或无痛	疼痛剧烈
药物载体	可作为药物载体	/
使用技巧	不凝聚、不堵管、操作方便	易堵管、操作者需富有操作经验
术中反应	无痛或轻微疼痛	疼痛较强烈

在国内市场中，北京圣医耀科技有限公司首先开发出拥有自主知识产权的海藻酸钠微球栓塞剂（KMG），取得国家专利并通过国家市场监督管理总局的审批进入市场销售。该产品可用于肿瘤治疗（肝癌、肺癌、子宫肌瘤等介入栓塞），器官消融（甲状腺功能亢进、脾功能亢进等介入栓塞），脑、脊髓神经介入栓塞和控制出血（肿瘤术前止血、血管畸形导致动脉出血、实质脏器出血等栓塞）。该产品分为显影和非显影两大类，粒径规格齐全，具体见表 3-9。

表 3-9　海藻酸钠微球栓塞剂型号、规格

型　　号		规格（μm）	内装量（g）
KMG 型 （普通型）	KMG - X 型 （显影型）	70～150	≥1.0
		100～200	≥2.0
		200～450	≥3.0
		300～500	
		500～700	
		700～900	
		150～200	
	特殊定做：		
		300～500	
		400～800	
		900～1 200 等	

3. 载药栓塞微球

载药微球的研究始于 20 世纪 70 年代,载药微球在栓塞血管的同时兼具了靶向治疗和局部药物缓释的优点。目前最常使用的栓塞材料为 PVA 微球,PVA 的生物相容性和安全性已被确立,长时间的使用也证实了其具有良好的治疗效果。2004 年,欧洲出现第一个 PVA 载药栓塞微球产品达仙球(DC Bead®),该产品微球基体为 PVA,微球经过磺化改性后表面负载蒽环霉素类药物如多柔比星等。其优点是医生可根据患者病灶处肿瘤大小及患者自体对药物的耐受情况配比药物浓度,进行个性化治疗。Merit Medical 公司的 HepaSphere® 是一种 PVA 和丙烯酸钠共聚微球,与达仙球产品不同的是,其药物不仅仅负载于微球表面,这种微球可吸收药物溶液而成为载药微球。

海藻酸盐栓塞微球与 PVA 相比具有更好的生物可降解性和生物相容性。用海藻酸钠载药微球栓塞剂可使肿瘤血管闭锁,切断肿瘤组织的血供与营养,使肿瘤细胞坏死,同时药物在栓塞部位逐步释放,使药物在肿瘤组织上保持较高的浓度和较长的时间,可提高抗肿瘤的治疗效果,降低不良反应,具有化疗与栓塞双重作用,可用于肝癌、肾癌、肺癌、脑膜瘤、颅内动静脉畸形、颈面部肿瘤和子宫内肿瘤等,是目前研究开发的主要热点。北京圣医耀科技有限公司也正在开发携带紫杉醇、达那唑、维 A 酸等药物的海藻酸钠微球栓塞剂。

载药海藻酸盐栓塞微球的制备方法主要为浸渍法和直接制备法。浸渍法即为将制备好的海藻酸盐微球放入需要负载的药物溶液中浸渍,使微球吸附药液,从而达到负载药物的目的。直接制备法为将药物以溶液或其他形式与海藻酸盐溶液混合均匀后,通过制备海藻酸盐栓塞微球的方法如乳液离子交联、喷雾法等使其与交联剂反应,成为栓塞微球材料。目前载药海藻酸盐栓塞材料尚未通过国内外药监部门审核,无产品上市,所有工作仍处于研究阶段。

4. 海藻酸盐基免疫隔离微胶囊

1964 年,T. M. S. Chang 首次提出了"人工细胞"的概念,并指出了微囊化技术在医学和生物学领域应用的可能性。20 世纪 80 年代初,Lim 和 Sun 首次制备成功海藻酸钠/聚赖氨酸/聚乙烯亚胺(APP)微胶囊,用于小鼠胰岛细胞的微囊化时发现,细胞可以成活、生长,并纠正糖尿病状态达数周,由此提出了"生物微胶囊"的概念。在各种材料中,海藻酸盐基生物微胶囊由于材料的安全性、易于形成凝胶等特性而体现了其在生物医学领域的应用优势。

海藻酸钙凝胶微球的交联处于亚稳态,交联区的超微结构随着凝胶中水分含量、交联速度不同而不同。更重要的是,这种凝胶在遇到钙离子螯合剂如 EDTA、乳酸盐、柠檬酸盐、磷酸盐,或高浓度的 Na^+ 或 Mg^{2+} 时,凝胶中的钙将发生离子置换,凝胶裂解,海藻酸盐分子溶解,从而导致包埋在凝胶中的细胞、蛋白、酶等生物活性物质释放,固定化失败。

海藻酸盐基生物微胶囊微囊膜具有选择透过特性，通过制备工艺参数的控制，将海藻酸盐基生物微胶囊膜的截留分子量控制在 80～100。生物环境中的营养成分（如葡萄糖、氧气等营养物质及生长因子等）和囊内的生物活性物质或细胞分泌的小分子产物可以自由出入微胶囊，同时阻止囊外大于某一分子量的物质扩散进入（如淋巴细胞、巨噬细胞等免疫细胞，免疫球蛋白、抗体、补体等免疫分子），从而保证囊内细胞存活和发挥正常生理功能，并实现免疫隔离。

许多发达国家和地区的医学界，开展了运用这一手段包埋相应细胞以针对帕金森病、阿尔茨海默病、甲状旁腺功能低下、肝功能障碍、侏儒症等神经/内分泌疾病的治疗研究。20 世纪 90 年代，医学界又开始以此作为基因重组细胞的运载工具，以期从更基础的领域根治众多的人类疾病。近年来，细胞微囊化技术取得了长足的进步，为其进入临床奠定了坚实的基础。表 3-10 概况了细胞微囊化技术广泛应用于人工器官的开发及酶缺失或基因缺陷相关疾病、肿瘤和其他功能性疾病的治疗。

表 3-10　细胞微囊化技术应用于各类疾病的治疗

疾病模型	微囊化治疗方法	重 要 进 展
糖尿病	用大胶囊尤其是海藻酸钠微胶囊包埋胰岛细胞	诸多动物试验意大利卫生部门正在审批临床试验
甲状旁腺功能减退	将同种甲状旁腺组织包封于海藻酸钡微胶囊中	患者的钙与维生素 D 替代治疗降低 50%
侏儒症	APA 微囊化产小鼠 GH C_2C_{12} 成肌细胞	侏儒症小鼠体长、体重与器官大小均增加
血友病	APA 微囊化产人因子IX C_2C_{12} 成肌细胞	14 天内血浆中可检测到因子IX，而其抗体的表达可 213 天
ADA 缺陷	APA 微囊化产人 ADA 成纤维细胞	ADA 活性及细胞活性保存至 5 个月
VII型黏多糖贮积病	APA 微囊化产 β 葡萄糖苷酸酶 2A－50 成纤维细胞	生理性 β 葡萄糖苷酸酶移植 2 周后降为 66%
贫血症	PES 中空纤维包埋产促红细胞生成素 C_2C_{12} 成肌细胞	使用少量免疫抑制剂，造血功能得以恢复
肾衰竭	微囊化转染克氏产气杆菌脲酶基因的大肠埃希菌	21 天内，血尿水平从（52±2）mg 降低至（9±0.7）mg
中枢神经系统疾病	大小微胶囊包埋各类细胞	进行治疗 ALS、HD 和慢性疼痛临床试验的结果喜人，尤其 PD 患者

5. 海藻酸盐基组织增强产品

内部组织通常被液体包围，很多黏合剂在此环境下是无效的。Bianco-Peled 模仿藻类的黏附机制和化学成分研发出一种合成黏合剂 Seal-V，有效地替代了术后缝合，在解决术后泄漏问题方面具有潜在的应用。Seal-V 是一种无论血液存在与否都能有效黏结的胶黏剂，也同样具有生物可降解特性和组织修复作用，这就意味着伤口愈合后，它将自动被人体吸收。除了 Seal-V，Sealantis 公司还开发出了一系列产品。其中 Seal-G 胃肠密封剂能够有效地减少或防止胃肠道手术后肠内未消化物的泄漏。

用海藻酸钠制成的注射液（国内称 701 注射液、褐藻酸钠注射液、低聚海藻酸钠注射液，国外称 Alginon、Glyco-Algin 等）具有增加血容量、维持血压的作用，可维持手术前后循环的稳定。

利用原位组织工程法制备海藻酸基水凝胶材料用于心力衰竭或心肌梗死并发心力衰竭的治疗是近年来的新兴技术，随着研究的不断深入和完善，该技术已逐渐发展成为国际普遍关注的研发和转化的重点技术。虽然该项技术的研究在国外已得到了良好的动物试验结果甚至初期临床试验数据，但迄今为止尚未有类似产品获得 FDA 认证，仅于 2013 年有 1 项海藻酸基产品用于心肌梗死的治疗获得欧盟 CE 认证并成功应用于临床。在中国，此类研究尚处于起步阶段，虽然已有研究团队得到初步研究成果，但仍未形成系统的动物模型评价，临床试验方面更是空白。

Algisyl-LVR™ 是美国 LoneStar Heart 公司开发的一种用于心力衰竭治疗的海藻酸基医疗产品，主要的治疗对象为严重心力衰竭或心力衰竭末期患者，其多为扩张型心肌病，旨在通过改善心脏结构和功能，阻止或逆转心力衰竭的累进过程，从而改善患者的临床症状，提高生活质量。Algisyl-LVR™ 注射到心力衰竭后发生扩张的特定心壁部位并可长期存在，该材料植入后不降解，不引起异物反应，可减少心室尺寸并帮助心室重新塑形，前期临床研究业已表明该方法对于心力衰竭的治疗具有显著疗效，且长期追踪结果显示可减轻甚至部分逆转心力衰竭的进程，目前该产品正在意大利、德国、荷兰、澳大利亚、中国、美国等区域进行国际多中心临床试验，并完成 11 例患者的安全性及效能临床试验，已获 FDA 批准进入 II 期临床试验。国际多中心临床预试验的结果显示，Algisyl-LVR™ 用于重度心力衰竭及扩张型心力衰竭患者的治疗均有不俗的表现。2014 年 5 月，LoneStar Heart 公司宣布，已经完成 Algisyl-LVR™ 治疗扩张型心力衰竭对照性、随机临床试验的患者入组，该项研究将在意大利、德国、罗马尼亚、澳大利亚及荷兰的 14 个临床医学中心开展，随访期 2 年，在 2014 年底获得术后 6 个月的临床数据，为下一步工作的开展提供支持和证据。该技术的应用势必掀起心力衰竭治疗的革命，但目前该技术为其独家、独创技术，尚未见其他国家、团队有类似产品上市或进入临床研究阶段。

Algisyl-LVR™ 为海藻酸基生物高分子材料，水凝胶由两种组分构成：含非水溶性海藻酸钙颗粒的分散液及海藻酸钠溶液。通过两个注射器将两组分混合后，钙离子在非水溶性的海藻酸钙和水溶性的海藻酸钠中重排，形成新的交联海藻酸基水凝胶用于心肌注射。这一交联过程进行较快，混合 1 h 后可达到稳定。自凝胶化过程可通过多个参数调节，如海藻酸钙颗粒的尺寸、海藻酸及钙离子的浓度等。凝胶化时间为特定时间以便于手术操作。凝胶强度随时间的变化可简易检测。由于该水凝胶基本没有生物活性,植入机体后理论上不会引起免疫排斥反应,植入后降解缓慢,可提供长效的在位组织支撑作用。

急性心肌梗死(AMI)发生后,30%～40%的患者往往伴随着左心室损伤及结构重塑,逐渐发展为充血心力衰竭。IK‐5001是由BioLineRx公司开发的一种可降解心肌基质产品,原名为BL‐1040,后由BioLine公司技术转让给Ikaria公司,并更名为"可吸收心肌基质"(又名IK‐5001),主要用于AMI并发充血性心力衰竭的治疗,可预防心肌梗死后左心室的重塑,并可提供心肌细胞重建/修复的支架,已成功申请许多国家的发明专利。IK‐5001为双组分:2%海藻酸钠和0.6%葡萄糖酸钙,两者等比例混合后用于心肌植入。心肌梗死3 h后,便可检测到心肌Ca^{2+}浓度显著增加,21天后保持较高水平。利用心导管插入术将IK‐5001注射到高Ca^{2+}浓度的心肌梗死区域后,原位形成的水凝胶具有与正常心肌组织相似的抗拉强度,可替代已经损伤降解的细胞外基质,为心肌细胞提供重新分裂及生长的支架和空间,降低室壁应力,从而预防梗死部位扩散。植入6～8周后,随着梗死区域功能的恢复及Ca^{2+}浓度的降低,IK‐5001可逐渐代谢排出。目前IK‐5001正在进行第二阶段的关键性临床研究,为国际多中心临床试验,在包括9个国家的50多个研究中心同时展开,该项研究共入组306例且设置安慰剂对照组,术后随访期为6个月,研究终点包括:舒张末期容积、生活质量表、6 min步行试验。为了获得FDA认证,IK‐5001正在策划一项入组超过1 000例患者的大型临床试验研究项目,设置安慰剂对照组且术后随访期延长至12个月,该项工作一旦展开,则可为海藻酸材料心肌内注射防止心室扩张导致的功能障碍及恶性膨胀的安全性和有效性提供更为详实、全面的临床证据,为该项新技术的推广和应用奠定坚实基础。

(李立华)

参 考 文 献

[1] 施晓文,邓红兵,杜予民.甲壳素/壳聚糖材料及应用[M].北京:化学工业出版社,2015.

[2] 卢思彤,秦亚奇,胡章,等.壳聚糖基创伤修复材料的研究进展[J].轻工科技,2019,3:19‐21.

[3] Lihua Li, Changren Zhou. Tissue Engineering Scaffolds Derived from Chitosan [J]. Current Organic Chemistry, 2018,22(7):708‐719.

[4] 张小林,王兰兰,翁林,等.海藻酸盐医用材料的制备技术及应用现状[J].棉纺织技术,2019,4:75‐80.

[5] Riccardo A. A. Muzzarelli, Mohamad El Mehtedi, Carlo Bottegoni, et al. Genipin-crosslinked chitosan gels and scaffolds for tissue engineering and regeneration of cartilage and bone [J]. Marine drugs, 2015,13:7314‐7338.

[6] Gorczyca G, Tylingo R, Szweda P, et al. Preparation and characterization of genipin cross-linked porous chitosan-collagen-gelatin scaffolds using chitosan-CO_2 solution [J]. Carbohydrate Polymers, 2014,102:901‐911.

[7] Norowski P, Mishra S, Adatrow P, et al. Suture pullout strength and in vitro fibroblast and RAW 264.7 monocyte biocompatibility of genipin crosslinked nanofibrous chitosan mats for guided tissue regeneration [J]. Journal of Biomedical Materials Research Part A, 2012,100:2890‐2896.

[8] Bi L, Cao Z, Hu Y, et al. Effects of different cross-linking conditions on the properties of genipin-cross-linked chitosan/collagen scaffolds for cartilage tissue engineering [J]. Journal of Materials Science: Materials in Medicine, 2011,22:51‐62.

[9] Li Z, Wen J, Jia W, et al. Bio-inspired cell membrane ingredient cholesterol-conjugated chitosan as a potential material for bone tissue repair [J]. Chemical Research in Chinese Universities, 2016,32: 406 – 413.

[10] Gamboa-Martínez TC, García Cruz DM, Carda C, et al. Fibrin-chitosan composite substrate for in vitro culture of chondrocytes [J]. Journal of Biomedical Materials Research Part A, 2013,101A: 404 – 412.

[11] Ninh C, Iftikhar A, Cramer M, et al. Diffusion-reaction models of genipin incorporation into fibrin networks [J]. Journal of Materials Chemistry B, 2015,3: 4607 – 4615.

[12] Li L, Kommareddy K, Pilz C, et al. In vitro bioactivity of bioresorbable porous polymeric scaffolds incorporating hydroxyapatite microspheres [J]. Acta Biomaterialia, 2010,6: 2525 – 2531.

[13] Zhao M, Li L, Li X, et al. Three-dimensional honeycomb-patterned chitosan/poly (L-lactic acid) scaffolds with improved mechanical and cell compatibility [J]. Journal of Biomedical Materials Research Part A, 2011,98: 434 – 441.

[14] Liu M, Zheng H, Chen J, et al. Chitosan-chitin nanocrystal composite scaffolds for tissue engineering, carbohydrate polymers. tial biomaterial for bone regeneration [J]. Carbohydrate Polymers, 2013: 94:713 – 722.

[15] Pangon A, Saesoo S, Saengkrit N, et al. Hydroxyapatite-hybridized chitosan/chitin whisker bionanocomposite fibers for bone tissue engineering applications [J]. Carbohydrate Polymers, 2016,144: 419 – 427.

[16] Deepthi S, Venkatesan J, Kim SK, et al. An overview of chitin or chitosan/nano ceramic composite scaffolds for bone tissue engineering [J]. International journal of biological macromolecules, 2016,93: 1338 – 1353.

[17] Sayyar S, Murray E, Thompson B, et al. Wallace. Processable conducting graphene/chitosan hydrogels for tissue engineering [J]. Journal of Materials Chemistry B, 2015,3: 481 – 490.

[18] Mekhail M, Jahan K, Tabrizian M. Genipin-crosslinked chitosan/poly-l-lysine gels promote fibroblast adhesion and proliferation [J]. Carbohydrate Polymers, 2014,108: 91 – 98.

[19] Skop NB, Calderon F, Levison SW, et al. Heparin crosslinked chitosan microspheres for the delivery of neural stem cells and growth factors for central nervous system repair [J]. Acta Biomaterialia, 2013,9: 6834 – 6843.

[20] Jalani G, Rosenzweig DH, Makhoul G, et al. Tough, In-Situ Thermogelling, Injectable Hydrogels for Biomedical Applications [J]. Macromolecular Bioscience, 2015,15: 473 – 480.

[21] Haaparanta AM, Järvinen E, Cengiz IF, et al. Preparation and characterization of collagen/PLA, chitosan/PLA, and collagen/chitosan/PLA hybrid scaffolds for cartilage tissue engineering [J]. Journal of Materials Science: Materials in Medicine, 2014,25: 1129 – 1136.

[22] Du F, Wang H, Zhao W, et al. Gradient nanofibrous chitosan/poly ε-caprolactone scaffolds as extracellular microenvironments for vascular tissue engineering [J]. Biomaterials, 2012,33: 762 – 770.

[23] Bhamidipati M, Scurto AM, Detamore MS. The future of carbon dioxide for polymer processing in tissue engineering [J]. Tissue Engineering Part B: Reviews, 2013,19: 221 – 232.

[24] Sivashanmugam A, Kumar RA, Priya MV, et al. An overview of injectable polymeric hydrogels for tissue engineering [J]. European Polymer Journal, 2015,72: 543 – 565.

[25] Berger J, Reist M, Mayer JM, et al. Structure and interactions in covalently and ionically crosslinked chitosan hydrogels for biomedical applications [J]. European Journal of Pharmaceutics and Biopharmaceutics, 2004,57: 19 – 34.

[26] Billiet T, Vandenhaute M, Schelfhout J, et al. A review of trends and limitations in hydrogel-rapid prototyping for tissue engineering [J]. Biomaterials, 2012,33: 6020 – 6041.

[27] Baldino L, Cardea S, Marco I De, et al. Chitosan scaffolds formation by a supercritical freeze extraction process [J]. The Journal of Supercritical Fluids, 2014,90: 27 – 34.

[28] Reverchon E, Cardea S, Rapuano C. A new supercritical fluid-based process to produce scaffolds for tissue replacement [J]. The Journal of Supercritical Fluids, 2008,45: 365 – 373.

[29] Baldino L, Concilio S, Cardea S, et al. Complete glutaraldehyde elimination during chitosan hydrogel drying by SC – CO2 processing [J]. The Journal of Supercritical Fluids, 2015,103: 70 – 76.

[30] Balakrishnan B, Jayakrishnan A. Self-cross-linking biopolymers as injectable in situ forming biodegradable scaffolds [J]. Biomaterials, 2005,26: 3941 – 3951.

[31] Li L, Wang N, Jin X, et al. Biodegradable and injectable in situ cross-linking chitosan-hyaluronic acid based hydrogels for postoperative adhesion prevention [J]. Biomaterials, 2014,35: 3903 – 3917.

[32] Colosi C, Costantini M, Latini R, et al. Rapid prototyping of chitosan-coated alginate scaffolds through the use of a 3D fiber deposition technique [J]. J mater chem B, 2014,2: 6779 – 6791.

[33] Manjubala I, Scheler S, Bössert J, et al. Jandt. Mineralisation of chitosan scaffolds with nano-apatite formation by double diffusion technique [J]. Acta Biomaterialia, 2006,2: 75 – 84.

[34] Toskas G, Cherif C, Hund RD, et al. Preparation and degradation of PLA/chitosan composite materials [J]. Journal of Applied Polymer Science, 2004,91: 274 – 277.

[35] Hollister SJ. Porous scaffold design for tissue engineering [J]. Nature Materials, 2005,4: 518－524.

[36] Valmikinathan CM, Mukhatyar VJ, Jain A, et al. Bellamkonda. Photocrosslinkable chitosan based hydrogels for neural tissue engineering [J]. Soft Matter, 2012,8: 1964－1976.

[37] Hu J, Hou Y, Park H, et al. Visible light crosslinkable chitosan hydrogels for tissue engineering [J]. Acta Biomaterialia, 2012,8: 1730－1738.

[38] Fan M, Ma Y, Mao J, et al. Cytocompatible in situ forming chitosan/hyaluronan hydrogels via a metal-free click chemistry for soft tissue engineering [J]. Acta Biomaterialia, 2015,20: 60－68.

[39] Yu L, Ding J. Injectable hydrogels as unique biomedical materials [J]. Chemical Society Reviews, 2008,37: 1473－1481.

[40] Ye B, Meng L, Li Z, et al. A facile method to prepare polysaccharide-based in-situ formable hydrogels with antibacterial ability [J]. Materials Letters, 2016,183: 81－84.

[41] Ye K, Felimban R, Traianedes K, et al. Chondrogenesis of infrapatellar fat pad derived adipose stem cells in 3D printed chitosan scaffold [J]. Plos One, 2014,9: 1－15.

[42] Serra T, Planell JA, Navarro M. High-resolution PLA-based composite scaffolds via 3－D printing technology [J]. Acta Biomaterialia, 2013,9: 5521－5530.

[43] Caldwell DJ, Rao RR, Stegemann JP. Assembly of discrete collagen-chitosan microenvironments into multiphase tissue constructs [J]. Advanced Healthcare Materials, 2013,2: 673－677.

[44] Jiankang H, Dichen L, Yaxiong L, et al. Fabrication and characterization of chitosan/gelatin porous scaffolds with predefined internal microstructures [J]. Polymer, 2007,48: 4578－4588.

[45] Li L, Bo L, Zhao M, et al. Single-step mineralization of woodpile chitosan scaffolds with improved cell compatibility [J]. Journal of Biomedical Materials Research Part B Applied Biomaterials, 2011,98: 230－237.

[46] Holmes B, Castro NJ, Zhang LG, et al. Electrospun fibrous scaffolds for bone and cartilage tissue generation: recent progress and future developments [J]. Tissue Engineering Part B: Reviews, 2012,18: 478－486.

[47] Liu H, Peng H, Wu Y, et al. The promotion of bone regeneration by nanofibrous hydroxyapatite/chitosan scaffolds by effects on integrin-BMP/Smad signaling pathway in BMSCs [J]. Biomaterials, 2013,34: 4404－4417.

[48] Chiono V, Tonda-Turo C. Trends in the design of nerve guidance channels in peripheral nerve tissue engineering [J]. Progress in Neurobiology, 2015,131: 87－104.

[49] Almeida CR, Serra T, Oliveira MI, et al. Impact of 3－D printed PLA- and chitosan-based scaffolds on human monocyte/ macrophage responses: Unraveling the effect of 3－D structures on inflammation [J]. Acta Biomaterialia, 2014,10: 613－622.

[50] Li G, Wei F, Hutmacher DW, et al. Direct writing of chitosan scaffolds using a robotic system [J]. Rapid Prototyping Journal, 2013,11: 90－97.

第四章·蛋白质基海洋生物医用材料

　　海洋是最大的生物资源库,独特的海洋环境赋予了海洋生物更为丰富的多样性、复杂性和特殊性,是天然化合物的巨大储存库,为寻找新的生物医药资源提供了丰富的物质来源。每年海洋产出的高质量蛋白超过 30 亿吨,相当于全球耕地生产能力的千倍,至少可满足 300 亿人蛋白质摄入的需求。海洋蛋白是海洋生物结构支撑与生物功能的基础,如胶原蛋白是生物体主要的结构蛋白之一,黏附蛋白则赋予贝类、藤壶类等海洋附着生物抵御海水冲刷的黏附能力,海洋荧光蛋白不仅是为低光区生物提供光合作用的结构基础,还是生物学、医学研究常用的荧光试剂。此外,还有许多海洋多肽、寡肽类物质,其是生物攻击、防御或应激的特殊武器,具有独特的生物毒素或生物活性,是药物、疫苗、功能材料的潜在资源库。相较于多糖基海洋生物医用材料而言,蛋白质基海洋生物医用材料开发起步较晚,迄今相对成熟的主要包括胶原、明胶、黏附蛋白等几种代表性材料,其他海洋原蛋白类材料的研究较为零散且多为基础研究,距离形成技术或产品突破尚有很大差距,因此本章主要介绍胶原、明胶、黏附蛋白基海洋生物医用材料。

第一节 · 海洋胶原的结构与性能

胶原是储量最为丰富、应用最为广泛的海洋蛋白类材料。胶原是动物结缔组织的主要成分，也是哺乳动物体内含量最多、分布最广的功能性蛋白，约占生物体蛋白总量的30％，在某些特殊生物体内含量甚至高达80％以上，水产动物体内胶原含量通常高于陆生动物。我国是世界重要海洋大国之一，海洋资源丰富，为海洋胶原的开发提供了得天独厚的资源条件。与传统的陆地来源胶原相比，海洋胶原具有如下优势：①来源丰富、价格低廉：我国是水产大国，每年产生上万吨水产加工废弃物（占水产品总重的50％～70％），不仅污染环境，而且造成资源浪费。利用上述废弃物制备海洋胶原不仅可大大推动产业结构高值化调整，还可解决水产加工废弃物的环境污染问题，符合绿色生产、绿色发展的要求，可形成产业可持续发展的新动能；②原料多样性高、污染率低：海洋面积约占地球面积的3/4，35亿年的发展和进化形成了极为丰富的生物多样性。近年来，随着陆地生物资源的破坏和污染，海洋资源业已作为海洋药物、海洋生物医用材料及海洋生物制品等储备资源引起世界各国的普遍重视；③免疫源性低、安全性高：海洋胶原抗原性较低，不会引起明显的过敏反应；其携带人畜共患病毒的风险远低于陆地哺乳动物源性胶原，用于医疗制品的开发安全性更高；此外，市售海洋胶原多肽类功能保健品每年已有数十亿元的市场，安全性和有效性均得到普遍认可；④宗教伦理风险低：猪、牛等来源的胶原产品会因宗教壁垒问题禁入部分地区，海洋胶原可有效规避这类问题，宗教伦理风险更低。

胶原在生物进化上高度保守，不同种类动物的胶原其核心区氨基酸序列基本相似，因此，海洋动物源性胶原与陆地哺乳动物源性胶原的结构基本相似，其在动物体内的分布、功能也大致相仿，有望成为新型胶原的来源以应对陆地源性胶原成本高、风险高、产出率低的难题。海洋胶原来源于海洋生物如鱼类、软体动物、棘皮动物、腔肠动物等，因原料来源种类、环境、季节、部位等不同而呈现出丰富的多样性。目前，常见海洋胶原原料或产品主要有3种，即海洋胶原、海洋明胶和海洋胶原多肽，这三种物质虽具有同源性，但在结构和性能上却有很大的区别。此外，脱细胞基质类海洋胶原作为新兴的组织工程材料已逐渐成为各国关注的热点，有望成为海洋胶原医用新产品的潜在突破点和增长点。

一、引言

（一）海洋胶原

海洋胶原主要来源于海洋生物，是水生生物胶原的主要组成之一，因原料来源种类、环境、季节、部位等不同而呈现出丰富的多样性。其中，由于饮食结构、捕捞情况、物种产量等原因，鱼胶原是来源最为丰富、最具代表性的海洋胶原。

与陆地源性胶原基本相似，海洋胶原分子由 3 条 α 肽链组成，呈典型的三股螺旋结构，甘氨酸(Gly)约为氨基酸总量的 1/3。海洋胶原为高分子量天然生物高分子，有效保持了胶原的天然活性结构，可形成稳定的三维结构，从而承担组织工程支架、组织填充、药用辅料或药物缓释载体等功能。

由于胶原核心区高度进化保守，其氨基酸一级结构与陆地哺乳动物源性胶原无显著差异，甘氨酸残基约为 1/3，不含色氨酸(Trp)和半胱氨酸(Cys)，含少量酪氨酸(Tyr)，羟脯氨酸(Hyp)含量较低。但与猪、牛等哺乳动物不同，鱼类等海洋动物属于变温动物，其胶原的氨基酸组成中亚氨基酸含量较低，因此分子间交联度较低、热稳定性较差，对酶、热等反应更敏感。某些特殊热带海域物种的胶原其变性温度甚至可接近陆地胶原。为避免海洋胶原变性，制备过程中需严格控制温度低于变性温度，在转化医学研究中也应根据需求进行相应衍生化修饰以改善其稳定性。此外，海洋胶原的热稳定性还表现为物种特异性，暖水源性的胶原热稳定性高于冷水源性，皮源性胶原的热分解温度低于肌肉源性胶原(1 ℃左右)，呈现出比陆地动物来源胶原更为复杂的多样性。

（二）海洋明胶

海洋明胶不是天然存在的高分子蛋白，而是海洋胶原部分变性的产物，是胶原经过不完全水解而成的非均一性、热可溶性的蛋白混合物。鱼类等海洋动物组织的韧性和交联度相对较低，因此比陆地源性明胶更易提取。

海洋明胶强度与陆地源性明胶相差不大，暖水源性的明胶强度甚至高于陆地哺乳动物，但海洋明胶的凝胶强度分布区间更为宽泛，因种类、区域、季节等不同存在较大差异。一般地，海洋明胶的水溶性高于陆地哺乳动物源性明胶，其凝胶温度和熔胶温度分别为 8～25 ℃和 11～28 ℃，低于猪或牛来源的明胶(20～25 ℃、28～31 ℃)，但某些暖水性鱼类提取的明胶熔化温度较高，甚至接近哺乳动物明胶，可能与其氨基酸序列中脯氨酸(Pro)和羟脯氨酸含量增加有关。

与陆地源性明胶相似，海洋明胶部分变性、非均一的特殊结构组成决定其具有其他天然或合成高分子材料所不能兼备的多种特性,例如:①可迅速溶于热水形成均匀溶液,冷水中则可吸水膨胀呈水凝胶状;②是亲水化合物,在一定温度条件下可溶解形成溶液,溶液冷却后形成凝胶,凝胶-溶胶过程是可逆的;③是一种聚两性电解质,等电点的不同是区别酸法明胶和碱法明胶的重要标志;④其溶液黏度高,成膜性好;其凝胶强度高,适用于组织工程支架材料;⑤玻璃转化温度相对低,但可通过分子内和分子间的交联予以提高;⑥虽然因部分变性丧失天然三股螺旋结构,但其相对松散的分子结构暴露出大量的氨基酸侧链基团,可以进行各种化学改性制备不同性质和功能的衍生物。

(三) 海洋胶原多肽

海洋胶原多肽是海洋胶原的完全水解产物。胶原的氨基酸序列中有许多具有生物活性的氨基酸序列,但天然氨基酸的有序结构使得这些活性中心被包埋于分子内部而无法表现其生物学活性。经彻底水解后,三股螺旋结构被完全破坏使得活性中心暴露,因此,海洋胶原表现出抗炎、降压、抗氧化、诱导组织再生等多种活性功能。根据水解程度的不同,海洋胶原多肽的分子量及分子量分布也有差异,从而呈现出生物学活性的多样性。一般认为,1～10 以及<1 的海洋胶原多肽具有抗菌活性,其抑菌活性与分子阳离子含量呈正相关。由于甘氨酸和脯氨酸的含量比较高,且其相对较高的疏水性有利于脂溶性的增加,海洋胶原多肽的抗氧化作用优于猪、牛胶原多肽。

(四) 脱细胞基质类海洋胶原

脱细胞基质类海洋胶原主要为鱼类等海洋动物中富含胶原的结缔组织经特殊处理后,脱除细胞、色素、杂蛋白等免疫原性和致敏原性物质后保留的天然细胞外基质,主要结构为胶原天然三维网络,还含有糖蛋白等细胞外基质成分。与海洋胶原不同,脱细胞基质类海洋胶原不是单一组分,而是保留了天然生理结构和大部分细胞外基质组分,具有结构仿生和组分仿生的先天优势,其力学强度也优于海洋胶原,是极富潜力的新型组织工程仿生支架材料。

二、海洋胶原的来源与制备

目前,世界范围内可规模化生产且形成产业规模的海洋胶原主要为鱼胶原。鱼胶原来源丰富,取材于水产加工的废弃物,成本低廉且种类多样。目前,已从鱼类中分离鉴定出的胶原类型主要包括:Ⅰ型(广泛分布于真皮、骨、鳞、鳔、肌肉等处)、Ⅱ型(软骨和脊索)、Ⅺ型(软骨和脊索)以及Ⅴ型(肌肉)。此外,哺乳动物中含量比较丰富的Ⅲ型胶原仅在鱼肠中有少量分布,鱼类的某些基底膜组织中也发现有ⅩⅧ型胶原的分布,但由于含量低、提取困难,难以形成规模化制备或提取。常见的鱼胶原多为Ⅰ型,是水产品加工废弃物(鱼皮、鱼鳞和鱼骨)中含量最多的蛋白质,约占鱼胶原含量的90%左右。

(一)原料来源

常用于鱼胶原制备的原料主要包括鱼皮、鱼鳞、鱼骨、鱼肉、鱼鳍、鱼鳔等材料。鱼皮约占鱼总重量的6%,是水产加工的主要废弃物之一。鱼皮中胶原含量可高达80%以上,远高于其他部位,是制备Ⅰ型鱼胶原的主要原料,其中所含的胶原溶解性较高,前处理和胶原提取工艺相对简单。鱼骨中富含Ⅰ型胶原,约占全部胶原的30%左右,与钙、磷、羟基磷灰石等无机成分共同形成鱼骨结构。鱼鳞约占水产品加工废弃物的5%,Ⅰ型胶原是鱼鳞的主要结构组分之一,约占鱼鳞总重的70%。鱼鳍在水产加工废弃物中含量不高,原料获取的便利性低于鱼皮、鱼鳞和鱼骨,研究数据也相对较少。鱼肉中的Ⅰ型胶原变性温度通常高于鱼皮胶原,但由于鱼肉通常作为富蛋白类食品,一般不作为优先考虑的鱼胶原原料来源,特殊情况除外。鱼鳔富含Ⅰ型胶原,还是天然的组织黏合剂,黏度超过普通的动物胶,可用于组织黏合、药物控释及组织工程支架表面改性等,但鱼鳔结构非常致密,胶原分离较为困难,通常不作为常规鱼胶原的主要原料。此外,鲛鱼、鱿鱼、鲨鱼、鳐鱼等海洋软骨动物的软骨富含Ⅱ型胶原,但Ⅱ型胶原与钙盐、多糖类细胞基质多重交联螯合,提取难度较高,目前尚未有成熟高效的Ⅱ型鱼胶原制备工艺,仅有少量实验室进行相关研究。

(二)原料选择

作为最重要的结构蛋白之一,胶原承担了生物体大部分的结构支撑功能,因此,生物进化的适配性原则使得胶原的结构与功能因物种、环境、年龄等呈现出多样性。海洋环境比陆地环境条件更为复杂,鱼的种类、生活环境、捕捞季节、取材部位等均可影响所得胶原的性质。

鱼的品类来源包括冷水鱼类和温水(含热带)鱼类、有鳞鱼类和无鳞鱼类、软骨鱼类和硬骨鱼类、深水鱼类和浅水鱼类等,其分类标准和复杂程度远高于陆地动物。此外,同一鱼种在不同海域、不同季节、不同年龄捕捞,其胶原的性质也呈现出多样性,更增加了选材的复杂性,因此,制备优质的鱼胶原,材料选择至关重要。鱼皮、鱼鳞、鱼骨、鱼鳔、鱼肉等均是制备鱼胶原的原料,但由于胶原在上述组织中执行功能并不完全相同,其结构和性质也略有差异。同一条鱼,取材部位不同制备的鱼胶原性质也有差异,因而,鱼胶原原材料的选择除应考虑品类、来源外,还应根据需求合理选择取材部位。一般地,温水鱼类胶原的羟脯胺酸含量和变性温度略高于冷水鱼类,硬骨鱼类胶原的羟脯胺酸含量和变性温度略高于软骨鱼类。对于同一条鱼的不同组织而言,其鱼胶原变性温度的规律一般为鱼皮胶原≤鱼鳞胶原≤鱼肉胶原。

(三)制备工艺

相较于陆地动物,海洋生物结缔组织结构致密度较低,胶原较易分离和提取,酶法制备和酸法制备是最常用的工艺。常规的胶原制备方法包括热水提取、酸法提取、碱法提取和酶法提取,其中热水提取法常用于鱼明胶或多肽的制备,酸法提取多用于鱼胶原或多肽的制备,酶法提取成本较高,常用于附加值较高的鱼胶原或高品质多肽的制备。碱法提取在鱼胶原制备中较少应用。

热水提取法常见于海洋明胶的制备,通过 40 ℃ 或更高温度的热处理使得胶原分子中氢键和某些共价键部分断裂,破坏三股螺旋结构,造成螺旋-移平卷转变化,胶原分子部分变性转变为明胶。

酸法处理则主要通过弱酸条件溶胀胶原纤维,造成分子内和分子间非共价部分断裂,使得胶原分子更易于释放出来。以 0.5 mol/L 醋酸和乳酸作为提取介质,可获得高分子量的非变性海洋胶原,其三股螺旋结构和天然构型均可保持稳定。

酶处理法主要通过切割胶原末端端肽法增加分子的溶解性,该法制备的海洋胶原主要三股螺旋结构仍然保持紧密连接的天然形态,而端肽去除又可大大降低其免疫原性,是非变性海洋胶原尤其是医用产品制备的优选工艺。

1. 海洋胶原常规制备工艺

海洋胶原制备工艺主要包括原料预处理、提取、纯化等步骤。

(1)原料预处理:主要通过清洗、切割及化学预处理等方式去除黏液、灰分、色素、脂肪、杂蛋白等杂质,便于胶原的提取。预处理中,氢氧化钠(NaOH)溶液或盐溶液常用于黏液、脂肪等的去除。对于无机组分含量较高的骨、软骨、鱼鳞等组织,还需采用酸溶液或乙二胺四乙酸(EDTA)脱灰,这将使其具有更大的处理表面积,从而获得更高的胶原提取率。

(2)胶原提取:原料前处理后,胶原的溶解性增加,通过热水法、酸法、碱法或酶法等可有效提取。不同提取工艺各有优缺点,实际提取过程中更多情况下是多种分离提取法合理共用、互为补充。

(3)胶原纯化:提取的胶原经盐析、离心、透析等操作去除杂质、离子等,再经冷冻干燥、真空干燥等处理可获得高纯度胶原原料。不同来源、不同种类的海洋胶原制备工艺有所差异,海洋胶原的变性温度较低,为降低提取过程中的变性降解,需全程控制低温制备。

原料的预处理工艺中,绝大部分杂蛋白、色素、脂肪、无机盐、黏液等杂质已被有效去除,但生物组织的复杂性仍会使微量的非胶原成分混入胶原溶液之中,造成临床医用的潜在生物学安全风险。纯化工艺是海洋胶原制备工艺中的关键核心技术,对于医用级海洋胶原的制备尤为重要,常用纯化方法主要包括:沉淀法、膜分离法和色层分离法。

2. 海洋明胶常规制备工艺

海洋明胶与哺乳动物(牛皮、猪皮或骨)明胶的制备方法及基本工艺大致相似。但由于原料的生物特性有别,必须对于制备工艺和方法做出相应调整。一般分成三个阶段:原料前处理、胶液提取和精制、胶液成型和干燥。

(1)原料的前处理工艺是确保海洋明胶品质的基础。前处理的过程是胶原转化为明胶溶出的过程。前处理的方法通常有3种,即酸处理、碱处理、酶处理,所得明胶分别为酸法明胶(A型)、碱法明胶(B型)和酶法明胶(E型)。A型明胶采用酸溶液处理断裂胶原分子间及分子内的离子键、氢键等非共价交联键,进而破坏胶原的非螺旋结晶区,促进三股螺旋结构的松散和亚基的释放。常用的一元酸多为盐酸,多元酸则包括硫酸、亚硫酸、柠檬酸、磷酸等,也可采用混合酸溶液处理原料。酸处理工序在明胶生产工艺中被称为脱灰。B型明胶采用碱溶液降低胶原纤维的内聚力,使原料的组织疏松、体积膨胀,胶原三股螺旋结构中的氢键部分断裂,便于后续明胶的提取。常用碱溶液主要包括石灰乳、氢氧化钠、碳酸钠等。碱处理在明胶制造工艺中被称为浸灰。E型明胶利用蛋白酶切断胶原分子三股螺旋结构端肽,同时还可作用于分子的非螺旋区,切断分子间和分子内的交联,并将非胶原水解去除,减少杂质混入,处理后的胶原纤维经过加热解开为三条单链,可得分子量分布均匀的高质量明胶。

(2)明胶胶液的提取过程就是胶原变性的过程。海洋明胶胶液提取的基本方法是水提(熬胶),也即用高于胶原变性温度的水浴提取明胶胶液。对于胶原热水解过程的控制,原则上要求通过降解作用使胶原分子尽可能地水解成明胶,同时,提胶过程不再破坏胶原聚缩氨基酸肽链的共价结构,尽可能使明胶分子量分布集中在比较狭窄的范围内,从而使明胶分子量的大小、结构和组成分布等都比较稳定。明胶胶液提取工艺是关系明胶成品率和质量的重要一环。一般情况下,胶液的提取是分次(道)进行的,即在不同的提取温度和条件下将明胶从原料中溶出,可避免由于提胶时间过长而使明胶发生次级水解导致明胶质量下降等问题。胶液提取工艺影响明胶成品的主要因素有:pH、温度、时间、料液比。海洋明胶提取时pH的选择应该根据不同的原料和前处理方法来调整,通常提取海洋明胶的pH应该在2.0~7.0范围内。提胶温度应以高于胶原变性温度为起始温度,但由于海洋胶原的变性温度较低,而且不同物种、不同组织的海洋胶原变性温度多样复杂,其提胶温度也应选择与原料性质相匹配的温度。在确定的提胶温度下,提胶时间与提取率、明胶的黏度、凝胶强度有密切关系,时间过短则提胶不足,过长则水解过度。相较于pH、提胶温度和提胶时间等因素,料液比对提胶质量和成品率的影响略小。

3. 脱细胞基质常规制备工艺

海洋源性脱细胞基质的研究处于起步阶段,可检索文献较少。以脱细胞鱼皮基质为例,制备方法大致如下:①鱼皮去除鱼鳞、皮下冗余组织等并洗净,磷酸盐缓冲溶液(PBS)充分浸润以稳定基质内部的三维结构;②再经十二烷基苯磺酸钠(SDS)脱细胞处理、Tris-HCl/胰蛋白酶混合溶液消化或再复合其他脱细胞技术处理,去除细胞、可溶性杂蛋白等物质,制备脱细胞鱼皮基质;③PBS 充分浸润以稳定结构;④交联处理,稳定三维多孔结构;⑤将所得脱细胞鱼皮经预冻液处理后冷冻干燥,再最终灭菌,便获得可用于创伤修复的样品。制备过程中温度保持 4 ℃,不仅可减少污染,还有利于保留脱细胞支架三维结构的完整性和稳定性。该方法所制得的脱细胞鱼皮基质保留了完整的三维胶原支架,鱼皮中的糖胺聚糖、脂肪等成分也得以部分保留,可利于组织再生。不同类型鱼皮的色素、力学强度、厚度等存在差异,其脱细胞工艺应根据鱼皮情况进行科学调整,以保证完全去除细胞等高抗原性物质且尽量减少对天然三维结构的破坏。

(四)几种典型海洋胶原的制备

1. 鱼鳞 I 型胶原的制备

(1)粗清洗:鱼鳞以 4 ℃冷水多次充分清洗,去除表面杂质。

(2)盐洗:按 1∶10 比例(m/m)加入 0.5% NaCl 溶液,4 ℃水浴中搅拌清洗,每隔 12 h 换液。

(3)脱灰:EDTA 缓冲液(0.5 mol/L, pH 为 7.5)清洗脱灰,4 ℃搅拌,每隔 12 h 换液。

(4)过滤:冷去离子水冲洗 3~5 遍,过滤去除残余的 EDTA 溶液。

(5)胶原提取:加入 0.5 mol/L 醋酸缓冲液,料液比为 1∶20(m/m),4 ℃搅拌,过滤,分离上清液;过滤残渣继续以 0.5 mol/L 醋酸溶液提取胶原,重复此操作 3 次,合并滤液得到 ASC 粗胶原提取液。

(6)盐析:向所得 ASC 粗胶原提取液中缓缓加入 NaCl 饱和溶液,胶原逐渐析出;4 ℃条件下,8 000 r/min 离心 45 min,分离沉淀即为 I 型鱼胶原。

(7)透析及冻干:0.5 mol/L 醋酸缓冲液重新溶解所得鱼胶原沉淀物,以纯水为透析外液,4 ℃条件下透析,每 12 h 更换一次透析外液;收集胶原透析液,浓缩后冷冻干燥,可得鱼鳞 I 型胶原。

2. 鱼皮 I 型胶原制备方法

(1)新鲜鱼皮清洗,去鳞,去皮,去除附着鱼肉和鳍等冗余组织,分切成 2 cm×2 cm 小块,备用。

(2)分切好的鱼皮浸泡于适量浓度的 NaCl 溶液中,料液比为 1∶10(w/v),不高于 4 ℃条件下连续搅拌,重复数次,再用去离子水清洗。

(3)盐洗完毕的鱼皮浸泡于 0.1 mol/L 的 NaOH 溶液中,料液比为 1∶10(w/v),不高于 4 ℃条件下连续搅拌,重复 4 次,去离子水反复清洗至 pH 为 6.5~7.0。

(4)无水乙醇浸泡,料液比为 1∶5(w/v),搅拌 4 h 后,更换无水乙醇,去离子水反复清洗。

（5）0.5 mol/L 的乙酸溶液浸泡,料液比 1∶20(w/v),温和搅拌 6 h 后,40 目纱网过滤去除残渣,滤液收集备用。对过滤残渣多次重复上述酸溶步骤提取胶原,将多次提取的滤液合并可获得 ASC 提取液。

（6）ASC 提取液经过分级粗过滤后,以冷冻高速离心机离心,去除沉淀,所得上清液中加入 0.1%～0.3%(w/v)的胃蛋白酶,酶解 48 h 后,调节 pH 至 6.5,可得 PSC 提取液。

（7）分级过滤:将 PSC 溶液经多次膜过滤,去除少量杂质。

（8）盐析:向所得滤液中加入饱和 NaCl 溶液盐析沉淀,静置 4 h 后,4 ℃条件下 10 000 g 离心 30 min,去除上清液。所得沉淀物即为纯化的鱼胶原。

（9）透析:将鱼胶原沉淀复溶于纯水或稀酸中,透析,透析袋截留的分子量为 100,4 ℃、每 12 h 更换透析外液,定时监测电导率。

（10）冻干:将经透析纯化后的鱼胶原溶液冷冻干燥,即得成品。

3. Ⅱ型海洋胶原的制备方法

软骨中除Ⅱ型胶原外,还含有大量的非胶原成分如蛋白多糖和羟基磷灰石,为了得到高纯度的Ⅱ型胶原,需选用合适的试剂对软骨进行前处理以去除其中的蛋白多糖和羟基磷灰石。为避免Ⅱ型胶原在提取过程中发生变性形成明胶,从软骨的前处理到Ⅱ型胶原的提取和纯化均在 4 ℃低温条件下进行。

（1）粉碎:将软骨切成小块干燥后,浸入液氮,再快速填入气引式超微粉碎机粉碎;200 目过筛。

（2）去蛋白多糖:4 mol/L 盐酸胍溶液处理 24 h,去除蛋白多糖;反复水洗去除残余盐酸胍。

（3）脱灰:0.5 mol/L EDTA 溶液(pH 8.0)处理 24 h,去除钙盐;反复水洗去除残余 EDTA。

（4）胶原提取:加入 0.5 mol/L 乙酸溶液(适量胃蛋白酶),4 ℃下缓慢搅拌 48 h 以上,提取Ⅱ型胶原。

（5）胶原纯化:4 ℃条件下 10 000 r/min 离心 30 min,取上清液;盐析沉淀所得Ⅱ型胶原;0.5 mol/L 醋酸溶液复溶所得胶原沉淀,依次以 0.02 mol/L 醋酸、去离子水作为透析外液,透析去除多余盐分和无机离子。

（6）冻干,得Ⅱ型海洋胶原样品。

4. 酸法Ⅰ型金枪鱼鱼皮明胶的制备

（1）将 4.5 kg 左右的金枪鱼鱼皮切成 20 cm×40 cm 均匀小块。

（2）于 15 L 清洗液中搅拌浸泡 20 min,加入 14 mL 次氯酸钠溶液氧化后,清水冲洗。

（3）将 46 mL 浓硫酸(96%)加入 6.7 L 水中制备酸浴液,将上步处理所得鱼皮进行浸酸处理约 5 h。

(4) 排出酸溶液,15 L 水洗涤鱼皮约 1 h,重复 3 次。

(5) 加入 15 L 90 ℃的热水,pH 为 3.5～4.0,58～60 ℃下提取 4 h 后,将所得胶液离心并硅藻土过滤,滤液通过离子交换树脂脱矿物盐后,调节 pH 为 5～7,真空浓缩至 25%～30% 的终浓度。

(6) 将浓缩溶液凝胶化并以常规方式干燥,所得鱼明胶干物质为 605 g,凝胶强度为 198 bloom,黏度为 3.8 mPa·s。

5. 碱法 I 型黄鱼鱼鳞明胶的制备

(1) 黄鱼鱼鳞用 0.6% 的石灰乳浸泡 2 天,去除废液后再用 0.3% 的石灰乳浸泡 4 天,其间每隔 24 h 换液。

(2) 再以 1% 的氢氧化钠浸泡并搅拌 30 min,去除废液,清水洗至 pH 呈中性。

(3) 于 13%、7%、3%、1% 浓度梯度的 HCl 酸浴中依次浸酸处理,其间每隔 24 h 换液,控制浸酸结束时 pH 为 3.0～4.0。

(4) 在不同温度和条件下重复提胶 4 次,温度依次为 60 ℃、75 ℃、80 ℃、90 ℃。

(5) 所得胶液分别行脱盐、浓缩、凝胶、干燥处理。制得的明胶一道胶的动力为 287 bloom,黏度为 3.89 mPa·s,成品率约为 8.3%(以新鲜鱼鳞计算)。

6. II 型鲨鱼软骨明胶的制备

(1) 清洗鲨鱼软骨以去除污染物。

(2) 清洁后的鲨鱼软骨浸泡在 8 倍(v/w)的 NaOH 溶液中(1～2 mol/L),恒温 8 ℃下 200 r/min 浸泡搅拌 2～4 天,以去除肿胀后的非胶原和黏液等杂质,并使胶原富集组织膨胀。

(3) 碱处理后的鲨鱼软骨以清水洗净,用 2 mol/L HCl 溶液中和至中性,反复水洗去除盐分。

(4) 热水法提胶:料液比 1∶7(v/w)、温度 40～80 ℃、提胶时间 1～5 h。

(5) 提取的明胶溶液(pH 约为 8)900 g 下离心 30 min,温度保持在 30 ℃左右。离心上清液用滤纸真空抽滤,真空浓缩至约 10% 的终浓度。

(6) 浓缩后的胶液于 60 ℃条件下干燥 24 h,干燥风速约为 1.4 m/s,即可制备 II 型明胶,凝胶强度约为 111.9 kPa。

三、海洋胶原的结构基础

鱼胶原是最具代表性的海洋胶原种类。鱼类是最原始的脊椎动物之一,与作为高等脊椎动物的人类既有进化隔离也有进化保守,鱼胶原的结构和性能与哺乳动物源性胶原具有较高的相似性。许多水产无脊椎动物中胶原含量也很丰富(如刺参中胶原约占蛋白总量的70%),但在进化上与脊椎动物相距遥远,其胶原与哺乳动物的分化度增大。由于胶原在生物进化上高度保守,鱼胶原的结构与其他胶原相似。以Ⅰ型鱼胶原为例,其分子具有典型三股螺旋,为[α1]2[α2]1结构,α1和α2的分子量分别为120和110。但是,与猪、牛等哺乳动物不同,鱼类属于变温动物,其胶原结构还具有一定的特异性,其氨基酸组成中亚氨基酸含量(脯氨酸和羟脯氨酸含量的总和)明显低于陆地哺乳动物源性胶原,因此分子间交联度较低、热稳定性较差。但鱼胶原因种类、环境或生长周期的不同变性温度分布更为广泛,特殊环境或种类的鱼胶原其变性温度甚至低至20 ℃,高达37 ℃左右。

(一) Ⅰ型海洋胶原

海洋胶原结构表现为与哺乳动物胶原相似的结构特点,一级结构为甘氨酸-X-Y(Gly-X-Y,X、Y代表其他氨基酸残基,X多为脯氨酸)的三肽重复序列,亚氨基酸含量高,不含色氨酸;二级结构为肽链由于特殊Gly-X-Y结构形成的特有的左手螺旋结构,分子量约为100 000;三级结构为三条左螺旋多肽链彼此缠绕形成的右手超螺旋结构,即胶原单体,为长280 nm、直径1.4～1.5 nm的长圆柱状纳米结构;四级结构为胶原单体按"四分之一错列"方式聚集形成的原胶原纤维。胶原的三股螺旋结构可以防止多数蛋白酶的降解作用,如胃蛋白酶、胰蛋白酶和胰凝乳蛋白酶等。所以,酶法提取含天然三股螺旋结构的非变性胶原时,通常需要胃蛋白酶、胰蛋白酶、胰凝乳蛋白酶、基质金属蛋白酶等水解酶的参与,这也是利用现代生物化学技术提取和分离胶原的基本原理。动物组织内的胶原通常具有非常稳定的结构,其寿命(或代谢周期)至少为6个月甚至更长,如骨组织中的Ⅰ型胶原半衰期约为1年,软骨组织中的Ⅱ型胶原半衰期更长。在机体组织内,胶原的更替与组织再生、发育和重建等行为密切相关,因此胶原的合成和降解过程需要合理可控,一系列特异的基质金属蛋白酶(MMP)与所有细胞外基质成分(包括天然和变形胶原)的降解有关。

一级结构是胶原结构和功能的基础,也是海洋胶原与其他来源胶原功能差异的源头。氨基酸组成的不同,尤其是承担分子内、分子间相互作用的亚氨基酸含量的差异,是鱼胶原分子结构和功能差异化的根本原因,也使得海洋胶原具有更为独特的生理功能和物化特性。海洋生物属于变温动物,其氨基酸序列中,脯氨酸和羟脯氨酸含量低于陆生动物胶原,而含硫元素的蛋氨酸(Met)含量则高于后者。亚氨基酸中的吡咯环结构(而非羟基氨基酸间的羟基相互作用)是维持胶原二级结构稳定性和刚性的最主要因素,亚氨基酸含量的降低使得海洋胶原的玻璃转化温度和热收缩温度相对较低,二级结构稳定性降低,以鳕鱼皮胶原为例,由于其分子中的亚氨基酸含量在脊椎动物中最低,二级结构稳定性最差,在弱酸溶液中温度高于10 ℃时便表现为热力学结构不稳定。通常认为,以1 000个氨基酸残基计,亚氨基酸数量每减少 3 个热收缩温度便相应地降低 1 ℃。就分子结构而言,绝大多数真骨鱼类真皮胶原含有哺乳动物所没有的第 3 条 α 链,L. S. Senaratne 等研究发现从暗鳍腹刺鲀皮中提取的Ⅰ型胶原由 α1(Ⅰ)α2(Ⅰ)α3(Ⅰ)组成,与哺乳动物Ⅰ型胶原的组成[α1(Ⅰ)]2 α2(Ⅰ)不同。相较于哺乳动物胶原,海洋胶原的胶原纤维束更粗,对酶、热等反应更容易,胶原的热变性温度(Td)与鱼类的生存环境及亚氨基酸(脯氨酸和羟脯氨酸)的含量,尤其是羟脯氨酸的含量呈正相关。冷水海洋胶原的羟脯氨酸含量最低,所以一般冷水海洋胶原的热变性温度明显低于暖水海洋胶原。

(二) Ⅱ型海洋胶原

Ⅱ型海洋胶原主要来源于海洋生物的软骨组织,由 3 条相同的 α1(Ⅱ)链构成,为同型三聚体(homot rimer)超螺旋结构。每条肽链含有大约 1 000 个氨基酸残基,呈现(Gly‐X‐Y)$_n$周期性重复排列,其中 X 位置通常为脯氨酸(Pro),Y 通常为羟脯氨酸(Hyp)和羟赖氨酸(Hyl)。Ⅱ型海洋胶原是典型的结构蛋白,含大部分常见氨基酸,不含色氨酸、组氨酸、苯丙氨酸和半胱氨酸含量较低,羟脯胺酸和羟赖氨酸含量较高。与Ⅰ型海洋胶原相比,Ⅱ型海洋胶原的脯氨酸和羟脯胺酸含量略高,结构稳定性提高。但与陆地源性Ⅱ型胶原相比,海洋胶原的亚氨基酸含量略低,热稳定性相对较低。光谱学分析发现,Ⅱ型海洋胶原的圆二色谱蛋白吸收峰位置均发生蓝移,而红外光谱的酰胺Ⅰ峰也有蓝移现象,进一步证实其分子有序性和三股螺旋结构的稳定性均低于陆地胶原。目前,Ⅱ型海洋胶原的研究较少,若需进一步挖掘其医学应用潜力尚缺乏更为系统详实的科学证据和对比分析数据。

(三) 海洋明胶

与陆地动物明胶相比,海洋明胶的亚氨基酸含量明显降低,且因海洋生物的栖息地、品类、取材部位等不同而呈现出较大差异。以鱼明胶为例,其亚氨基酸含量呈现出一定规律性,如陆地动物明胶的亚氨基酸含量高于水生动物,湖泊淡水鱼明胶的亚基氨基酸含量高于海水鱼,中上层海水鱼明胶的亚基氨基酸含量高于深海鱼类。鱼胶原中都存在比陆生哺乳动物较高的脂肪族羟基氨基酸丝氨酸和苏氨酸。总体而言,鱼明胶亚氨基酸(脯氨酸和羟脯氨酸)含量低于哺乳动物明胶,温水鱼明胶(如大眼金枪鱼和罗非鱼)亚氨基酸含量高于冷水鱼类明胶(如鳕鱼和大比目鱼)。哺乳动物明胶中脯氨酸和羟脯氨酸含量约 30%,温水鱼明胶(罗非鱼和 Nile perch)中为 22%～25%,冷水鱼明胶(COD)中约为 17%。亚氨基酸含量的高低直接关系胶原的三股螺旋结构的稳定性,影响胶原的热变性温度,也与明胶的凝冻点、凝胶强度和熔点密切相关。

海洋类明胶与高等脊椎动物明胶特征略有差异。首先,鱼皮、鱼鳔、鱼肉等组织中的胶原纤维束钙化程度低,经处理后易溶解提取;其次,海洋类明胶的亚氨基酸含量低、热收缩温度低、热稳定性低,常温下的水溶性高;再次,其他脊椎动物的Ⅰ型明胶中没有α3(Ⅰ)链,而大多数硬骨鱼类Ⅰ型明胶中均含有α3(Ⅰ)链。再次,海洋类明胶的热稳定性相对较低,并呈现物种的特异性和丰富多样性,A. A. Karim,Rajeev bhat 根据收缩温度(Ts)将鱼皮胶原分成两类:冷水鱼/深水鱼明胶(Ts 为 37~45 ℃)及暖水鱼/表层鱼明胶(Ts 为 50~57 ℃)。

四、海洋胶原的理化性质

胶原分子中,脯氨酸和羟脯氨酸是形成交联结构的基础,也是保持胶原稳定性和力学性能的基础。海洋胶原中脯氨酸和羟脯氨酸含量降低,是其理化性质区别于陆地胶原的主要因素,如凝胶模量降低、凝胶-溶胶温度降低等,对溶剂离子强度的变化也更为敏感,这些结构和理化性质的变化使得海洋胶原的功能活性表现出更为丰富的多样性。与陆地胶原相同,海洋胶原的理化性质主要体现在等电点、溶胶-凝胶、热力学、光谱学性质等。文中不做赘述,仅对其与陆地源性胶原存在差异且影响其医学领域应用的几个理化性质展开介绍。

(一)海洋胶原

1. 等电点和 Zeta 电位

通过测定 Zeta 电位可准确判定胶原的电荷性质。不同来源的海洋胶原的氨基酸组成略有差异,因此其等电点并不相同。尤其值得注意的是,不同制备工艺(尤其是酶解法中蛋白酶来源的选择)对同种原料所得的海洋胶原等电点和 Zeta 电位存在差异,其差异大小与制备工艺对端肽区的破坏程度相关。用长鳍金枪鱼胃蛋白酶水解六线鱼皮制备的酶法胶原(PSC)其端肽区保持相对完整,因此等电点和 Zeta 电位与酸法胶原(ASC)相差不大。猪胃蛋白酶可部分去除胶原端肽,用其制备的鲨鱼皮 PSC 的等电点和 Zeta 电位与 ASC 有显著性差异。

2. 热稳定性

亚氨基酸含量是影响胶原热稳定性的关键因素,通常情况下,亚氨基酸含量越高,胶原的热稳定性便越高。羟脯氨酸含量与胶原热稳定呈非线性相关,而是双曲线性相关,其中 Gly - Pro - Hyp 序列的总量更是影响胶原热稳定性的关键要素。冷水海洋生物胶原的羟脯氨酸含量低于温水类,其热稳定性也相对较低,换言之,海洋生物的生活环境差异使得其胶原氨基酸组分呈现多样性,从而导致其热稳定性各不相同。此外,许多因素均可影响海洋胶原的热稳定性,如制备工艺、取材部位等。通常而言,ASC 的热变性温度比 PSC 低 1~2 ℃。骨和肌肉位于鱼类的内部,因此两者所含胶原的热变性温度通常比暴露于外部皮肤胶原的高 3~

4 ℃。对于同一水域的不同鱼类,有无鳞片也会影响其皮肤胶原中亚氨基酸的含量。

3. 傅立叶变换红外光谱(FT‑IR)

不同来源、不同取材部位、不同制备工艺所得海洋胶原的分子结构存在差异,其FT‑IR的吸收峰也有不同。深海红鱼鱼皮胶原 $1\,633\;cm^{-1}$ 处的光谱强度为 43.5%,高于鱼鳞(31.5%)和鱼骨(33.4%),说明其无序结构更多;而在 $1\,660\;cm^{-1}$ 处,鱼皮胶原的谱带强度为 22.6%,远低于鱼鳞(55.9%)和鱼骨(39.9%),表明后者的氢键数量或强度远高于前者;就 $1\,696\;cm^{-1}/1\,660\;cm^{-1}$ 比值而言,深海红鱼鱼皮胶原高于鱼鳞、鱼骨,进一步证实了前者分子间交联程度较高。对比不同制备工艺所得鱼胶原FT‑IR图谱可以发现,其ASC和PSC的酰胺Ⅰ、酰胺Ⅱ特征峰并无差异,表明两者的分子有序度一致,但ASC的酰胺Ⅲ吸收峰明显低于PSC,可能是PSC中生物酶切割端肽区所致。

4. 圆二色谱(CD色谱)

海洋胶原的CD图谱均有三股螺旋结构的特征峰,即220 nm附近的正吸收峰和197～199 nm附近的负吸收峰,但不同鱼胶原的CD图谱仍因其结构不同存在少许偏差。海洋胶原和多肽在210～230 nm范围内没有正吸收峰,均为无规则卷曲构象。与陆地动物皮肤胶原不同,海洋胶原均具有双相热转变的特性,意味着鱼胶原存在至少2种不同的结构域或不同稳定性的胶原分子,如(α1)2 α2、(α1)3 等。

5. 十二烷基苯硫酸-聚丙烯酰胺凝胶(SDS‑PAGE)电泳

Ⅰ型海洋胶原分子由3条α链组成,通常为(α1)2 α2,个别Ⅰ型鱼胶原分子结构为α1 α2 α3,但由于α3与α1链的电泳行为非常接近,必须借助特殊电泳手段才能将两者有效区分。不同来源的海洋胶原分子量之间存在差异,酶解法会特异性降解胶原的端肽,因此同种海洋胶原的PSC与ASC分子量也不尽相同。蛋白酶剪切端肽区后,会导致部分β二聚体解聚为2条α链,因此ASC的交联结构(β二聚体和γ三聚体)含量高于PSC。

6. 流变性

与陆地源性明胶相比,海洋明胶的凝胶-溶胶温度更低,溶液黏度更高。猪、牛明胶的典型凝胶-溶胶温度分别为20～25 ℃、28～31 ℃,而海洋明胶的则多为8～25 ℃、11～28 ℃。由于海洋明胶的分子结构对原料、加工方式等影响更为敏感,其凝胶-溶胶的温度区间分布较为宽泛。Gómez-Guillén 等人(2002 年)对不同海洋鱼类明胶的流变性能(黏弹性和凝胶强度)和化学性质/结构组成(氨基酸组成、分子量分布、三股螺旋结构等)进行对比分析,认为虽然氨基酸组成是凝胶性质的重要决定因素,α链、β链、γ链的分布对明胶的物理性能也有显著影响,如比目鱼皮明胶的凝胶性质和热稳定性高于许多其他冷水鱼类明胶,这与其氨基酸组成、α1/α2 比例及分子量分布有明确相关性。

7. 成膜性

所有海洋明胶均有优异的成膜性,但其明胶膜的水蒸气透过率(WVP)多低于牛明胶膜,这与海洋明胶的一级结构有关。由于海洋明胶亚氨基酸含量较低,可与水分子形成氢键相互作用的侧链较少,海洋明胶的疏水性高于牛明胶,因此其 MVP 值相对较低。

(二)海洋明胶

与陆地动物明胶相比,海洋明胶中亚氨基酸含量低、中性氨基酸含量高,其明胶性能也略有差异。

1. 凝胶强度

凝胶强度一般与明胶的浓度和分子量相关。明胶的凝胶强度用勃朗姆强度值(bloom)表示,商业明胶的凝胶强度通常为 100～300 g,猪或牛源性的明胶其凝胶强度为 200～240 g,而海洋明胶的凝胶强度分布广泛,通常为 0～270 g,但某些特殊鱼明胶的凝胶强度可接近甚至高于传统明胶。鱼明胶的凝胶强度与 α 链含量呈正相关,即 α 链含量越高,凝胶强度越高。

2. 胶凝温度和熔化温度

与传统明胶相比,海洋明胶的胶凝温度和熔化温度较低,而同等浓度下的溶液黏度则高于牛皮凝胶。海洋明胶的胶凝温度和熔化温度受原料来源、物种品类、取材部位和制备工艺等影响很大。一般地,冷水类海洋明胶中亚氨基酸含量更低,其胶凝温度和熔化温度也低于温水类海洋明胶,部分热带鱼类明胶的熔化温度甚至接近陆地动物明胶。

3. 黏度

明胶的黏度通常受温度、浓度、pH 等因素的影响,此外,酸法提取明胶时,所用酸的浓度和种类对明胶黏度也有显著影响,随着酸浓度逐渐提高,明胶黏度呈现先增大后减少的趋势,可能是酸浓度过高后分子大量降解所致。

4. 成膜性

海洋明胶有良好的成膜性,但由于其亚氨基酸含量较低、疏水侧基较高,与水形成氢键的能力多低于动物明胶。通常而言,热带鱼类皮明胶膜其张力和延伸性与动物明胶相似,阻湿性较差,而寒带鱼类皮明胶的阻湿性则显著低于热带鱼类。

5. 乳化性

大多数明胶溶液没有乳化性,碱法制备的皮明胶在高于0.6%浓度时才表现出一定乳化能力。海洋明胶具有良好的乳化性,且在乳化过程中稳定性良好,即使温度、盐浓度和pH有微调时仍可在一定程度上保持乳化稳定。

6. 起泡性

海洋明胶的起泡性与浓度呈正相关。从海洋明胶类型上,鱼皮明胶的起始起泡力高于鱼鳞和鱼骨明胶,但泡沫稳定性低于后两种鱼明胶。此外,海洋明胶的疏水部分吸附在气液界面后,还可以通过增加溶液黏度来降低气液相的表面张力,促进泡沫的形成和稳定。

五、海洋胶原的质量控制

海洋胶原热稳定性差、工艺控制要求高,迄今,仍缺少针对海洋胶原的国际通用标准或指南。鉴于海洋胶原与陆地胶原的高度相似性,目前国内外已有的海洋胶原类产品生产中,通常参考陆地源性胶原的相关标准。海洋胶原类产品的深度开发和替代陆地动物胶原用于医学领域,通用性行业标准的建立是必须解决的首要难题。

(一)海洋胶原的质控指标

1. 外观

海洋胶原(粉末、海绵等多种)外观理论上(通常)为白色或淡肉色,原料预处理不彻底、工艺中杂质的带入及加工成型中的变性或变质等因素均会导致不同程度的颜色变化。观察外观除了应关注色质外,还应注重杂物的混入,如是否出现黑点、絮凝物质等。若产品为凝胶或溶液状,更应清澈透明。

2. 水分含量

固体胶原水分含量一般要求15%(M/M)以下。

3. 灼烧残渣

一般要求为低于2.0%,若为医用体内植入类海洋胶原,则建议控制灼烧残渣在1%以下。

4. 蛋白质含量

一般要求不低于90%,医用级海洋胶原则应不低于95%。

5. 氨基酸组成

一般用羟脯氨酸含量来表征胶原的纯度及品质优劣。陆生胶原的羟脯氨酸一般在10%以上,而海洋胶原羟脯氨酸含量则因生长环境、种类的不同而有所区别。Ⅰ型海洋胶原不含色氨酸,甘氨酸约占氨基酸总量的1/3,存在羟赖氨酸和羟脯氨酸,羟脯氨酸与脯氨酸之比为0.77,并且羟脯氨酸含量高于羟赖氨酸,这些特征都符合Ⅰ型胶原的氨基酸组成特点。Ⅱ型海洋胶原中甘氨酸含量在30%~34%,缬氨酸、蛋氨酸、异亮氨酸等氨基酸残基含量更高,芳香族氨基酸(酪氨酸、苯丙氨酸、色氨酸等)含量较少,不含色氨酸;此外,还含有较多的丙氨酸、少量的酪氨酸和组氨酸,是典型Ⅱ型胶原的氨基酸组成特征。Ⅱ型海洋胶原中亚氨基酸含量也普遍低于陆地动物,但组氨酸、精氨酸等碱性氨基酸含量及甘氨酸、亮氨酸、酪氨酸等极性氨基酸的含量高于陆地动物。

6. 色氨酸测定

胶原中不含色氨酸,反之,证明胶原的纯度不够好,这是其区别于非胶原的重要特征之一。

7. 分子量

不同来源、不同原料种类及不同制备工艺所得的海洋胶原分子量并不相同,但有一定规律性如罗非鱼皮胶原SDS-PAGE电泳分析时可得4条样品条带,分子量分别为330.30、263.64、118.47、109.64;海盘车Ⅰ型胶原的SDS-PAGE电泳图谱上仅有2条样品带,对应的分子量分别为87.9和84.0;Ⅱ型海洋胶原(鱿鱼)的SDS-PAGE电泳图谱则在110、200、300附近各有样品条带。

8. 傅立叶变换红外光谱

(1) Ⅰ型鱼皮胶原:酰胺A波峰数出现在3 416.19 cm^{-1}处,为N—H键的伸缩振动峰,证明鱼胶原样品中有大量氢键的存在;酰胺B波峰数出现在2 932.31 cm^{-1}处,代表CH$_2$非对称性振动峰,也是胶原与其他蛋白的特征峰之一。酰胺Ⅰ波峰数出现在1 656.11 cm^{-1}处,是C—O键伸缩振动峰。酰胺Ⅱ波峰数出现在1 553.27 cm^{-1}处,代表C—N伸缩振动峰和N—H弯曲振动峰。

(2) Ⅱ型鱼胶原:酰胺A带一般出现在3 400~3 450 cm^{-1},主要与C═O键的伸缩振动有关，或由氢键和 COO-共同产生，是胶原二级结构的典型标志区域；酰胺 B 谱带是由酰胺 A 与酰胺 Ⅱ 带的泛频偶合的结果；酰胺 Ⅰ 谱带的 C═O 伸缩振动峰常出现在 1 640～1 655 cm^{-1}；酰胺 Ⅱ 谱带的吸收峰在 1 540～1 560 cm^{-1}，由 N—H 键的振动和 C—N 键的伸缩振动产生，为 α 螺旋、β 折叠、转角和无规卷曲叠加产生的吸收带；1 200～1 400 cm^{-1} 为 N—H 的伸缩振动峰和 COO-的对称收缩振动峰，这是其他蛋白质所没有的红外光谱特征；1 200～1 360 cm^{-1} 谱带归属于酰胺 Ⅲ，酰胺 Ⅲ 谱带主要由同相 N—H 弯曲振动和 C—N 伸缩振动共同引起。

9. 圆二色谱(CD 色谱)分析

(1) Ⅰ 型鱼胶原：α 螺旋构象的 CD 谱在 222 nm、208 nm 处呈负峰，在 190 nm 附近有一正峰。β 折叠构象的 CD 谱在 217～218 nm 处有一负峰，在 195～198 nm 处有一强的正峰。无规则卷曲构象的 CD 谱在 198 nm 附近有一负峰，在 220 nm 附近有一小而宽的正峰。

(2) Ⅱ 型鱼胶原：在波长 221 nm 处出现正吸收峰，负吸收峰出现在波长 197 nm 处。用稀酸溶解的 Ⅱ 型胶原溶液中不含三股螺旋结构，主要由 β 折叠和无规则卷曲组成。

10. 变性分析

海洋胶原的热稳定性略差，制备过程中易发生变性，若用于医用材料需对其变性与否或变性程度进行分析确认。可用荧光胺法在 30 ℃ 条件下胰酶处理样品 60 min 做胰酶敏感性检测(%)，用双缩脲法可定量分析胶原样品的胰酶抵抗力(%)，两者互相印证则可获得较为全面的鱼胶原变性信息。

11. 碳水化合物

碳水化合物是鱼胶原制备中一类主要杂质组分，应加以限量控制。国外公司大多将此指标列入产品质控指标，部分公司甚至还细化分析胶原样品中具体的葡萄糖、半乳糖及甘露糖等含量。通常以气-液色谱法或分光光度法检测，控制碳水化合物限量在 4～5 μg/mg，作者结合多年实践经验，建议海洋胶原的碳水化合物限量应控制在≤6 μg/mg。

12. pH

考虑到海洋 ASC 或 PSC 本身性质及制作工艺等多方面因素，可适度放宽 pH 范围至 5.0～7.2。

13. 灰分

海洋胶原产品的灰分主要是指提取纯化过程中的残留物或残留的无机盐。800 ℃ 下处理 6 h 后,所有蛋白质组分都被完全碳化,因此纯度高的海洋胶原中灰分含量应较低,建议控制在<1%。

14. 重金属

考虑到水质污染的因素,重金属限量应是海洋胶原质量控制的必测指标。我国对医疗产品重金属含量的检测大多采用药典标准推荐方法、以铅计的重金属总量测定,国外除检测铅含量外,还对砷、汞等重金属含量进行限量控制。目前我国对重金属含量大多控制在不高于 10 mg/L,而国外则多为 2~5 mg/L。

（二）海洋明胶质控指标

海洋明胶为变性蛋白,其基本质控指标中对外观、pH、重金属、蛋白含量、水分、灼烧残渣等要求略低,不再赘述。此外,基于明胶的特殊理化性能,还应对如下指标进行控制。

（1）等电点:鱼明胶等离子点和等电点主要取决于其氨基酸组成和侧链暴露情况,也受原料前处理方式和明胶制备工艺选择的影响。酸法明胶的等电点 pH 通常为 7.0~9.0,而碱法明胶的等电点 pH 通常为 4.7~5.2。

（2）膨胀性:酸法明胶溶胀液的 pH 在 7.0~9.0 之间,而碱法明胶溶胀液的 pH 在 4.7~5.2 之间。鱼鳞和牛骨明胶的膨胀度高于猪皮、鱼皮明胶 40% 左右,证明骨明胶的膨胀度优于皮明胶。

（3）流变性:一般情况下,陆生动物明胶的凝冻点和熔点要高于海洋明胶。猪、牛明胶的凝冻的和熔点范围为 20~25 ℃和 28~31 ℃,而鱼明胶的凝冻点和熔点范围为 8~25 ℃和 11~28 ℃。

（4）黏度和黏度降:"QB 1997-94《照相明胶》"中便有明确规定,明胶在 37 ℃±1 ℃时,其黏度下降不应大于 10%。海洋明胶虽然熔点低于陆地动物明胶,在同样温度条件下更易于降解而导致黏度下降较快,但实测结果表明,海洋明胶同样符合照相明胶标准规定的黏度和黏度降要求。

（5）凝冻强度:明胶的结构中存在 α、α1、α2、β、γ 等 5 种结构组分,其凝冻强度与这五种结构组分的含量有关。α1 链和 α2 链的含量对明胶的凝冻强度有直接相关性,高凝冻强度的明胶主要条带分子量集中在 80~100,较低凝冻强度的明胶分子量集中在 30~40。鳕鱼皮明胶是典型的在常温下不会凝冻的低凝冻强度明胶,几乎很少有 α 组分,其分子量集中在 150 以上,存在大量的 β 和 γ 组分。

（6）起泡性和泡沫稳定性:测定明胶泡沫稳定性没有统一的标准方法,大多数测试都是针对所涉及的应用而进行的。其中一项值得参考的试验是"孔圆盘打浆法",即在玻璃量筒中加入 200 mL 5% 明胶溶液在 35 ℃搅拌产生泡沫,40 s 内可获得泡沫体积,10 min 和 20 min 后可记录稳定性参数。高黏度、高凝冻强度的海洋明胶中α链含量较高,可形成稳定的网络结构,其胶液具有较高的泡沫稳定性。对于黏度相同的明胶,凝冻强度的差异对泡沫稳定性也产生一定影响。

(7) 成膜性:分子量是影响明胶成膜性的主要因素。分子量越高,明胶膜的机械强度越高,但膜的延展性与分子量大小呈负相关。一般地,皮明胶膜的拉伸强度高于骨明胶,而断裂伸长率则低于骨明胶。随着海洋生物年龄的增加,皮明胶膜的拉伸强度降低而断裂伸长率增加,而骨胶原膜的性质与年龄相关性则并不显著。

随着陆地资源供应压力的增大及对于陆地动物人畜共患病毒传播的安全风险认识逐渐加深,猪、牛等来源的食品、化妆品、保健品、药品和医疗器械的安全性问题已引起了国际社会的普遍关注。寻求安全性更高、资源更丰富的新型胶原来源是解决上述问题的途径之一。海洋胶原成本低廉、来源丰富、免疫原性低、生物风险低,是极有潜力的陆地胶原的替代品。此外,考虑到某些宗教区域对猪、牛等相关制品的伦理壁垒问题,海洋胶原产品的潜在市场更为广泛。

胶原的高度进化保守性是海洋胶原替代陆地胶原的最根本基础。虽然由于海洋物种的种类、栖息环境等的多样性导致海洋胶原结构和功能呈现更多变化,但其胶原的氨基酸组成、主要结构、基本功能等都与陆地胶原极为相似,此外,海洋胶原的溶解性、生物活性、免疫源性和选择多样性更具优势,为新型产品的开发提供了更为丰富的素材。

第二节 · 海洋胶原的生物活性

海洋胶原的结构重复度高、较少形成抗原决定簇,因此免疫原性较低,去除端肽后免疫原性进一步降低,已有研究认为海洋胶原免疫原性低于陆地源性胶原。海洋胶原具有与陆地源性胶原相似的生物学功能,如良好的生物相容性、低免疫原性、生物可降解性等,还可促进细胞黏附生长,其小分子降解产物的生物活性甚至高于后者,作为目前常用胶原的替代物用于生物医用领域具有良好的结构和功能基础。

一、止血功能

与哺乳动物源性胶原类似,海洋胶原也可黏附血小板,从而达到快速止血的效果。与血液接触后,海洋胶原可快速吸附血液中的血小板,诱发凝聚反应生成纤维蛋白并形成血栓,达到促凝血作用,为外源性止血途径。同时,海洋胶原还可诱导血小板脱颗粒释放凝血因

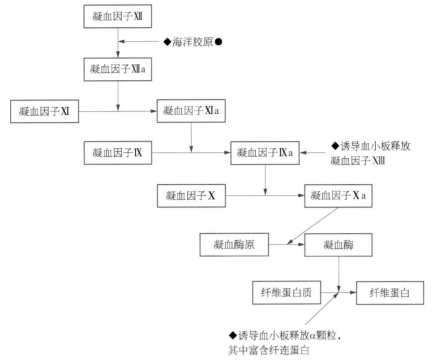

图 4-1 海洋胶原的内源性止血机制示意图

子,启动内源性止血途径,从而加速止血。海洋胶原参与的内源性止血作用机制如图 4-1 所示,海洋胶原接触凝血因子ⅩⅡ后,可促进其转化为活化态ⅫⅠa,进一步促进凝血因子ⅩⅠ转化为ⅩⅠa,完成表面激活过程,此后,海洋胶原与血小板黏附后诱导其脱颗粒释放出Ⅴ、ⅩⅢ等凝血因子和富含纤连蛋白的α颗粒,再次作用于凝血途径加快血液凝固。此外,胶原对创面有很好的黏附性,一般情况下只需较短时间的压迫就可达到满意的止血效果,使用方便。

二、创面愈合

海洋胶原无刺激、无致敏、免疫原性低,用于创面护理可快速止血并促进创面修复。此外,作为降解产物,海洋胶原多肽还可通过调节炎性因子表达起到抗炎作用,为海洋胶原用于难愈性创面修复提供依据。海洋胶原还可提高细胞黏附和增殖能力,促进创面上皮化的速度和质量。在不添加任何生长因子的情况下,海洋胶原便可显著上调外皮蛋白、丝蛋白和转谷氨酰胺酶-1(transglutaminase-1,TGase1)基因的表达,诱导角质形成细胞分化,促进创面愈合。海洋胶原含有大量的脯氨酸(Pro)和少量的酪氨酸(Tyr)、蛋氨酸(Met),而脯氨酸和酪氨酸是参与角质形成细胞的迁移和分化的氨基酸。此外,蛋氨酸可促进蛋白质和核酸的合成,作为最重要的甲基供体,在细胞增殖和分化中起着重要作用。

三、组织再生修复

海洋胶原促进组织再生和修复主要体现在以下几个方面:①刺激新生血管生成;②促进肉芽组织生长,刺激巨噬细胞生成大量淋巴细胞因子,促进组织修复和胶原沉积;③减轻慢性炎症的发生;④刺激成熟胶原纤维束的生成,并可调节成纤维细胞的行为,影响早期的浅表色素沉着;⑤促进细胞外基质相关物质的生成,改善细胞微环境。

胶原是人体组织的主要支架蛋白,并且参与组织和器官的营养代谢。胶原与网状纤维、蛋白多糖、纤维粘连蛋白等大分子物质一起构成了细胞外基质的主要成分,为细胞的移行、增殖、代谢等提供了结构支持。在组织修复阶段,胶原可诱导各种生长因子如上皮生长因子、血小板来源的生长因子、转化生长因子及类胰岛素生长因子等在创伤部位聚集,并动员巨噬细胞进入创伤组织,促进组织再生和功能恢复。此外,胶原还有调节上皮细胞分化、诱导内皮细胞移行及促进血管生成等作用。作为结缔组织的主要成分,胶原具有良好的组织相容性,作为植入材料应用于人体时炎性反应、免疫反应等较低,随着新生组织的形成可被完全降解和吸收,并可原位填充、诱导组织的再生和修复。胶原类组织修复材料在临床上已有广泛应用,如组织填充材料(包括注射美容材料)、组织替代材料(如组织工程皮肤、组织工程角膜等)等,不仅可提供实质性组织填充或组织工程支架,还可促进机体部位内源性胶原的沉积和组织再生,其疗效已得到普遍认可。在骨组织工程中,胶原由于具有天然的沉积矿化位点、可与非胶原类蛋白质(尤其是各类生长因子)结合引导矿化进程,已作为主要组分用于新型人工骨的设计制备中,可显著提高骨诱导、骨生成活性。

四、抑菌

胶原多肽的抑菌活性研究报道较少,而海洋胶原多肽便具有优异的抑菌活性。Gómez-Guillén 等人(2010 年)采用 18 种菌株(包括革兰阳性菌、革兰阴性菌)对金枪鱼和鱿鱼皮明胶多肽的抗菌活性进行了系统研究,所用多肽的分子量为 1～10 和＜1 两种,研究结果表明,两种多肽对嗜酸乳杆菌、动物双歧乳杆菌、腐败希瓦菌、明亮发光杆菌等均有显著的抑制活性,分子量越小,抑菌活性越高,由此推断,鱼胶原多肽的抑菌活性与氨基酸侧链暴露程度和活性序列有关。也有研究发现,鱼胶原多肽中碱性氨基酸富集度越高,对革兰阳性菌、阴性菌的抑制活性越高。

海洋胶原多肽的抑菌活性与氨基酸组成、氨基酸序列、分子量等因素有密切联系,上述因素均可影响多肽对于细菌胞膜的识别与黏附活性,但目前尚无确切数据揭示规律性问题。

一般认为，由于鱼胶原多肽中亚氨基酸含量低、疏水性强，可顺利透过细菌胞膜进入胞质，其侧链中的正电荷可促进多肽对革兰阴性菌胞膜上脂多糖的结合黏附。另一方面，不同菌类胞膜性质和组成的不同，也会影响鱼胶原多肽的抑菌特异性。Patrzykat 等人（2005 年）研究发现，鱼胶原多肽与细菌胞膜上的脂多糖结合后，细胞外膜部分破坏，多肽分子上的碱性侧链可与细胞浆膜结合发挥进一步抑菌作用，因此多肽性质和细菌胞膜性质均可影响多肽的抑菌活性。

五、抗氧化

1960 年，Marcuse 等人首次报道了胶原多肽的抗氧化活性，此后植物源性和动物源性胶原多肽的抗氧化活性便成为研究热点。鱼胶原多肽来源丰富、成本低廉、活性优越，是需求量最大的抗氧化多肽资源，已作为生物活性组分应用于抗氧化类化妆品、功能食品、保健品等领域。

鱼胶原多肽是优良的脂类过氧化抑制剂、自由基清除剂和金属离子螯合剂，可保护细胞拮抗自由基胁迫，提高细胞存活率，减少氧化损伤导致的细胞死亡。鱼胶原及明胶的活性多肽均可有效抑制自由基叔丁基过氧化氢（t - BHP）对大鼠肝脏细胞的氧化损伤，其活性呈剂量依存性。某些鱼类胶原多肽还可抑制过氧化物酶类引起的细胞损伤，如鳕鱼胶原多肽可显著抑制肝癌细胞中谷胱甘肽过氧化物酶、过氧化氢酶、超氧化物歧化酶的活性。

鱼胶原多肽的抗氧化活性与其氨基酸组成、结构和疏水性有关。在多肽的氨基酸组分中，羟脯氨酸、羟赖氨酸和蛋氨酸均有较高的抗氧化活性，半胱氨酸、组氨酸和苯丙氨酸次之，其他氨基酸基本无抗氧化活性。某些特殊肽段序列即使不含上述活性氨基酸或含量极低，也有较强的抗氧化活性，肽段序列与抗氧化活性之间的相关性规律尚需要大量深入研究证实，但某些活性肽段序列正被逐渐发现。Kim 等人（2001 年）发现阿拉斯加鳕鱼皮胶原多肽中有 2 个肽段序列具有显著的抗氧化活性，其 C - 末端有大量甘氨酸残基，且富含 Gly - Pro - Hyp 序列。鱿鱼皮胶原多肽中，Asn - Gly - Pro - Leu - Gln - Ala - Gly - Gln - Pro - Gly - Glu - Arg 多肽序列可有效抑制自由基导致的氧化损伤。鱼胶原多肽的疏水性高于陆地动物，脂溶性更好，便于与脂类结合抑制其氧化损伤。Rajapakse 等人（2005 年）认为，鱼胶原多肽中，皮肤源性的多肽甘氨酸和脯氨酸含量更高，因此其抗氧化活性高于肌肉源性胶原多肽。

酶法制备鱼胶原多肽时，不同蛋白酶切位点不同，制备的鱼胶原多肽分子量、肽链序列等均不相同，抗氧化活性也各有差异。已有研究证实，碱性内切蛋白酶制备的鱼胶原多肽，其抗氧化活性高于胶原酶、胃蛋白酶、酪氨酸酶、中性酶、木瓜蛋白酶、胰蛋白酶等水解酶法制备的多肽。

六、降血压肽活性/ACE 抑制剂

血管紧张素转换酶(ACE)是血压调节的关键酶,也是高血压常规治疗药物的主要作用靶点。化学合成的 ACE 抑制肽虽然可有效抑制高血压,但会引起咳嗽、味觉紊乱、皮疹、血管神经性水肿等不良反应,因此筛选生物源性 ACE 抑制剂已成为研究热点。鱼胶原多肽是 ACE 抑制剂的潜力来源之一。

目前,ACE 抑制肽的构效关系规律尚未完全确立,但前期研究已初步形成如下共识:①较低分子量,以便于识别 ACE 活性位点并有效结合;②合理的 C-末端三肽序列,是多肽与 ACE 有效结合的关键影响因素,C-末端含疏水氨基酸或精氨酸、赖氨酸均可提高 ACE 抑制活性;③富含疏水氨基酸和脯氨酸。

第三节 · 胶原基海洋生物医用材料

结构决定功能,结构的相似是海洋胶原与陆地动物胶原功能相似的基础。作为天然细胞外基质组分,海洋胶原具有良好的生物相容性、生物安全性和生物可降解性,在功能活性方面,表现出与陆地动物胶原相似的功能活性。目前可检索的胶原生物功能研究,尤其是临床应用研究大部分为陆地源性胶原的数据,鱼胶原在医用领域的应用和系统研究尚处于起步阶段,但已有少量研究证据显示,两者的基本生物学功能大致相似。在开发鱼胶原用于临床研究时可完全参考业已成熟的陆地源性胶原产品,随着研究应用证据的积累和深入,再逐步基于鱼胶原的独特性能开发可用于新的临床适应证的新产品、新材料。

胶原具有保护、支持人体组织及骨骼张力强度等功能,陆地哺乳动物源性的胶原已作为医用材料广泛应用于临床。胶原白膜片或海绵覆盖于烧、烫伤伤口,可有效促进周围表皮细胞的移入与增殖,诱导成纤维细胞大量分泌胶原基质,从而显著缩短伤口愈合的时间,提高愈合质量,大大改善烧伤和烫伤患者的预后。欧美等国家已将猪、鸡、牛等来源胶原作为膳食补充剂或药物,用于多种疾病的辅助治疗或康复、保健。迄今为止,海洋胶原基材料的相关研究和应用多集中于化妆品、食品、保健品等方面,且取得了很好的经济效益。但利用海洋胶原开展生物医药和临床医学的应用仍处于萌芽状态,仅有欧盟批准的鱼胶原基医用止血材料1项,基础研究的相关报道也很少。海洋胶原在临床领域的应用属于新兴的研究热点,成果转化不多。海洋胶原用于伤口护理材料、组织修复材料、组织替代物、3D打印材料、药物缓释材料等方面是较为集中的研究热点,但作为新兴领域尚未形成突破性进展。我国对于海洋胶原在医学领域的应用研究处于起步阶段，没有形成突出优势的技术团队或集群，其应用领域多为化妆品、保健品及功能食品，但在转化医学领域仍为空白。

一、伤口护理材料

与哺乳动物源性胶原类似，海洋胶原也可黏附血小板，从而达到快速止血的效果。Pal等人以南亚野鲮鱼鱼鳞为原料提取的胶原热变性温度可达 35.2 ℃，稳定性良好，可有效促进伤口愈合、上皮化及组织修复，有望作为皮肤替代物应用于全层皮肤损伤的治疗。朱伟等人发现，鱼鳞胶原通过促进 PDGF、TGF-β 等因子的表达，引导巨噬细胞聚集和活化来促进免疫低下小鼠模型的伤口愈合。徐志霞等人制备鱿鱼胶原海绵并对其止血功能进行评价，结果证实鱿鱼胶原海绵的止血时间、出血量等均远高于医用纱布，与常用的陆地源性明胶海绵产品相比也表现出较好效果。许多报道业已证实，鱼胶原无刺激、无致敏、免疫原性低，用于创面护理可快速止血并促进创面修复。通过接枝或衍生化修饰，不仅可改善鱼胶原材料的稳定性，还可赋予更多的生物活性如抗菌性。此外，作为降解产物，海洋胶原多肽还可通过调节炎性因子表达起到抗炎作用，为海洋胶原用于难愈性创面修复提供依据。海洋胶原还可提高细胞黏附和增殖能力，促进创面上皮化的速度和质量。在不添加任何生长因子的情况下，鱼胶原可显著上调外皮蛋白、丝蛋白和转谷氨酰胺酶-1 基因的表达，诱导角质形成细胞分化，促进创面愈合。

二、软组织和硬组织再生及修复材料

（一）皮肤组织

作为细胞外基质的主要组分，海洋胶原可促进皮肤、黏膜组织、骨及软骨等多种软组织和硬组织的再生及修复。海洋源性脱细胞皮肤基质的主要成分为Ⅰ型胶原，具有与人皮肤组织高度相似的仿生结构，且其三维网状结构相对疏松，比脱细胞猪皮、牛皮类产品更易于细胞的迁入和增殖，从而加快皮肤损伤修复的进程。深海来源的脱细胞皮肤基质中还含有部分脂肪和 ω-3 等不饱和脂肪酸，可显著促进创面区域新生血管的生成，对于创伤修复尤其是难愈性创面的修复具有明显的促进作用。ω-3 的存在还可有效降低炎症反应，刺激、诱导细胞向创伤区域转移、归巢和增殖，可有效促进难愈性创面的愈合。

张兴群等人以化学沉降法将苯扎溴铵、Ag_4O_4 等不同抗菌剂引入鱼胶原纤维中，制备鱼胶原基抗菌止血医用敷料并研究其体外抗菌效果和止血效果，发现单纯的鱼胶原纤维不具备抗菌效果，添加抑菌剂后 Ag_4O_4 的鱼胶原纤维抑菌效果优于苯扎溴铵组，可有效抑制大肠埃希菌、金黄色葡萄球菌、白念珠菌和铜绿假单胞菌的生长。此外，鱼胶原纤维组的止血效果均优于市售的医用纱布和创可贴产品。B. Amal 等人从军曹鱼提取了鱼胶原用于制备壳聚糖-鱼胶原-淀粉膜，再向复合膜中引入石榴皮提取物，可显著促进上皮组织的再生，并对铜绿假单胞菌有明显抑制作用。将鱼胶原与生物活性玻璃复合制备纳米纤维，其拉伸强度高于20 MPa，可用于多种软组织的再生和修复，生物玻璃的加入还可赋予纳米纤维抗菌活性，显著抑制金黄色葡萄球菌的黏合和增殖，并促进皮肤组织再生，对难愈性皮肤创面修复尤为适用。

（二）生物补片

海洋胶原对小鼠胚胎成纤维细胞的活性和增殖具有良好的生物相容性，可防止脑组织粘连，减少炎症可能，促进成纤维细胞生长，增强组织再生和愈合，有望作为硬脑（脊）膜替代物用于组织工程领域。海洋源性脱细胞基质类产品力学强度高，在湿态条件下仍有良好的拉伸强度、撕裂强度和顶破强度，具备用于生物补片的力学基础。已有研究证实，海洋源性脱细胞基质为完整有序的三维多孔结构，对中性粒细胞或巨细胞无明显刺激作用，对 IL-10、IL-12p40、IL-6、TNF-α 等促炎性因子的分泌无显著影响，用于腹股沟疝气修补及硬脑膜修补，其效果不劣于市售的脱细胞小肠黏膜下层等产品。鱼鳔源胶原膜经脱细胞、脱脂等处理后再行交联处理，其成分主要为 I 型胶原，其中天然的胶原纤维有序排列可形成良好的力学性能，有很高的撕裂强度和顶破强度，可承受手术缝合，完全满足人工硬膜对力学和体内降解速率的要求。

（三）牙周组织

牙周组织缺损是常见的口腔问题，临床上常用引导组织再生术和引导骨再生术修复牙周组织缺损，但目前的牙周修复产品存在种类少、价格贵、吸收快且易感染等难题。海洋源脱细胞基质具有良好的天然结构和力学性能，与常用的牙周膜修复产品和脱细胞小肠黏膜相比，前者更有利于牙周细胞及干细胞的迁入和增殖，所含的不饱和脂肪酸还可有效屏蔽细菌侵入，临床预实验证实可以有效促进新生牙龈组织的角化，其预后甚至优于传统的自体游离龈瓣移植术。

海洋胶原还可与多种材料联合使用用于复杂的牙周组织缺损修复。Vijendra P. Singh 等将纳米羟基磷灰石（Sybograf®）与鱼胶原膜（Periocol®）联合使用治疗牙周袋骨缺损，并与单纯的翻瓣清创术（OFD）做比较，于术后第 7 天、1 个月、3 个月和 6 个月随访，考察牙菌斑指数、牙周袋深度（PPD）、临床附着水平（CAL）和牙龈退缩指数，并采用数字化软件评估骨填充程度，临床试验结果显示，与单纯的翻瓣清创术相比，鱼胶原膜与人工骨材料联合使用组的新骨形成、菌斑去除及牙龈状况等均有显著提高，牙周袋深度明显降低。此外，海洋胶原与人工骨材料黏合使用还可有效解决二级磨牙根分叉的临床难题。

（四）软骨组织

软骨细胞在水凝胶支架上可呈圆形或椭圆形，类似于细胞在天然软骨中的形态，若干细胞接种于水凝胶支架后呈现圆形或椭圆形则会优先向软骨细胞分化，因此在水凝胶支架上培养干细胞以诱导其向软骨细胞分化，从而修复软骨缺损，是软骨缺损修复的一个可行途径。研究发现，将软骨细胞种植在含有胎牛血清的海洋胶原水凝胶后，软骨细胞可快速增殖，并可检测到软骨细胞特征性细胞外基质黏多糖和 II 型胶原的分泌，证实海洋胶原不仅可促进软骨细胞增殖，而且有利于维持其细胞表型和功能。Mredha 等人将鲟鱼胶原与聚（N，N'-二甲基丙烯酰胺）（PDMAAm）制备成含有双网络的高强度水凝胶可有效改善海洋胶原的变性温度，所得水凝胶具有各向异性的溶胀行为，且机械性能与天然软骨相当，植入兔膝关节软骨缺损处后 4 周，该水凝胶材料表现出良好的生物力学性能，同时具有一定黏附性能，与软骨下骨结合良好。

静电纺丝技术可将海洋胶原与其他材料或因子等有效复合，制备具有极高比表面积和孔隙率的纳米纤维，并获得与天然细胞外基质类似的有序结构。莫秀梅团队通过同轴静电纺丝制备出芯层含有重组人转化生长因子-β_3（rhTGF-β_3）和牛血清白蛋白的聚（乳酸-己内酯）共聚物[P(LLA-CL)]/鱼胶原纳米纤维，结果显示该复合可在 2 个月内保持 rhTGF-β_3 的持续稳定释放，且所释放的 rhTGF-β_3 可保持正常生物活性，体外实验证实该复合纳米纤维支架能促进人脐带华通胶间充质干细胞（WMSCs）向软骨细胞分化，可以作为气管软骨再生的组织工程支架。Yang 等人通过静电纺丝方法制备了透明质酸/海洋胶原复合支架，发现软骨细胞在支架上生长良好，且可分泌典型软骨细胞外基质，体外培养 2 周后有软骨陷窝状结构生成，提示支架上形成了透明软骨。

（五）血管组织

天然血管大多具有外膜、中膜和内膜三层结构，血管各层的结构和功能往往有所区别。由于血管的成分和结构较为复杂，通常模拟血管的组分和结构将多种材料复合用于构建人工血管，如将胶原、合成高分子和天然高分子复合，可制备出具有良好生物活性和机械性能的支架，从而更真实地模拟天然血管的结构特点和力学性能。Stitze 等将鱼胶原-弹性蛋白-PLGA 共混，采用静电纺丝技术制备出小口径血管支架，爆破强度较高（189.5 kPa）且支架顺应性良好。吴桐等采用静电纺丝制备了芯层负载肝素的 P(LLA-CL)、壳聚糖和鱼胶原的复合支架（壳聚糖和胶原的含量比为 1∶4），结果表明三者比例为 12∶1∶4 时制备的血管支架其爆破强度、拉伸强度和热力学稳定性达到最佳平衡，梯度静电纺丝使支架具有较大的孔径，鱼胶原和壳聚糖构成的外层促进了内皮的快速形成，P(LLA-CL)构成的中层提升了支架的抗拉强度和弹性；支架的降解机制特殊，可以长期维持纤维形貌和结构稳定；纵向的梯度对称结构使支架具有较大孔径,利于血管细胞长入。同课题组的殷海月等进一步研究了不同比例的 P(LLA-CL)、壳聚糖和鱼胶原血管支架的影响。结果表明混纺纤维支架具有较好的力学性能,当胶原/壳聚糖/P(LLA-CL)的比例为 20∶5∶75 和 40∶10∶50 时,这两种支架具有较高的拉伸强度、断裂拉伸率,且与天然的血管力学接近。细胞实验表明细胞在胶原/壳聚糖/P(LLA-CL)三者混纺支架中增殖速度最快。

(六) 骨组织

许多研究业已证实,海洋胶原可促进上皮细胞增殖、成纤维细胞胶原沉积、骨小梁生成及成软骨分化等。Mredha 等人以从贝斯特鲟提取的鱼鳔胶原制成的水凝胶与骨质连接紧密,强度较高,承重性能好,有望作为新一代骨科移植物用于人工软骨及骨缺损修复材料。在牙科方面,Zhou 等人通过研究鱼胶原/生物活性玻璃/壳聚糖混合物纳米纤维膜对狗的根分叉病变的作用,发现其可促进成骨,诱导牙周组织再生,有潜力作为引导组织再生联合植骨修复(GTR/GBR)膜用于临床。柏登生医公司利用鱼鳞胶原与羟基磷灰石模拟人体骨质组成,开发胶原骨移植物,用于颅面骨、牙周、四肢骨、脊柱、骨盆等骨骼缺损或裂隙手术填充。

三、缓释载体

海洋胶原和明胶有良好的成膜性和凝胶性,是优良的药物载体,可与多种药物、活性因子等联用起到缓释作用且不影响药效。Jana 等人将羧甲基瓜儿胶与鱼鳞胶原复合经共价交联后制备力学性能适宜和多孔结构的三维支架,再以头孢他啶作为非共价交联剂对该复合支架中的多糖和蛋白组分进行接枝和再交联,最终制备的多重交联头孢他啶-鱼胶原-瓜儿胶缓释材料在生理缓冲液中 96 h 后仍有药物缓释作用,可对金黄色葡萄球菌、铜绿假单胞菌等有显著抑制作用。Cao 等人以鱼胶原、壳聚糖和硫酸软骨素为主要材料制备组织工程皮肤支架,同时负载 bFGF-PLGA 微球(MPs),构建"支架+因子"的仿生型人工皮肤。这种新型人工皮肤具有良好的吸水膨胀性和生物可降解性,与组织液接触后吸水膨胀并逐渐降解,MPs 随之缓慢释放,可在长时间内显著促进创面部位成纤维细胞的增殖,从而加快创面愈合。另有许多研究证实,海洋胶原和海洋明胶可与 EGF、VEGF、NGF、BMP、PRP 等多种生长因子复合形成载药缓释体系,用于皮肤、神经、血管、韧带、骨等多种组织的再生和修复。

郭豪等人从鲢鱼皮中提取出 PSC 胶原,并将其与壳聚糖复合,经戊二醛(GA)或 1-乙基-3-(3-二甲基氨丙基)碳二亚胺盐酸盐(EDC)交联,制备胶原-壳聚糖复合海绵(FC-CS)。另以胆固醇、琥珀酸酐、乙二醇壳聚糖和生物素为原料,采用三步反应合成了生物素化胆固醇疏水改性乙二醇壳聚糖聚合物(Bio-CHGC)作为阿霉素缓释纳米粒,再将 Bio-CHGC-阿霉素纳米粒与 FC-CS 复合制备多重缓释体系,并对其吸水性、降解性、释放特性及细胞毒性等进行了表征,结果表明,缓释药膜的释放比单纯载药纳米粒慢;缓释药膜的释放主要是通过基质降解方式,而扩散只是辅助的释放形式;此外,Bio-CHGC药膜组对细胞的抑制率高于未生物素化的CHGC药膜组,说明该缓释药膜具有双重缓释及靶向作用,有望开发成一种新型的抗肿瘤制剂。

四、组织黏合剂

海洋胶原分子中富含氨基、羧基等反应活性高的侧基,可与多种基团发生交联反应。已有研究证实,将海洋胶原或明胶进行氨基化修饰后,可与生物组织或其他材料中的醛基发生交联,达到黏合的目的。利用乙二胺在碳二亚胺(EDC)作用下对海洋明胶的羧基进行改性,可有效消耗侧链中的羧基而引入更多氨基,减弱分子中氨基与羧基的静电引力,提高改性海洋明胶的水溶性。将接枝乙二胺的海洋明胶与氧化海藻酸钠共混后,两者的氨基、羧基可发生席夫碱反应形成具有良好性能的交联水凝胶,将上述两种材料分别作为组织黏合剂的双相组分用于生物组织的黏合,不仅可快速止血,还可促进组织闭合、再生和修复,其黏合效果高于纤维蛋白胶。

第四节 · 胶原基海洋生物医用材料产品

由于胶原具有保护、支持人体组织和骨骼张力强度和良好黏稠性的优点,使得其在生物医用材料领域有广阔的应用前景。20世纪80年代后期,Davison申请了胶原类生物医用材料的专利,20世纪90年代以来,随着人们对胶原的生物功能认识的加深,国内外有关胶原基生物医用材料的开发与应用稳步增长。胶原类医疗器械产品最典型案例是美国率先制备的可注射型胶原凝胶,用于皮肤缺损和医学美容,注射到凹陷性皮肤缺损后,不仅具有填充和支撑作用,还可诱导自身组织的构建,逐渐生成的新生组织可与周围正常皮肤协调作用,从而起到矫形作用。近年来,英、美等国家采用注射型胶原来修复面部软组织的各种损伤,如痤疮痕、水痘痕、衰老引起的面部皱纹和皱褶(眉间、鼻唇沟、口角外侧),以及某些先天性软组织萎缩、外伤瘢痕和唇裂术后遗留的凹陷性缺损等,结果表明,胶原在骨科、外科、皮肤科、心脏血管外科、神经外科、牙科及眼科等领域极具市场潜力,但上述胶原类医用产品均源自陆地动物肌腱、心脏和软骨等材料,资源少、价格贵、生物风险高,已被各国医药监管部门重点监控。

鱼胶原在化妆品、保健品、食品等领域已日趋成熟,甚至在食品、保健品等领域已基本替代陆地来源胶原,但其在医疗产品领域的开发和应用在世界范围内尚处于起步阶段,未形成市场规模。印度 EUCARE 公司是目前唯一一家鱼胶原基医用产品的制造商,其产品临床适应证包括伤口护理、止血、烧伤愈合及口腔材料等,但多数产品仅在印度国内销售,部分产品已获欧盟 CE 认证可销往欧盟国家。冰岛 Kerecis 公司开发的脱细胞基质类胶原产品也已获 FDA 批准上市,并成功应用于疝气补片、人工皮肤等领域。我国在该领域的产品开发基本空白,仅有部分应用基础类研究,没有形成突出优势的技术团队或集群,其应用领域多为化妆品、保健品及功能食品,但在转化医学领域仍处于萌芽阶段。

一、产品开发现况

在海洋胶原类医用产品开发领域,我国于 2013 年批准了一种由鱼鳔胶和甲壳素复合而成的创面敷料,由青岛海大倍尔信生物科技有限公司自主研发与生产,鱼鳔胶并非该产品的主导类组分且为鱼鳔提取物混合组分,因此,该产品并非严格意义上的海洋胶原类产品,属于我国在海洋胶原医用产品开发领域的探索性尝试。相对而言,印度 EUCARE 公司则是唯一一家将海洋胶原进行系统性开发的医用品制造商,已基于纯化海洋胶原开发出十余种医用产品,部分产品已在欧盟上市,相关产品包括 Periocol®-GTR、Periocol®-CG、Periocol®-TC、SyboGraf™-C、KolSpon® cubes、KolSpon® Plug 等齿科材料,KolSpon® Tape、NeuSkin™-FS、DonorDres®、Kollagen®-D/Helisorb® Sheet、NeuSkin-F®、BioFil®/Helisorb® Particles、BioFil®/Helisorb® Particles、KolSpon® 等伤口敷料,以及 Helisorb® Sponge、Helisorb® Sponge Powder 等止血材料,其中 Periocol®-CG、Periocol®-TC、NeuSkin™-FS 和 BioFil®/Helisorb® Particles 为药械结合产品,其中的海洋胶原组分作为药物缓释载体。

在海洋源性脱细胞基质产品开发领域,2013 年 FDA 批准了首例脱细胞鳕鱼皮产品 Kerecis™,主要用作慢性溃疡创面的敷料,其功能成分为Ⅰ型胶原。该产品的原材料大西洋鳕鱼(gadusmorhua)来自冰岛北大西洋海域的养殖场,严格的养殖管理满足了医疗器械对原料可追溯的要求。鱼皮脱细胞基质与哺乳动物脱细胞产品相比,在三维结构、生物活性、脂质含量和疾病传播风险方面均具有一定优势,如鳕鱼皮三维结构与人类皮肤相似,富含不饱和脂肪酸 ω-3,无病毒传播风险等。位晓娟等曾在一篇综述中详细介绍了脱细胞鱼皮基质的应用现况和开发前景,这是我国首次关注该类产品的报道,但目前我国对此类产品的开发仍处于最初萌芽阶段,尚无切实进入成果转化通道的产品。

(一)伤口护理类产品

胶原类材料具有止血、促进创面愈合的生物学功能,是先进功能敷料的优选天然生物医用材料之一。EUCARE 公司基于Ⅰ型鱼胶原开发了 KOLLAGEN®-D、Helisorb® Sponge

Powder、Helisorb® Sponge、KolSpon®、BioFil®、DonorDres®、KolSpon® Tape 等产品，可用于急性创伤、部分皮肤缺损、各种烧烫伤、供皮区覆盖、压力性溃疡、静脉淤积性溃疡、糖尿病溃疡、口腔止血等多种创面的护理，可有效止血且促进创面愈合，并可即时缓解患者伤痛，顺应性良好。该类产品大部分已获欧盟 CE 认证，可在欧盟国家销售。

中国部分企业在鱼鳔源性胶原医用产品的开发方面进行了探索。青岛海大倍尔信生物科技有限公司基于鱼鳔源性胶原和甲壳素复合材料开发的创面敷料产品"倍尔信止血愈合海绵"获 CFDA 批准作为三类医疗器械上市销售，并被列入国家级科技成果重点推广计划项目，适用于外科、妇产科、整形外科、口腔科等手术中创面止血和伤口愈合，还可用于浅度烧烫伤、褥疮、糖尿病创面、宫颈炎等难愈性创面的护理，以及意外创伤、战地救护、工矿事故创伤等急救止血处理，产品使用简单、不黏附手术器械、操作性良好，可快速止血，兼具镇痛、抑菌、促愈合等功能，且可减少瘢痕组织的增生。与临床常用的其他竞品对比分析显示，倍尔信止血愈合海绵的止血、伤口护理等效果均优于市售的猪、牛源性胶原海绵和可吸收止血纱布（表 4-1）。

表 4-1　倍尔信止血愈合海绵与其他竞品的伤口护理效果对比分析

	倍尔信止血愈合海绵	胶原海绵（猪、牛源性）	可吸收止血纱布
成分	甲壳素＋鱼鳔源性胶原	猪、牛源性胶原	氧化纤维素
pH	中性	中性	酸性
止血时间	1～3 min	2～8 min	1～3 min
吸收时间	1～4 周	6～12 周	1～4 周
凝血障碍患者	有显著效果	无效	无效
抑菌效果	优	差	一般
降解产物	氨基葡萄糖＋多种氨基酸	多种氨基酸	二氧化碳＋水
促进愈合	优	一般	无效

（二）口腔材料

胶原类产品是口腔科最常用的生物医用材料之一，可用于拔牙后的止血、牙窝填充等，还可用于诱导牙周组织、牙齿组织等再生。胶原膜目前仍是牙周组织再生的主流产品，市场需求量大。EUCARE 公司基于 I 型鱼胶原开发的 KolSpon® Plug 产品用于牙窝填充，可有效防止牙龈吸收，促进创面愈合，减轻感染；颗粒剂 KolSpon® Cubes 产品用于牙窝填塞或缺损修补，可有效促进组织再生；Periocol®-GTR 产品为鱼胶原基牙周组织再生膜，可用于牙龈萎缩的修补及牙周组织的再生；SyboGraf™－C 产品则采用仿生医学理论将鱼胶原与纳米羟基磷灰石复合制备人工骨粉,具有骨传导和骨诱导功能,可用于骨折修复、牙周骨缺损、种植牙再生和修复等口腔科领域。上述产品中,KolSpon® Plug、KolSpon® Cubes 和 Periocol®-GTR 均已获得欧盟 CE 认证,可在欧盟国家销售。

(三) 药械组合产品

胶原类天然生物医用材料是优良的药物载体,可与多种药物联用起到缓释作用且不影响药效。EUCARE 公司将 I 型鱼胶原作为药物载体与盐酸四环素复合开发的 Periocol®-TC 产品,载药量约为 2 mg,用于抑制牙周组织炎症或感染,减少牙龈萎缩,促进牙周组织修复。另有 Periocol®-CG 产品,为 I 型鱼胶原与 2.5 mg 葡萄糖酸氯己定复合制备的载药膜剂,也可用于牙周组织炎症或感染的处理。BioFil®-AB 产品是 EUCARE 公司针对慢性创面和糖尿病足溃疡开发的产品,为颗粒剂,由 I 型鱼胶原和 2% 莫匹罗星、1% 甲硝唑组成,主要用于难愈性溃疡、静脉溃疡、感染性创面、糖尿病溃疡、压力性溃疡、渗出液较多创面及窦道、下层创面等临床适应证。

(四) 脱细胞基质产品

2013 年,美国 FDA 批准了首例脱细胞鱼皮产品 Kerecis™ 用于慢性溃疡创面的治疗,该产品临床适应证与市售的猪/牛脱细胞基质产品类似,但该产品中含有丰富 ω-3 等不饱和脂肪酸,表现出优异的抗炎性能,可有效促进难愈性创面的愈合。小样本人体临床研究结果显示,难愈性溃疡患者连续使用 Kerecis™ 5 周后,创面面积、深度分别减少 40%、48%,部分患者创面甚至完全闭合,效果优于市售的猪/牛脱细胞基质产品,表明该产品在难愈性创面的护理领域应用潜力巨大。此外,柏登生医公司利用鲷鱼鱼鳞开发的脱细胞鱼鳞生物眼角膜"视原™ 生物眼角膜",在构造上与人类角膜相似,具有排列规则的层状结构和透明度,已于 2015 年取得德国联邦卫生部门核准进行临床试验,该公司还利用鱼鳞胶原与羟基磷灰石模拟人体骨质组成,开发胶原骨移植物,用于颅面骨、牙周、四肢骨、脊柱、骨盆等骨骼缺损或裂隙手术填充。

Magnusson 等选取大西洋鳕鱼皮制备脱细胞鱼皮基质,设计系列体外研究评估其促进糖尿病等慢性溃疡再生和修复的效果。他们根据 ISO 10993 系列标准(等同于我国的 GB/T 16886 系列标准)的要求,系统评价了脱细胞鱼皮基质的细胞毒性、热原性、皮肤刺激、致敏性、全身毒性、亚慢毒性、遗传毒性、肌肉内植入等生物安全性指标,并对其结构、蛋白组分、细胞因子水平、促血管生成等效果进行研究,结果显示脱细胞鱼皮基质为完整有序的三维多孔结构,其中的蛋白成分主要为 I 型胶原,分子量为 $(115 \sim 130) \times 10^3$。该脱细胞鱼皮基质生物相容性和生物安全性良好,对中性粒细胞或巨细胞无明显刺激作用,对 IL-10、IL-12p40、IL-6、TNF-α 等促炎性因子的分泌无显著影响,可有效促进新生血管的生成并引导细胞迁入支架内部,从而促进创面愈合。他们认为,脱细胞鱼皮的制备过程更加温和,因此其含有的生物活性成分远高于哺乳动物源性的脱细胞基质,用于慢性溃疡的治疗有明显优势。

Baldursson 等首次对脱细胞鱼皮基质和脱细胞猪小肠黏膜下层进行了对比研究。他们招募了 81 名志愿者(约 4 mm 全层皮肤损伤),对两者进行非劣效性对比研究。结果显示,脱细胞鱼皮基质处理组伤口愈合更快,在术后 28 天时伤口完全闭合。ELISA 检查结果证实该脱细胞鱼皮基质不会引起机体的自身免疫反应,安全性和有效性良好。这是对脱细胞鱼皮基质和家畜类脱细胞基质产品临床效果的首次报道,为该类新型产品的转化和应用提供了重要依据。

Kjartansson 等制作绵羊硬脑膜缺损动物模型(缺损尺寸 2 cm×1 cm),初步研究了脱细胞鱼皮产品 Kerecis Omega3 Dura™ 对硬脑膜缺损的修复作用,分别于术后 2、5、8、11 周处死动物,行 MRI 检查、解剖观察和组织学评价。MRI 结果显示,Kerecis Omega3 Dura™ 植入初期有温和的炎性反应,随时间延长炎性反应逐渐消失,11 周时已无炎性细胞存在,整个实验期间伤口闭合良好,无脑脊液渗漏现象。对损伤部位解剖发现,术后 5～8 周手术部位有部分组织粘连现象,11 周时粘连消失,术后 2～11 周机体细胞逐渐迁入脱细胞鱼皮基质中,损伤区新生硬脑膜逐渐生成。组织学检测显示,术后 8 周内可观察到新生硬脑膜组织逐渐产生并生长,至 11 周时可形成完整的新生硬脑膜结构。该项研究为脱细胞鱼皮基质用于硬脑膜损伤修复的可行性提供了科学依据,但在正式进入临床应用前,尚需进行大样本的动物模型研究、人体临床研究及与其他产品的非劣效性对比研究。

我国对脱细胞鱼皮基质在医学领域的应用研究刚刚起步,相关研究主要集中于脱细胞猪/牛/异体人皮等方面,但异体组织的获取日益困难,而猪、牛等陆地哺乳动物源性材料人畜共患病毒携带及传播风险已成为风险管理的重点和难点,因此急需寻找安全性更高、来源稳定的脱细胞基质材料,形成新的研究热点和产品转化重点,以满足临床应用需求。2016 年,位晓娟等人发表《脱细胞鱼皮基质作为新型组织工程支架的研究进展》,在国内首次综述了脱细胞基质在医学领域的应用潜力,引起了业内对该类新材料的关注和重视,近两年来已经可以检索到国内学者脱细胞鱼皮的研究报道。2018 年,位晓娟等人又连续申请了两项脱细胞鱼皮基质的发明专利(CN201810344297.1、CN201810345108.2),详细介绍了两种脱细胞鱼皮基质的制备方法和应用领域。2019 年,海军军医大学、中国海洋大学等研究团队也陆续发表了相关成果,就脱细胞鱼皮用于创面修复、口腔组织修复进行了初步研究。

二、产品开发现况分析

(一) 地区发展不均衡

截至目前,世界范围内海洋胶原类医疗器械产品的开发着实落地并转化的国家仅有印度,且仅有 EUCARE 公司独家对海洋胶原类医疗用品进行了系列产品的开发,形成较为完整的产品链条,尚未见其他印度公司在该领域产品开发的进展。脱细胞基质类海洋胶原医疗产品的开发在世界范围内也刚刚起步,仅冰岛的 Kerecis 公司完成了完整的产品转化,获得世界首例也是目前唯一一件 FDA 批文。

中国在此领域做了部分探讨,但仅将鱼鳔源性胶原作为辅助材料与壳聚糖类材料复合后开发伤口护理产品,并未对鱼鳔源性胶原展开系统的研究和开发,因此中国在海洋胶原类医疗器械产品的开发领域尚处于萌芽状态。日本、韩国等对海洋胶原多肽类保健产品、食品和化妆品的开发较为活跃,但在医疗用品领域尚未形成产品。欧盟、美国、新加坡、澳大利亚等对海洋胶原类医用材料的应用研究和基础研究逐渐增多,但也尚未形成产品。由此可见,海洋胶原类材料用于医疗产品的开发虽然具有巨大市场潜力和社会价值,但整个行业尚处于萌芽期和培育期,未形成产业规模。

(二)产品类型丰度不足

由于海洋胶原类医用产品的开发在世界范围内尚处于起步阶段,产品种类少、数量少、临床资料少,尚未形成规模化产业聚力。就产品类型而言,已上市的海洋胶原类医疗产品切入点主要是传统胶原类医用产品的基本临床领域,如止血、创面愈合等成熟度高、技术要求不高的产品,部分产品向骨科、口腔科等产值高、附加值高的领域倾斜,并根据不同临床需求与某些药物组合开发出药械组合类产品。海洋胶原类医用产品起步晚、产品丰度低,许多高技术含量及附加值的领域如组织工程、栓塞剂、组织填充剂等产品尚未落地开发,仅停留在科研阶段。

相较于组织提取来源的海洋胶原产品而言,脱细胞基质类海洋胶原产品的力学性能和仿生结构更为优越,技术含量更高,产品的核心竞争力更强,可作为组织缺损修复用的生物补片或组织工程支架用于不同临床需求。近几年来,海洋源性脱细胞基质类医用产品的研发已成为新兴热点,有望成为世界各国组织工程医疗产品的另一重要来源,为日益突出的临床需求和实际供应矛盾提供新的解决方案。

三、优势与挑战

(一)优势分析

1. 成本低廉且符合环保需求

海洋胶原的制备原料来源于水产品加工的废弃物,如鱼皮、鱼鳞、鱼骨等。我国是水产养殖、捕捞及加工大国,每年由此产生的水产废弃物高达上千万吨。这些废弃物仅部分作为饲料用于畜牧业养殖,大部分作为垃圾丢弃,造成极大环保压力。海洋胶原的制备可对水产品加工废料进行回收利用,不仅大大提高了技术附加值,延长产业链条,而且符合低碳、环保型经济发展的要求,具有重大的经济、生态和社会意义。

2. 来源多样、储量丰富

海洋鱼类从两极到赤道海域、从海岸到大洋、从表层到万米左右的深渊都有分布,生活环境的多样性,促成了海洋鱼类的多样性。已统计在编的鱼类共 2 万余种,其中海洋鱼类约有 1.2 万种,不同种类、不同海域、不同养殖环境、不季节、不同生长周期的鱼类胶原,其结构与功能均存在差异性,为临床应用研究和产品开发提供了更为丰富的原料多样性。此外,鱼类的生长周期、三维生长密度等均优于陆地哺乳动物,可在较短时间获取更大量的原料,资源获取便利性远高于传统胶原。

3. 生物风险低、免疫原性低

随着陆地资源的枯竭和环境污染的压力,健康陆地动物资源的获取难度、原料的污染性和生物学风险日增。随着陆地哺乳动物牛海绵状脑病、蓝耳病等人畜共患疾病的发现,主要源于猪、牛的胶原产品的安全性问题已引起了国际的普遍重视,我国对牛海绵状脑病高风险地区的胶原类产品始终限制进口销售,国家药品监督管理局对陆地动物胶原医用产品从市场准入到临床再评价均极为谨慎,将其列为高风险产品予以监管。迄今为止,尚未有水产品人畜共患疾病的报道,因此,水产品废弃物来源的海洋胶原比陆地动物胶原的生物安全性高,不仅可以降低环境污染的压力,而且可以避免陆地动物生物医用材料可能存在的病毒传播危险。此外,胶原高度进化保守,海洋胶原的免疫原性不高于传统胶原,甚至有研究认为,前者的免疫原性更低。

4. 可及性强、宗教壁垒低

传统胶原的原料成本高,临床治疗费用昂贵。此外,受宗教壁垒的限制,猪、牛等组织来源的产品不能形成国际范围内的普适性。海洋胶原的宗教伦理壁垒较低,在世界范围内可及性强。虽然有些宗教区域有不食无鳞鱼的饮食禁忌,但仍允许鱼鳞类胶原产品的使用和销售。此外,鱼类是人类蛋白质摄入的主要来源之一,在世界范围内普遍养殖或捕捞,获取方便,因此鱼类胶原的开发可能为解决欠发达地区的伤口护理难题提供了新的出路。

(二)挑战分析

胶原具有良好的生物安全性和独特的生物学功能,是与透明质酸、海藻酸、壳聚糖等天然高分子材料并列的几大代表性天然生物医用材料之一,在包括食品、药品、保健品及生物医用材料在内的大健康领域已有广泛应用,其临床应用的安全性和有效性已被充分证实。但随着陆地资源的日趋匮乏和环境污染、病毒传播等不良影响因素的加剧,陆地源性胶原的资源储备和质量安全问题已逐渐成为制约该行业健康可持续发展的关键问题,寻找新型的替代性胶原来源势在必行。海洋胶原与传统胶原具有同源性,结构、功能及组织分布等高度相似,具备成为新型胶原来源的先天优势。但鉴于海洋胶原在生物医用材料领域的研究和开发正处于起步阶段,因此其产业化培育和成熟尚面临许多基础、应用及监管等系列问题,需科学论证、辩证考虑。

1. 缺乏系统性的应用基础研究

海洋胶原的结构和功能已有初步研究,但考虑到来源的多样性和差异性,需对海洋胶原进行系统性的应用基础研究。基于此,建立海洋胶原信息资源库甚至海洋胶原材料基因组数据库,建立不同来源、不同种类、不同工艺等获得的海洋胶原材料的构效关系谱图,不仅可为海洋胶原的临床应用适应证的选择提供切实参考,而且可对原料溯源性提供科学指导,是保证海洋胶原类产品在医学领域健康可持续开发和应用的关键基础问题。简言之,海洋胶原源自水产生物,具有独特的结构和功能,其研发过程可参考传统胶原的相关技术、方法、平台和研究结果等,但不能完全套用,需要基于其自身的特点建立适应性的基础研究体系。但相对于传统胶原而言,海洋胶原的基础研究仍很薄弱,需加大投入力度,为转化应用夯实理论基础和指导依据。

2. 缺乏系统性的对比研究

前期研究已证实,与猪、牛等陆地动物胶原相比,海洋胶原在氨基酸组成、溶解性、热稳定性等方面均存在差异性和多样性。此外,虽然已有数据显示,海洋胶原的免疫原性、生物安全性等不劣于甚至优于传统胶原,但由于氨基酸组成、交联度等方面存在的差异,使海洋胶原的凝胶强度明显低于陆地胶原的凝胶强度,导致在许多应用领域里海洋胶原无法替代陆地胶原。截至目前,已有部分学者关注了此类问题并就鱼类胶原和陆地源性胶原进行了部分对比研究工作。Baldursson 等人招募 81 名志愿者,将脱细胞鱼皮基质与脱细胞猪小肠黏膜下层用于全层皮肤损伤修复的效果进行了对比研究,也是关注此类问题的首项人体临床研究。中国学者孙佼等人则对比研究了鱼胶原多肽和牛胶原多肽的生物功能和理化性能。上述研究均为鱼胶原类医用产品的开发提供了重要依据,但相较于整个行业的完善及转化医学的要求仍是冰山一角。鱼胶原类产品在医疗领域的开发和健康持续发展,仍需科研界、企业界和监管部门共商共议,行之有效地进行系统的基础研究和对比研究,深入挖掘其与陆地动物胶原的构效关系异同及精准调控,切实有效地为产品落地转化和监管提供科学依据。

3. 缺乏针对性的标准和监管体系化建设

海洋源性胶原虽然已有多年产业化历史,但目前的产品体系仍以陆地源性胶原为主,针对海洋源性胶原的标准、指南、监管反馈和临床应用等数据仍为空白,难以为该行业发展提供切实有效的规范性指导。究其根本,海洋源性胶原系统化应用基础研究的缺乏是标准和监管体系构建的瓶颈问题,只有解决根源性问题才能解决产品深度挖掘和行业建设的规范性导向问题。此外,随着应用基础研究的推进,应同步建立适用性的监控体系,海洋源性胶原结构和功能的多样性和特异性可能会对其临床应用引入更多变化,有必要从设计开发之初便植入监管反馈理念,为建立更具科学性、适用性的监管体系奠定基础。

四、市场潜力

2019 年 2 月 28 日,全球第二大市场研究咨询公司 MarketsandMarkets 发布了胶原蛋白最新全球市场报告,该报告中的统计数据显示,2018 年全球胶原市场约为 35 亿美元,预计至2023 年可达 46 亿美元,年复合增长率约为 5.4%,且该报告认为,该市场增长份额主要归功于胶原类产品在医药及医疗器械领域应用的稳步增长。该机构在 2018 年 4 月 19 日发布的报告"胶原蛋白的全球市场——至 2023 年的预测:明胶、水解蛋白胶原、天然胶原蛋白"中,对海洋源性胶原的全球市场潜力进行预测,认为 2018 年鱼胶原全球市场可达 6.2 亿美元,到2023 年可达 8.98 亿美元,年复合增长率约为 7.7%。美国另一家调查机构 Grand View Research 给出的市场分析报告则认为,2018 年全球胶原市场份额已达 42.7 亿美元(其中牛源性胶原约占 38%),随着大健康领域如伤口护理、组织工程、骨重建等对胶原类材料需求的快速增长,到 2025 年全球胶原的市场将达到 66.3 亿美元,鱼胶原市场增长迅速,年复合增长率可达 7.6%。

中国胶原市场正处于快速健康增长期,智研咨询发布的行业分析报告显示,2017 年中国胶原需求量约为 4 840 吨,市场规模约为 21.3 亿元。随着经济发展、大健康概念的普及及市场认可度的提升,中国胶原需求总量将延续持续增长态势,预计到 2024 年市场规模可增长至45.8 亿元。

第五节 · 黏附蛋白基海洋生物医用材料

海洋源性黏附蛋白具有湿黏附的特性,是开发新型、高效、具有优良湿性黏合性能的生物黏合剂的重要来源,也是仿生材料学研究关注的热点之一,该领域的成果转化亦已实现局部突破且具有极大的临床应用潜力。考虑到黏附蛋白基海洋生物医用材料的研发和转化表现出许多难以解决的问题,特此说明主要是提示该类物质的可研性、前沿性和开发必要性,为有志于海洋生物医用材料领域创新及转化的同仁抛砖引玉,提供参考。

海洋黏蛋白之所以具有极强的黏合作用,关键在于其结构中所富含的多巴胺,另外,其抗水性则与其酪氨酸残基被置换为 3,4 -二羟基苯丙氨酸(DOPA)及随后发生的 3,4 -二羟基苯丙氨酸的醌基氧化有关。DOPA 的苯酚基团具有很强的金属螯合能力,在材料表面形成不可逆的有机金属络合物,还可与蛋白质等极性聚合物间形成很强的氢键结合。研究还发现,与共价键不同,DOPA 的氧化键在水中如果被破坏依然可以重新形成,黏接力强、防水等特性为其应用奠定了基础。

一、结构与功能

海洋黏附蛋白具有多样性,存在大量翻译后修饰等特点,这些特点与其独特的湿黏附性能息息相关。常见的海洋黏附蛋白主要来自于贻贝、藤壶等。

(一) 结构

1. 贻贝黏附蛋白

贻贝黏附蛋白(mussel adhesive protein,MAP)在贻贝足的腺体内生成和储存,又称为贻贝足蛋白(mytilus edulis foot protein,Mefp,也简称 fp),该黏附蛋白与高等植物细胞壁中的伸展蛋白相似,是属于糖蛋白类型的一种黏液蛋白,具有超强的黏着性能。目前共鉴定出 6 种贻贝黏附蛋白(Mefp - 1～Mefp - 6),彼此间分子量跨度很大,但仍具有一些相似的理化性质,如等电点相似,均为碱性蛋白(等电点＞9),成熟态都含有大量的翻译后修饰的DOPA。

(1) Mefp - 1 是贻贝足丝纤维的主要成分,也是 MAP 中研究最早、最多的蛋白,其 60%～70% 氨基酸残基存在羟基化修饰及 Tyr 氧化为 DOPA,DOPA 含量为 10%～15%,是 Mefp - 1 黏附的基础,二级结构则以无规则卷曲为主,便于翻译后修饰的基团充分暴露并与介质充分接触。

(2) Mefp - 2 是附着基的主要组成蛋白,含有 2%～3% DOPA 及 6%～7% 半胱氨酸,对蛋白酶具有抗性,形成规则的二级结构,进一步聚合成为致密的结构,其主要结构域为表皮生长因子样结构,在足丝斑块中具有稳定作用。

(3) Mefp - 3 主要分布在附着基与基底表面相互接触的界面处,是与外界固体表面形成黏合的主要黏附蛋白,不含重复序列,DOPA 含量为 20%～25%。

(4) Mefp‐4 负责足丝纤维中的胶原如 preCoID 等与足丝盘的黏附蛋白之间的连接,在足丝盘黏附蛋白之间也发挥着连接作用,DOPA 含量约为 4%,并含高丰度的甘氨酸、组氨酸、精氨酸和富含酪氨酸的八肽重复序列。

(5) Mefp‐5 的 DOPA 含量高达 30%,主要存在于附着基与外界材料的交接处,是贻贝足丝盘与外界固体表面形成黏合的主要黏附蛋白之一。

(6) Mefp‐6 位于足丝盘中,DOPA 的含量不到 5%,且含有大量酪氨酸,可通过 DOPA 残基与斑块中的 Mefp‐3 和 Mefp‐5 结合,或与线鞘中的 Mefp‐1 结合,并直接结合到基底表面。

2. 藤壶黏附蛋白

目前已经有 6 种藤壶黏附蛋白(cp‐16k、cp‐19k、cp‐20k、cp‐52k、cp‐68k、cp‐100k)得到鉴定及分析,一般可分为 4 类:氨基酸偏好性蛋白、富含带电氨基酸蛋白、水性蛋白及蛋白酶,前三种均未发现分子内同原序列。①cp‐16k 含有保守的关键氨基酸残基及 Cys 残基,其作用可能是去除介质表面的生物膜与保护藤壶胶免受微生物降解;②cp‐19k 主要由富含 Ser、Thr、Gly、Ala 的 STGA 区与富含 Val、Lys 的非 STGA 区两个片段经过 4 次重复组成,在黏附过程中,STGA 区可作为柔性接头,暴露非 STGA 区与介质表面黏附;③cp‐20k 富含 Cys(18%)以及带电荷氨基酸(Asp 11.5%,Glu 10.4%,His 10.4%),以非共价键的方式与其他组分相互作用存在于藤壶胶中;④cp‐68k 一级结构分为两个区域:富含 Ser、Thr、Gly、Ala 的长 N‐末端与缺乏上述 4 种氨基酸但富含 Lys、Pro、Trp、Cys 及疏水氨基酸的短 C‐末端;⑤cp‐52k 与 cp‐100k 是藤壶胶的主要成分,均含有大量疏水氨基酸与少量半胱氨酸残基(分别为 1.1%、1.4%),一级结构均具有淀粉样蛋白序列,大量疏水氨基酸形成 β 折叠并进行自组装。

(二) 黏附机制

贻贝黏附蛋白具有极强的黏合作用,关键在于其结构中所富含的 DOPA,另外 MAP 的抗水性则与其酪氨酸残基被置换为 3,4‐二羟基苯丙氨酸,以及随后发生的 3,4‐二羟基苯丙氨酸的醌基氧化有关。DOPA 的苯酚基团具有很强的金属螯合能力,在材料表面形成不可逆的有机金属络合物,还与蛋白质等极性聚合物间形成很强的氢键结合。与其他贻贝黏附蛋白相比,Mefp‐3 和 Mefp‐5 两种 MAP 的共同特征是分子量小,但 DOPA 含量高,当它们接触到固体基质表面时,DOPA 的羟基与金属表面形成的氢键远远超过水分子与金属表面的氢键,DOPA 与表面发生有机金属络合反应,形成稳定的金属络合物,进而牢固地附着在物体表面。此外,在足丝胶固化过程中,Mefp‐2 和 Mefp‐4 中的 DOPA 则被氧化形成

DOPA 醌,通过 Micheal 加成反应与赖氨酸和半胱氨酸之间产生共价交联,进一步增加了它的内聚力。Mefp-1 则在足丝外表面的涂层上与 Fe^{3+} 形成络合物,使足丝更耐久和耐降解。研究显示 Mefp-1 和来自 Mefp-1 包含 DOPA 的多肽,能与 Fe^{3+} 在 20 ℃、pH 为 10.0 的条件下形成稳定常数非常高的三价铁络合物。DOPA 残基与其他芳香基之间存 π-π 非共价键的电子相互作用,这个相互作用能增加含有 DOPA 物质的黏着性,帮助 MAP 吸附到富含芳香化合物的表面上。

美国伊利诺伊州埃文斯通市西北大学的生物医学工程师 Phil Messersmith 及其同事,在一部原子力显微镜的顶端安置了一个 DOPA 分子,随后用一个二氧化钛表面接触原子力显微镜的顶端,测量将 DOPA 拉离二氧化钛表面所需的力。结果显示,完成这一过程需要 800 pN 的力,相当于将一对连接在一起的抗生物素蛋白和生物素分开所需的力的 4 倍,而这是没有原子间电子参与的生物学中最强的化学力。研究人员还发现,与共价键不同,DOPA 的氧化键如果在水中被破坏依然能够重新形成。贻贝黏附蛋白黏接力强、防水等特性为其应用奠定了基础。

二、黏附蛋白基生物医用材料

海洋黏附蛋白的黏合范围广、耐水、耐腐蚀、生物亲和性好,不引起人体产生免疫反应,具有广谱胶黏性,固化后形成的膜透明、透气、防水、有弹性,可防止水和微生物的侵犯,具有广泛的生物医学应用潜力。

(一) 细胞/基因工程载体

细胞表面黏附是细胞培养和组织工程领域重要的基本理论基础。选择合适的细胞培养黏附材料可以大大促进细胞增殖,有利于形成人们所需要的多层 3D 结构的组织工程产品(如血管、淋巴管等结构器官)。美国 Kollodis BioSciences 公司以贻贝细胞外基质黏附蛋白为主要功能成分开发了 MAPTriXTM 技术(mussel adhesive protein based matrix technology)产品。MAPTriXTM 技术就是将重组贻贝黏附蛋白(MAP)与特殊的生物活性多肽结合在一起,其中活性多肽模仿细胞外基质(ECM)蛋白提供细胞接触附着、扩散、生长和分化功能,MAP 则可以提供多种多样的界面生物黏附。MAPTriXTM 产品可作为一种组织工程材料涂层使用,使材料表面形成适应生物功能的界面。

(二) 创面修复产品

我国江苏贝瑞森公司研发的"贻贝黏附蛋白创面修复敷料"获得了江苏省药品监督管理局审批的医疗器械产品注册证,这是国际上贻贝黏附蛋白的首张医疗器械产品注册证。该产品中的海洋黏附蛋白来源于海洋紫贻贝足丝蛋白的一种天然蛋白,等电点在9.5左右,富含赖氨酸(Lys),在生理环境下具有高载量的正电荷,因此可以通过静电作用吸引细胞贴壁生长和爬行替代,这种海洋黏附蛋白还具有很好的隔水黏附性,对渗出性创面可有效促进愈合。贻贝黏附蛋白市售医疗器械产品可用于创面的修复,如修复微等离子体治疗痤疮瘢痕后的创面,可以缓解激光后引起的红斑、水肿、脱屑、疼痛和瘙痒,且使用方便,疗效快。贻贝黏附蛋白用于二氧化碳激光术后创面修复中,使用贻贝黏附蛋白创面修复材料的观察组创面愈合率和创面深度缩减率均高于对照组,差异具有统计学意义,说明贻贝黏附蛋白有助于提高创面愈合率。此外,在贻贝黏附蛋白修复创面的过程中,有关于贻贝黏附蛋白止痒的报道。烧伤后瘢痕瘙痒患者使用贻贝黏附蛋白后,止痒起效时间为1~7 min不等,首次使用后痒感评分由3~8分降至0~2分。说明贻贝黏附蛋白产品用于瘢痕痒感的治疗缓解彻底,起效迅速,使用简单,无明显不良反应。烧伤后创面愈合期和瘢痕增生期患者使用贻贝黏附蛋白后瘙痒平均分由治疗前的9.3分下降至治疗后的1.1分,使用贻贝黏附蛋白组有效率100%,说明贻贝黏附蛋白治疗烧伤后瘙痒安全有效,为临床提供一种可行的治疗方法。

(三) 医用黏合剂

贻贝黏附蛋白能在低浓度下交联,并形成可注射到不规则形状部位的低黏性液体,这种溶液可凝固而填充到指定空间,在几分钟内可封闭切口,少于缝合所需时间。贻贝黏附蛋白因不具有放热反应,不导致闭合后的切口或创口硬化,具有反复黏接性,闭合过程中可以进行调整,可广泛用于普外科、心胸外科、神经外科、肛肠外科、泌尿外科、肿瘤外科、骨科、妇产科等。

有关贻贝黏附蛋白组织黏合剂的报道主要集中在美国和韩国。美国BioSciences公司自20世纪80年代开始直接从贻贝足腺中提取并研制成组织培养用的黏合剂产品"Cell-Tak",该产品主要是Mefp-1、Mefp-2和Mefp-3的混合物,用于细胞培养过程中非贴壁细胞与培养皿的黏附及生物组织黏合。Chung等人将Cell Tak™与大鼠乳腺切除术模型中的纤维蛋白黏合剂BioGlue®进行了比较,显示在不引起异物反应和仅引起轻微炎症反应的情况下Cell Tak™抑制66%浆膜瘤的形成,因此被认为在需要相邻组织层间黏附的外科应用中具有前景。还应注意的是,至少有一项研究观察到Cell Tak™可导致成骨细胞几乎立即凋亡(程序性细胞死亡),当需要植入物周围的细胞再生时,这可能是一种不良影响。Chivers等人比较了氰基丙烯酸酯黏合剂、纤维蛋白黏合剂和贻贝黏附蛋白黏合剂用于将皮肤、骨骼和软骨黏合在关节处,22 h后贻贝黏附蛋白黏合剂处理的部位几乎看不到黏接痕迹。

韩国浦项科技大学Dong Soo Hwang等将地中海贻贝的Mefp-5在大肠埃希菌中表达,得到重组的mefp-5蛋白生物化学黏合剂,以用于医用、防水生物黏合剂的开发,如固定生物试样和基板等。韩国浦项科技大学Hyung Joon Cha等人开发了一种基于贻贝黏附蛋白的组织黏合剂产品"LAMBA",这种新型水凝胶不仅能在 60 s 内闭合出血部位的开放性伤口,而且能有效地促进愈合过程,而不会出现炎症或瘢痕。

我国海岸线长达 1.8 万多千米,海洋生物资源丰富,但海洋源性产品的开发和利用效率极低,蕴藏的经济效益远未充分释放。海洋生物医用材料是我国科技界率先提出的新概念,其研究、开发及应用具有独特的优势。海洋生物大分子物质结构功能独特,是生物医用材料研发的优良新型原材料,其开发可以上千倍提高海洋生物资源的附加值。我国每年在水产品精深加工过程中产生的海洋活性蛋白和多糖类物质超过 10 000 吨,除应用于轻工业、农业、功能性食品、药品、环保、生物工程等领域外,也是功能性生物医用材料的优质原料。海洋源性蛋白来源丰富、可及性强、生物友好,与陆地源性蛋白的结构和功能相似却又表现出更为丰富的多样性。随着陆地资源日趋紧缺且污染压力日增情况的加剧,海洋源性蛋白可作为新型胶原来源为蛋白行业的发展提供潜力资源,而且可避免哺乳动物人畜共患病毒传播的风险及宗教壁垒。需强调的是,虽然海洋蛋白在食品、化妆品、保健品、药包材等领域已有广泛应用,但作为生物医用材料用于临床的产品极少,应用基础研究也缺乏系统性,难以为临床应用的拓展提供有力支撑和科学引导;与陆地动物源性蛋白的对比研究尚不够深入和系统,难以为其科学替代后者用于人体提供充分的风险控制证据。开发海洋胶原生物医用材料具有重要的科学意义、社会意义和临床价值,但任重道远,仍需科研、企业、监管、医疗等各行业的共同参与和积极推动。

（位晓娟）

参 考 文 献

[1] Wentao Liu, Zhenhua Tian, Conghu Li, et al. Thermal denaturation of fish collagen in solution: A calorimetric and kinetic analysis [J]. Thermochimica Acta, 2014,(581): 32 – 40.

[2] Min Zhang, Jiheng Li, Cuicui Ding, et al. The rheological and structural properties of fish collagen cross-linked by N-hydroxysuccinimide activated adipic acid [J]. Food Hydrocolloids, 2013,(30): 504 – 511.

[3] Shizuka Yamada, Hideaki Nagaoka, Masahiko Terajima, et al. Effects of fsh collagen peptides on collagen post-translational modifications and mineralization in an osteoblastic cell culture system [J]. Dental Materials Journal, 2013,32 (1): 88 – 95.

[4] Song E, Yeon Kim S, Chun T, et al. Collagen scaffolds derived from a marine source and their biocompatibility [J]. Biomaterials, 2006,27(15): 2951 – 2961.

[5] Matsumoto R, Uemura T, Xu Z, et al. Rapid oriented fibril formation of fish scale collagen facilitates early osteoblastic differentiation of human mesenchymal stem cells [J]. J Biomed Mater Res A, 2015,103(8): 2531 – 2539.

[6] Pal P, Srivas P K, Dadhich P, et al. Accelerating full thickness wound healing using collagen sponge of mrigal fish (Cirrhinus cirrhosus) scale origin [J]. Int J Biol Macromol, 2016,93(Pt B): 1507 – 1518.

[7] 曾名勇,张联英,刘尊英,等.几种鱼皮胶原的理化特性及其影响因素[J].中国海洋大学学报(自然科学版)自然科学版,2005, 35(4): 608 – 612.

[8] 朱伟,张晓莉,刘洋,等.鱼鳞胶原对免疫低下小鼠皮肤伤口愈合的影响[J].哈尔滨医科大学学报,2014,48(3): 177 – 181.

[9] Muthukumar T, Prabu P, Ghosh K, et al. Fish scale collagen sponge incorporated with Macrotyloma uniflorum plant extract as a possible wound/burn dressing material [J]. Colloids Surf B Biointerfaces, 2014,113: 207 – 212.

[10] 王茵,黄煜,林彩平,等.鱼鳞胶原复合止血海绵的制备及其效果的验证[J].福建农业学报,2013,28(4): 315 – 319.

[11] Mitra T, Manna P J, Raja S TK, et al. Curcumin loaded nano graphene oxide reinforced fish scale collagen — a 3D

scaffold biomaterial for wound healing applications [J]. RSC Advances, 2015,5(119): 98653 – 98665.

[12] Liu C, Liu X, Xue Y, et al. Hydrolyzed tilapia fish collagen modulates the biological behavior of macrophages under inflammatory conditions [J]. Rsc Advances, 2015,5(39): 30727 – 30736.

[13] Mredha M, Kitamura N, Nonoyama T, et al. Anisotropic tough double network hydrogel from fish collagen and its spontaneous in vivo bonding to bone [J]. Biomaterials, 2017,132: 85 – 95.

[14] Zhou T, Liu X, Sui B, et al. Development of fish collagen/bioactive glass/chitosan composite nanofibers as a GTR/GBR membrane for inducing periodontal tissue regeneration [J]. Biomed Mater, 2017,12(5): 055004.

[15] Li Q, Mu L, Zhang F, et al. A novel fish collagen scaffold as dural substitute [J]. Mater Sci Eng C Mater Biol Appl, 2017,80: 346 – 351.

[16] Van Essen TH, Lin CC, Hussain AK, et al. A fish scale-derived collagen matrix as artificial cornea in rats: properties and potential [J]. Invest Ophthalmol Vis Sci, 2013,54(5): 3224 – 3233.

[17] Park JY, Choi JC, Shim JH, et al. A comparative study on collagen type I and hyaluronic acid dependent cell behavior for osteochondral tissue bioprinting [J]. Biofabrication, 2014,6(3): 035004.

[18] Liu CZ, Xia ZD, Han ZW, et al. Novel 3D collagen scaffolds fabricated by indirect printing technique for tissue engineering [J]. J Biomed Mater Res B Appl Biomater, 2008,85(2): 519 – 528.

[19] Cao H, Chen MM, Liu Y, et al. Fish collagen-based scaffold containing PLGA microspheres for controlled growth factor delivery in skin tissue engineering [J]. Colloids Surf B Biointerfaces, 2015,136: 1098 – 1106.

[20] 张明,杨玲,吕辉华,等.鱼胶原基缓释材料的制备及其对罗丹明 B 的负载/缓释性能分析[J].功能材料,2017,48(3): 3193 – 3201.

[21] Yamamoto K, Igawa K, Sugimoto K, et al. Biological safety of fish (tilapia) collagen [J]. Biomed Res Int, 2014,2014: 630757.

[22] Gauza-Włodarczyk M, Kubisz L, Mielcarek S, et al. Comparison of thermal properties of fish collagen and bovine collagen in the temperature range 298 – 670K [J]. Mater Sci Eng C Mater Biol Appl, 2017,80: 468 – 471.

[23] 顾其胜,蒋丽霞.胶原蛋白与临床医学[M].上海: 第二军医大学出版社,2003.

[24] Arnesen JA, Gildberg A. Extraction of muscle proteins and gelatine from cod head [J]. Process Biochemistry, 2006,41,697 – 700.

[25] Shizuka Yamada, Kohei Yamamoto, Takeshi Ikeda, et al. Potency of fish collagen as a scaffold for regenerative medicine [J]. Biomed Research International, 2014, DOI: 10.1155/2014/302932.

[26] Silvipriya KS, Krishna Kumar K, Dinesh Kumar B, et al. Fish processing waste: a promising source of type-I collagen [J]. Current Trends in Biotechnology and Pharmacy, 2016,10(4): 374 – 383.

[27] Keiji Yoshimura, Mariko Terashima, Daiki Hozan, et al. Preparation and Dynamic Viscoelasticity Characterization of Alkali-Solubilized. Collagen from Shark Skin [J]. J Agric Food Chem, 2000,48(3): 685 – 690.

[28] El_zbieta Skierka, Maria Sadowska. The influence of different acids and pepsin on the extractability of collagen from the skin of Balti ccod (Gadus morhua)[J]. Food chemistry, 2007,105: 1302 – 1306.

[29] Samantha Pang, Ying Ping Chang, Kwan Kit Woo. The evaluation of the suitability of fish wastes as a source of collagen [J]. IPCBEE, 2013,53(15): 77 – 81.

[30] 李八方.水生生物胶原理论与应用[M].北京: 化学工艺出版社,2015.

[31] Sitthipong Nalinanon, Soottawat Benjakul, Hideki Kishimura. Collagens from the skin of arabesque greenling (Pleurogrammus azonus) solubilized with the aid of acetic acid and pepsin from albacore tuna (Thunnus alalunga) stomach [J]. J Sci Food Agric, 2010,90(9): 1492 – 1500.

[32] Nagai T, Suzuki N. Isolation of collagen from fish wastematerial-skin, bone and fins [J]. Food Chem, 2000,68(3): 277 – 281.

[33] Ramshaw JAM, Peng YY, Glattauer V, et al. Collagens as biomaterials [J]. J Mater Sci Mater Med, 2009,20(Suppl. 1): S3 – S8.

[34] Sourour Addad, Jean-Yves Exposito, Clément Faye, et al. Isolation, Characterization and Biological Evaluation of Jellyfish Collagen for Use in Biomedical Applications [J]. Marine Drugs, 2011,9(6): 967 – 983.

[35] Zhuang Yongliang, Liping Sun, Xue Zhao, et al. Antioxidant and melanogenesis-inhibitoryactivities of collagen peptide from jellyfish (Rhopilema esculentum)[J]. J Sci Food Agric, 2009,89(10): 1722 – 1727.

[36] Yan M, Li B, Zhao X, et al. Characterization of acid-soluble collagen from the skin of walleye pollock (Theragra chalcogramma)[J]. Food Chem, 2008,107(4): 1581 – 1586.

[37] Jiang ZN, Bo JQ, Zheng QX, et al. Extraction of collagen from fish scales with papain under ultrasonic pretreatment [J]. Adv Mat Res, 2012,366: 421 – 424.

[38] Kim D, Min SC. Trout skin gelatin-based edible film development [J]. J Food Sci, 2012,77(9): E240 - E246.

[39] Kharyeki ME, Rezaei M, Motamedzadegan A. The effect of processing conditions on physico-chemical properties of whitecheek shark (Carcharhinus dussumieri) skin gelatin [J]. Int Aquat Res, 2011,3: 63 - 69.

[40] Pati F, Datta P, Adhikari B, et al. Collagen scaffolds derived from fresh water fish origin and their biocompatibility [J]. J Biomed Mater Res A, 2012,100(4): 1068 - 1079.

[41] Parenteau-Bareil R, Gauvin R, Berthod F. Collagen-based biomaterials for tissue engineering applications [J]. Materials, 2010,3(3): 1863 - 1887.

[42] Avena-Bustillos RJ, Chiou B, Olsen CW, et al. Gelation, oxygen permeability, and mechanical properties of mammalian and fish gelatin films [J]. J Food Sci, 2011,76: E519 - E524.

[43] Qazvini NT, Bolisetty S, Adamcik J, et al. Self-healing fish gelatin/sodium montmorillonitebiohybrid coacervates: structural and rheological characterization [J]. Biomacromol, 2012,13(7): 2136 - 2147.

第五章 · 海洋无机生物医用材料

　　来源于海洋的无机生物医用材料大多数是钙盐，主要取自海洋动物骨或者外壳，以磷酸钙盐和碳酸钙为主要成分。加工的工艺基本是酸碱处理后高温煅烧，故得到的材料晶相结构稳定，可用于硬组织修复领域。特别是珊瑚来源的生物医用材料，由于其独特多孔结构，可支持细胞的增殖和体液的交换，通过水热反应后可相变为羟基磷灰石，近年来广泛应用于组织工程及再生、修复中。本章重点介绍磷酸钙和碳酸钙两种海洋来源的无机生物医用材料的提取和制备工艺、材料结构和性能，以及目前在生物医药中的应用情况。

第一节 · 概述

一、无机生物医用材料简介

生物医用材料按其组成成分可以分为无机生物医用材料、有机高分子生物医用材料及金属生物医用材料。其中,无机生物医用材料按其在生物体内的组织反应类型可分为 3 类:惰性生物材料、生物活性材料和可吸收陶瓷材料。惰性生物材料主要是氧化物陶瓷材料和碳质材料等。植入体内后,材料与周围组织之间形成纤维包膜,将材料与组织隔离,这类主要是氧化铝和氧化锆,常用作关节和齿根材料。而新型的纳米发光材料和磁性材料等惰性生物材料,如稀土金属氧化物、过渡金属氧化物、磷酸盐等,常用于生物图像、医疗诊断及疾病治疗等。在碳质材料中,纳米碳管是良好的药物载体,类金刚石薄膜则显示出良好的抗凝血性,是良好的血液相容性材料,用作心血管类材料及组织修复材料的表面改性和传感器。生物活性材料通常是指以羟基磷灰石为代表的钙磷类和以 Bioglass@ 为代表的生物玻璃微晶玻璃类,植入体内后与周围组织形成牢固的化学键结合(骨性结合)。可吸收陶瓷材料植入体内后逐渐被降解、吸收,从而被新生组织替代,如磷酸钙类材料。

无机生物医用材料按其来源可分为:天然无机材料(以钙化物为主)、合成无机材料(如生物玻璃)和衍生材料(如冻干骨片等)。在组成结构和性能上,这些材料各有特点。天然材料易于获得,且有些天然材料如珊瑚具有独特的组织结构,利于人体组织的再生和修复;但天然材料组成成分多元,在体内的组织反应和降解产物的影响也较为复杂。合成无机材料如生物玻璃,组成成分明确,其在体内的组织反应过程以 $Si-OH$ 开始,逐渐形成生物相容性的磷酸钙层,最终的降解(或溶解)产物以磷酸根、Ca^{2+} 和 Na^+ 等为主。这些产物有些参与代谢,有些存储在体内,故而需要确保此类材料的安全使用。但合成无机材料通常力学性能不足,特别是韧性不佳,限制了其应用。衍生无机生物医用材料如异体骨,通常具有与人体组织相似的结构和组成,但仍然存在免疫风险。

二、海洋无机生物医用材料的种类

海洋物种富含矿物质、蛋白质、脂类和生物活性物质等,可用于制备药物来治疗疾病,提升人体的免疫能力及增强体质,目前已广泛应用于人类的日常生活中。因而,从海洋资源中提取、分离和制备理想的材料用以制作食品、药品和生物制品在生产实践中尤为重要。大量海洋生物的骨架中含有无机生物医用材料,因此海洋生物被认为是生物无机材料最主要的来源。海洋无机生物医用材料一般是生物惰性或者是生物活性的天然无机材料。主要的海洋无机生物医用材料有磷酸钙、碳酸钙和二氧化硅,这些材料被广泛应用于人体硬组织修复和药物载体制备等领域。本章重点介绍海洋磷酸钙和海洋碳酸钙材料。

(一) 海洋磷酸钙材料

海洋磷酸钙材料按其来源分为两类:一种是直接来源于海洋动物的骨和牙的羟基磷灰石(hydroxyapatite,HAP)或者是其他磷酸钙;另一种是由碳酸钙转化形成的磷酸钙类材料,常见的如珊瑚 HAP。一些海洋类动物骨的组成是 HAP,但由于物种的差异,动物骨来源的HAP 往往存在钙磷比的差异、晶胞参数的差异及取代离子的差异,这些差异直接导致提取加工后其他磷酸盐的产生。在动物骨提取加工过程中,经热处理后,常常发生部分相变,形成磷酸三钙;故而得到双相磷酸钙材料。这种双相材料在一定程度上即具有促骨形成能力,又具有一定降解性,得到了广泛的关注。

珊瑚 HAP 具有疏松多孔的三维空间结构,且无免疫原性、无毒性,已被广泛用于人工骨组织材料的研究,部分成果已被应用于临床。为改善珊瑚 HAP 的力学性能,提升其韧性,珊瑚 HAP 与聚乳酸、壳聚糖和胶原等高分子材料的复合材料也在研制中;另一方面,珊瑚HAP 和生长因子、细胞等复合,促进组织再生也取得长足的进展。如珊瑚 HAP 负载含骨形态发生蛋白-2(bone morphogenetic protein-2, BMP-2)纳米缓释微球体系。从骨移植患者中收集人间充质干细胞(human mesenchymal stem cells, hMSCs)分离培养后使用 BMP-2纳米微球作为载体,负载到珊瑚 HAP 支架上。结果珊瑚 HAP-BMP-2-hMSCs 小鼠的支架上骨组织覆盖面积显著大于珊瑚-hMSCs 小鼠,ALP 活性显著高于非缓释组小鼠,骨钙素、Runx2 蛋白与骨桥蛋白表达水平高于非缓释组小鼠。

(二) 海洋碳酸钙材料

海洋碳酸钙材料主要来源于:①贝壳类动物的外壳;②动物的骨架,包括珊瑚。其中最大量的是废弃的贝壳,目前其应用主要有:外形美观的贝壳可加工成工艺品和装饰品;在农业领域,贝壳粉体可用作饲料添加剂,补充动物体内的钙和氨基酸,还可用作土壤改良剂,改善酸性土壤和增加土壤肥效;在工业领域,贝壳可用于混凝土和保温材料等建筑材料,降低用料成本。然而,这些利用方法大都存在产品附加值低或资源利用率低的问题。近年来,贝壳基材料在医药、保健品、催化剂、抗菌剂、涂料、吸附剂和聚合物填料等方面也展现出较为突出的应用潜力。

贝壳是天然的药材。贝壳中含有甘氨酸、精氨酸、丙氨酸等多种人体所需氨基酸;碳酸钙能中和胃酸,钙离子具有凝血功能,还能调节血液酸碱性和提高细胞中 ATP 酶的活力。

贝壳粉体经改性处理后还可用作药物载体。以牡蛎壳粉和羧甲基纤维素钠为复合载体,研制了阿司匹林胃漂浮片,研究显示该阿司匹林片剂具有优良的体外漂浮和体外释药特性。

贝壳天然的有机无机复合结构使其可应用于人工骨材料,并具有优异的生物相容性和成骨活性。用含贝壳珍珠层粉体的海藻酸盐水凝胶培养人类骨髓间质干细胞,发现贝壳珍珠层粉体可促进细胞外基质、胶原纤维组织和 HAP 晶体的生成,从而促进人类骨髓间质干细胞的成骨分化和矿化。贝壳珍珠层粉体/聚乳酸复合材料支架培养大鼠骨髓间充质干细胞,实验结果表明贝壳粉体的添加可提高聚乳酸支架的压缩强度和压缩模量,促进成骨细胞的增殖,并提高细胞中碱性磷酸酶的活性。将贝壳珍珠层人工骨植入绵羊活体,发现植入骨表面被巨细胞侵蚀而呈梳齿状,植入骨和原骨组织的界面处为磷酸盐富集层,植入骨周围有新生骨的发育,其 HAP 含量升高而碳酸钙含量降低,骨质逐渐改善。

与贝壳类碳酸钙相比,动物骨架来源的碳酸钙,特别是珊瑚因其独特的材料结构,在生物医用材料界更受关注。1971 年,人们发现海珊瑚具有与人骨相类似的孔隙结构,开始应用原始珊瑚碳酸钙作为骨移植材料,但发现其很快溶解,影响成骨。ROY(1974 年)首先将海珊瑚经"热液交换反应",使珊瑚碳酸钙转换成珊瑚 HAP,而其孔隙结构保持不变。经动物实验和临床应用,证明其有成骨潜力,骨缺损修复效果满意。从 1985 年珊瑚应用临床以来,珊瑚及动物骨来源的碳酸钙主要应用于硬组织的缺损修复和重塑。

第二节 · 海洋磷酸钙盐的结构与生物活性

一、海洋羟基磷灰石

HAP 是磷酸钙家族的主要成员,是脊椎类动物自然骨和牙的主要成分。HAP 的化学结构式为:$Ca_{10}(PO_4)_6(OH)_2$,理论钙磷比为 1.67,密度 3.16 g/cm^3,呈弱碱性(pH 7～9)。HAP 的晶体结构最早认为是属于六方晶系,空间群为 $P6_3/m$。但在这种空间群中,氢氧根离子所在的位置无法确定。随着对 HAP 晶体结构研究的逐渐深入,证实纯的 HAP 是单斜晶系。密度函理论和局域密度近似计算认为 HAP 的六方相和单斜相在分子的总能量上没有区别。目前的观点普遍认为纯 HAP 属于单斜晶系,空间群为 $P2_1/b$。在温度＞250 ℃时,HAP 出现单斜相向六方相的转变。而且当氟离子或氯离子取代部分 HAP 的羟基后,HAP 六方相可稳定存在于常温下。因此,自然界中绝大多数的 HAP 属于六方晶系。动物(包括人和其他哺乳类动物)体内的 HAP 也是六方相的。其结构的特征是有六重对称轴(c 轴)和三重对称轴 a 轴(a1、a2 和 a3),a 轴与 c 轴垂直,a1、a2 和 a3 互成 120°角。理想晶胞的晶胞参数为 a＝9.430 2×10⁻¹⁰ m，c＝6.891 1×10⁻¹⁰ m。在动物体内，由于物种和环境的不同，晶胞参数略有不同。在其晶胞结构中，钙离子在结构中主要以两种形式存在：Ca(Ⅰ)形成六角型结构，Ca(Ⅱ)位于其中，排列成从 c 轴看相互重叠 60°的两个三角形。磷酸根的网络结构使 HAP 结构稳定，而羟基的同向排列使得晶体中出现随机的空缺。导致各种离子取代。

目前的研究证实，HAP 具有良好的生物相容性、骨传导性和骨诱导性，已被广泛应用于人体硬组织修复、置换及药物载体制备等领域。鱼骨中富含 HAP、胶原和非胶原蛋白，是天然 HAP 的主要来源之一。相比人工合成的 HAP，天然 HAP 具有纳米尺寸结构和非化学计量比的化学组成，具有良好的生物学性能，是理想的生物医用材料。目前，海洋来源的 HAP 主要来源于鱼骨，通常采用高温煅烧法和碱热法制备；珊瑚碳酸钙来源的 HAP 将在下一节中阐述。下面对这两种方法的基本工艺及制备的 HAP 的性质进行介绍。

（一）高温煅烧法制备 HAP

通常采用剑鱼和吞拿鱼，剥离肌肉，冲洗干净其他有机质，或者在 100 ℃热水中蒸煮以去除有机质。在清洗过程中，通常会加入 1％ NaOH 溶液和丙酮，以去除蛋白质、脂肪、油质等有机质。经干燥后，鱼骨通常在温度低于 900 ℃的空气中煅烧，然后球磨粉碎得到 HAP 粉体。球磨获得的 HAP 粉体通常是几十个微米的颗粒。为此，也有研究者在 900 ℃下直接煅烧鱼骨 8 h；玛瑙研钵人工粉碎后经高能破碎机破碎，可得到纳米 HAP 颗粒。

1. 煅烧温度对组成的影响

（1）煅烧温度对钙磷比的影响：化学结构式 HAP 中的钙磷比为 1.67，但通常情况下天然骨中的 HAP 的钙磷比差异很大。人骨中 HAP 的钙磷比大约是 1.63，海洋动物中的鲨鱼骨中的 HAP 的钙磷比为 1.67，与化学计量比的 HAP 相等，而两栖类动物如牛蛙可以高达 1.89，故不同类型的动物骨中的钙磷比差异很大。鱼骨经过高温煅烧后得到 HAP 的钙磷比是偏离 1.67 的。不同来源的鱼骨经高温煅烧后，得到的 HAP 中的钙磷比也各不相同。如表 5-1

表 5-1 不同来源的鱼骨经煅烧后得到的 HAP 的钙磷比

来 源	钙磷比	煅烧温度(℃)	备注
Sheelavati 鱼，印度洋西南部	1.63	900	EDS
剑鱼，大西洋北部	1.86±0.02	600	ICP‑OES
剑鱼，大西洋北部	1.84±0.02	950	微量磷酸钙相存在
吞拿鱼，大西洋北部	1.87±0.02	600	
吞拿鱼，大西洋北部	1.89±0.02	950	微量磷酸钙相存在
鳕鱼，波兰	1.49±0.05	1 000	火焰原子吸收光谱法

所示,鱼骨来源的 HAP 的钙磷比可能是 1.67,也有可能低于或者高于 1.67,其根源是存在各种形式的离子取代。

(2) HAP 中的离子取代:大多数的情况下,海洋来源的 HAP 的阳离子取代比较复杂,因为各地区的地理环境各不相同。一般情况下,除了镁离子(Mg^{2+})的等价取代钙离子(Ca^{2+})外,一些鱼骨中存在一定量的锶离子(Sr^{2+})取代,而在目前的研究中普遍认为,微量的 Sr 元素可促进骨组织的再生和修复。不等价取代中,以钠(Na)和钾(K)离子为主,特别是钠离子(Na^{2+})取代含量比较高。这可能与海水中富含 Na 元素相关。碱金属或者碱土金属离子取代的 HAP 中重金属含量一般很低,如在剑鱼和吞拿鱼(大西洋)中重金属的含量一般为:Pb 0.7 mg/kg, Cd 0.9 mg/kg, Hgb 0.1 mg/kg。

与人骨中的 HAP 不同,鱼骨来源的 HAP 的阴离子取代除碳酸根外,主要是 Cl^- 和 F^-,这可能与海水中富含卤素元素有关。自然骨中 HAP 结构中的碳酸根通常是存在的,但红外分析表明,鱼骨来源的 HAP 结构中,有些可以在 875 cm^{-1} 处检测到明显的吸收峰,而有些则没有。可能的原因是,Cl^- 和 F^- 的取代使得晶胞畸变,晶胞体积变小,离子间相互作用加强,限制了碳酸根的取代。碳酸根基团在 HAP 分子结构中可以取代磷氧多面体,也可以取代羟基。当碳酸根取代磷酸根的位置时,由于碳酸根空间体积小,一般会导致 HAP 晶胞中 a 轴减小和 c 轴增加,c/a 比值提高。随着煅烧温度的提高,HAP 中的碳酸根分解,从而导致 HAP 晶胞的缩小,c/a 比值也相应减小。如表 5-2 所示,随着温度的升高,碳酸根的含量减少,c/a 比值也相应降低。

表 5-2　剑鱼和吞拿鱼来源 HAP 晶粒的晶胞参数和相应的碳酸盐量

样品	煅烧温度(℃)	a 轴(nm)	c 轴(nm)	c/a	CO_3^{2-}(%)
吞拿鱼	600	9.397	6.891	0.733 3	5.2
剑鱼	600	9.408	6.901	0.733 5	5.5
吞拿鱼	950	9.377	6.863	0.731 8	2.5
剑鱼	950	9.425	6.890	0.731 1	0.6

(3) 煅烧温度对相组成的影响:鱼骨煅烧温度直接影响其相组成。在 β 磷酸三钙和 HAP 的相变研究中,缺钙型 HAP(钙磷比为 1.33~1.67)在 650 ℃时候就开始相变为 β 磷酸三钙。大多数的研究证实,当温度提高,煅烧后的鱼粉中磷酸三钙含量会提高,HAP 的含量会降低。如图 5-1 所示,在 950 ℃就检测到明显的 β 磷酸三钙的特征衍射峰(图中 β 所指特征峰)。定量分析表明,700 ℃时 HAP 和 β 磷酸三钙重量百分比是 73.2:27.8,1 000 ℃时是 69.7:30.3;1 100 ℃时进一步降低到 66.1:33.9。可见,随着温度的升高,磷酸三钙的含量会逐渐提高,而 HAP 含量会降低,故采用鱼骨粉可制备双相磷酸钙材料(HAP 和 β 磷酸三

钙)。但也有些例外,东印度洋的 Sheelavati 鱼骨,经高温煅烧至 1 000 ℃,除 HAP 相外,无其他杂相产生(图 5-2);EDS 显示钙磷比为 1.63。从晶胞参数的计算结果也可以看出(表 5-3),温度的提高并没有对晶胞参数产生很显著的影响。从 700 ℃升高到 1 000 ℃,晶胞参数和晶胞体积没有明显的变化。这个结果在一定程度上表明,这种来源的鱼骨 HAP 具有优越的稳定性。

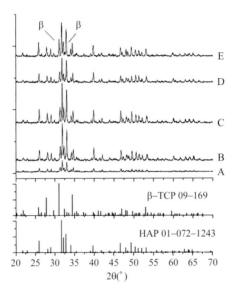

图 5-1　鳕鱼骨中磷灰石和磷酸盐三钙基材料的提取和表征

A. 900 ℃;B. 950 ℃;C. 1 000 ℃;D. 1 100 ℃;E. 1 200 ℃

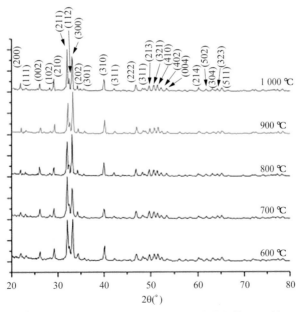

图 5-2　不同温度下煅烧的 Sheelavati 鱼骨粉的 XRD 图

表 5-3　加热到不同温度后 Sheelavati 鱼骨 HAP 粉末的晶胞参数

温度(℃)	晶胞参数(10×10^{-10} m)		晶胞体积(10×10^{-30} m³)
	a	c	
600	9.3	6.3	518.3
700	9.3	6.8	522.1
800	9.3	6.8	522.9
900	9.3	6.8	520.4
1 000	9.3	6.8	520.7

2. 结构和形貌

如图 5-3 和 5-4 所示,从场发射扫描电镜和透射电镜的观察中可以发现,煅烧后的鱼骨 HAP 呈典型的棒状形貌,与大多数人工合成的 HAP 形貌类似,但与自然骨中的 HAP 有所

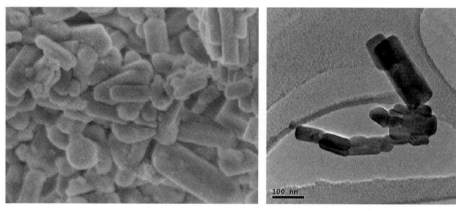

图 5-3　鱼骨在 600 ℃下煅烧得到粉末的场发射扫描电镜和透射电镜形貌照片

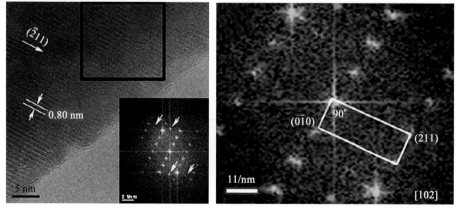

图 5-4　鱼骨在 600 ℃下煅烧得到 HAP 的精细结构

不同。自然骨中的 HAP 一般为 40 nm×60 nm×5 nm 左右的薄片,组装于胶原纤维的周期性结构中。目前的研究证实,不同来源的鱼骨和不同的热处理工艺对煅烧后得到的 HAP 的形貌几乎没有影响。基本上,海洋鱼骨制备的 HAP 以棒状形貌为主,一般直径为 100 nm 左右。但不同物种间稍有些差异,比如从虹鳟鱼、鳕鱼和三文鱼鱼骨中高温煅烧制备的 HAP,形貌均为纳米棒状,其平均的晶粒直径分别为 100 nm、250 nm 和 200 nm。这些 HAP 的形貌和尺寸与自然骨中 HAP 的纳米结构是有差异的,最显著的差异体现在晶粒尺寸:鱼骨 HAP 晶粒尺寸较大,所以有理由认为热处理工艺可能会导致鱼骨中纳米 HAP 晶粒长大。

从高分辨率透射电镜照片(图 5-5)可以看出,HAP 呈现出典型的晶体周期性结构,观察的晶面间距约为 0.80 nm。快速傅立叶变换(Fast Fourier Transform,FFT)得到的衍射花样为沿轴向的 $(0\bar{1}0)$ 和 $(\bar{2}11)$,其晶面间距分别为 0.82 nm 和 0.39 nm。这些晶体结构参数与 HAP 的晶体结构特征相符。

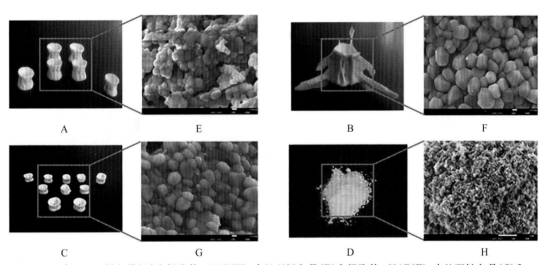

图 5-5　未处理虹鳟鱼骨(A)和提取的 nHAP(E)、未处理鳕鱼骨(B)和提取的 nHAP(F)、未处理鲑鱼骨(C)和提取的 nHAP(G)、化学合成 HAP(cHAP)(D 和 H)的扫描电子显微镜照片

3. 生物学性能

为探讨鱼骨来源 HAP 的生物学性能,人们用其浸取液、粉体和制品与细胞共培养,检测细胞增殖情况,观察细胞的生长状态。按照欧洲标准 EN ISO 10993 - 12,将 HAP 粉体按质量体积比 0.1 g/10 mL 加入 α - MEM 培养液中,37 ℃恒温振荡 24 h,经过滤后得到浸取液。HAP 浸取液稀释为 100%、50%、20%、10% 和 5% 五种不同浓度的液体。与小鼠颅骨 MC3T3 - E1 细胞共培养,MTT 检测结果发现,其增殖情况与人工合成的 HAP(Sigma,美国)浸取液无差异,而且没有细胞毒性,细胞可正常增殖。

Castro 等以鳕鱼骨为原料,经 700 ℃热处理后,球磨,压制,烧成 HAP,制品外观如图 5-6 所示。随着温度的提高,收缩率逐渐提高,制品的体积密度持续提升,最高可达理论密度的 97.8%(表 5-4)。1 250 ℃烧成的制品在模拟体液(simulated body fluids,SBF)中浸泡 3 天后表面形成典型的片状交错类骨磷灰石层(图 5-7),说明材料具有良好的生物活性。以人骨瘤 Saos-2 接种于制品表面,细胞的增殖与阳性对照相比,无显著差异,且溶血率低于 5%。

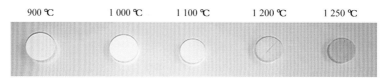

图 5-6   以鳕鱼骨为原料,经不同温度烧成的 HAP 制品

表 5-4   以鳕鱼骨为原料烧成的 HAP 制品的性能

烧成温度(℃)	900	1 000	1 100	1 200	1 250
线收缩率(%)	1.38	3.38	9.69	14.23	15.62
密度(g/cm³)	2.09	2.18	2.71	2.85	3.06
致密度(%)	66.8	69.6	86.6	91.1	97.8

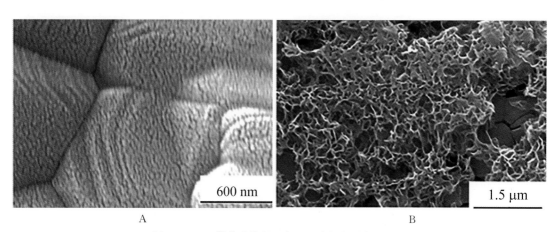

图 5-7   1 250 ℃烧成的制品在 SBF 中浸泡后表面形貌

A. 2 h;B. 3 日

上述研究证实鱼骨来源的 HAP 粉及其制品,生物学性能优越,但可能由于离子取代复杂,而且鱼骨粉 HAP 的形貌与自然硬组织不同。鱼骨来源的 HAP 作为生物医用材料在临床中应用较少,故其资源的利用价值还有较大发展空间。

(二)碱热法

鱼骨在去除表面蛋白质和脂肪后,破碎成粉末,置于高浓度的 NaOH 溶液(2 mol/L)中加热一定时间(200 ℃或者 250 ℃),冷却后反复重复至骨中的胶原等有机质去除。经过滤、清洗至中性后,离心分离得到 HAP 粉体。

1. 相组成

XRD 图显示(图 5-8),未处理的鱼骨粉在 32.7°存在明显的较宽的衍射峰,表明鱼骨中的 HAP 是弱结晶的。破碎后的鱼骨和碱热处理后的鱼骨粉在 32.1°(211)和 26°(002)处出现了明显的结晶峰,而且结晶峰的强度比未处理骨粉强,表明碱热处理没有改变骨粉的组成,其晶相成分为 HAP。

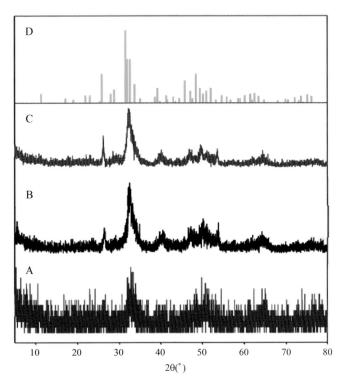

图 5-8　未处理的鲑鱼骨(A)、粉碎的鲑鱼骨(B)、碱处理后 nHAP 鲑鱼骨(C)和
HAP 的 JCPDS 090432(D)的 XRD 图

热重曲线显示,未经处理的骨粉(图 5-9 曲线 A)起始 100 ℃就开始明显失重,这一起始的失重是去除水分。在 365 ℃存在明显的失重,失重约 30%,经分析是胶原及其他有机质的失重。碱热处理的骨粉也一直有持续的失重(图 5-9 曲线 B),但失重较少,经分析是结构中碳酸根持续分解的原因,说明碱热处理的鱼骨粉 HAP 中富含碳酸根。人体自然骨、牙本质和牙釉质中的 HAP 都有 4 wt. %～6 wt. %的碳酸根取代,碳酸 HAP 与正常 HAP 相比,具有更优越的生物相容性、骨整合性和骨传导性,而且更利于在生物体内吸收。

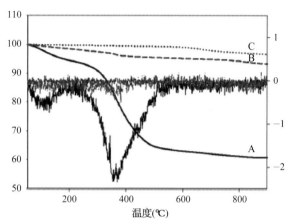

图 5-9　未处理骨粉(A)、碱热处理法制备的 HAP(B)、热煅烧法
制备的 HAP 及其第一衍生物(C)的热重分析

2. 钙磷比

钙磷比是 HAP 组成中非常重要的一个指标,由于物种不同,钙磷比的差异是比较大的。同一物种不同的加工方式得到的 HAP,其钙磷比也有差异。以大眼金枪鱼骨为原料,比较碱热法和热处理法制得 HAP 中的钙磷比的差异,X 线能谱(EDX)的结果显示,碱热法 HAP 的钙磷比为 1.76,而热处理法则为 1.65。结合前面的分析,我们有理由推测,可能是较高含量的碳酸根取代了磷酸根,导致较高的钙磷比。

此外,在红外图谱中,热处理法和碱热法在特征谱带上有一定的差异性。如表 5-5 所示,碱热处理法在高波数的 $3\,568\,cm^{-1}$ 有明显的羟基振动峰;碳酸根在 $875\,cm^{-1}$ 的特征峰也有表现,而直接煅烧法的样品未见此二峰。其他峰则相差不大。

表 5-5　热处理法和碱热法的红外特征谱带

方法	吸收峰(cm^{-1})	分子特征	方法	吸收峰(cm^{-1})	分子特征
直接热处理	1 050, 1 089	$\nu_3(PO_4^{3-})$	碱热处理	1 044,1 099	$\nu_3(PO_4^{3})$
	962	$\nu_1(PO_4^{3-})$		963	$\nu_1(PO_4^{3})$
	571	$\nu_4(PO_4^{3-})$		566	$\nu_4(PO_4^{3})$
	1 415, 1 459	$\nu_3(CO_3^{2-})$		1 417, 1 455	$\nu_3(CO_3^{2-})$
	634	弯曲 OH^-		875	$\nu_2(CO_3^{2-})$
				632	弯曲 OH^-
				3 568	$N(OH)$

3. 结构和形貌

如图 5-10 所示,在未处理的吞拿鱼骨中,HAP 和胶原有机地组装在一起,形成有序的致

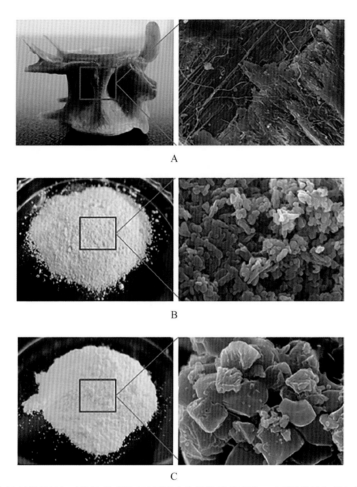

图 5-10　未处理的骨(A)、碱热法得到的 HAP(B)及热煅烧法得到的 HAP(C)的场发射扫描电镜照片

密骨组织结构。如上一节所述,热处理得到 HAP 基本是纳米棒状,尺寸一般在 100 nm 左右。相比而言,碱热法制备的 HAP 晶粒尺寸更细小。自然鱼骨中的 HAP 呈 5～10 nm 高、10～15 nm 宽、几个微米长的片状。碱热处理后得到的 HAP,形貌保持得很好,基本上是纳米级的颗粒,晶粒尺寸变化不大。但热处理后得到的 HAP,由于纳米晶粒的团聚,HAP 晶粒尺寸明显超过 100 nm,为 0.3～10 μm。

图 5-11 为碱热处理的 HAP 的 TEM 图及其相关的电子衍射图。在 TEM 图中,HAP 晶粒为棒状,长为 17～70 nm,直径在 5～10 nm。与热处理鱼骨得到的 HAP 相比,碱热处理得到的 HAP 晶粒更细小,与自然骨中的 HAP 形貌更接近。说明碱热法在一定程度上保留了自然骨粉中的 HAP 形态。碱热法制得的 HAP 其衍射花样一般为多晶衍射环(图 5-11),而大多数热处理制得的 HAP 其衍射花样是衍射花样点阵,结合 XRD 图谱,很容易知道,碱热法制得的 HAP 其结晶度稍低于热处理制得的 HAP。有研究也证实,碱热法制得的 HAP 其

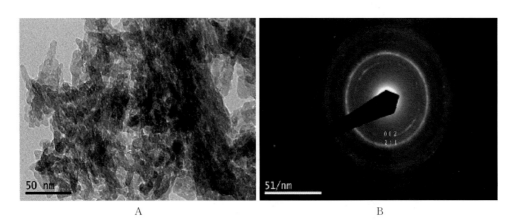

图 5-11　碱热处理的 HAP 的 TEM 图(A)及其相关的电子衍射图(B)

晶格常数与理论值(JCPDS090432)更接近。

4. 生物学性能

用不同浓度($10\ \mu g/mL$、$50\ \mu g/mL$、$100\ \mu g/mL$ 和 $250\ \mu g/mL$)的纳米鱼骨 HAP 粉与间充质干细胞(mesenchymal stem cells，MSCs)共培养，MTT 结果表明：$100\ \mu g/mL$ 浓度以下，材料对细胞的增殖没有影响，但浓度高到 $250\ \mu g/mL$ 时，细胞的生长受到抑制(图 5-12)。

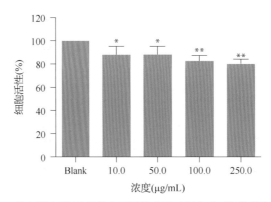

图 5-12　鲑鱼纳米 HAP 晶体在不同浓度下对间充质干细胞的细胞毒性

$*.P \leqslant 0.05$；$**.P \leqslant 0.01$

与上述研究结果类似,采用不同浓度的鱼骨 HAP 粉与 MG-63 细胞共培养,细胞均可以增殖,但与培养板相比,其增殖速度明显下降,细胞的数量也明显较少。在 $250\ \mu g/mL$ 浓度以上,碱热法和热处理法得到的 HAP 在细胞增殖方面都显著下降。因此,从细胞相容性角度,碱热法和热处理法制得的 HAP 粉没有明显的差异。

二、海洋双相磷酸钙

双相磷酸钙(biphasic calcium phosphate,BCP)是由羟基磷灰石(HAP)和 β 磷酸三钙
(β-TCP)两相成分构成的陶瓷,其化学组成与骨组织的无机成分相似。目前体内外研究表
明双相磷酸钙陶瓷除具有良好的生物相容性、生物活性和骨传导性以外,还具有骨诱导性,
因此是理想的骨替代材料及骨组织工程支架材料。大多数的双相磷酸钙材料通过将 HAP
和 β 磷酸三钙直接混合,经高温烧成制备。但高温烧成的过程中,HAP 可能会发生相变,转
化为 β 磷酸三钙,从而导致两相比例的变化。双相磷酸钙中两相的比例对材料的降解性能和
生物学性能影响巨大。研究证实,破骨细胞吸收纯的 β 磷酸三钙和 25/75 BCP(HAP 25%,
β 磷酸三钙 75%),但并不吸收纯的 HAP 或者两相比为 75/25(HAP 75%,β 磷酸三钙 25%)
的 BCP。而且在 25/75 BCP 样品中,大片连续的骨样小岛出现在缺陷部位,说明这种配比的
BCP 具有良好的组织修复功能。

在热处理日本鲷鱼骨的过程中,用热重分析加热过程的失重情况。结果表明,有 3 个明
显的失重区域,分别为 30~250 ℃、250~380 ℃ 和 380~525 ℃;第一个区域对应着水分的挥
发,第二和第三个温度区间是有机质的去除,XRD 图谱表明在此期间材料是 HAP 单相。当
温度升高到 1 300 ℃ 时,检测到明显的 β-TCP 相。Castro 等在研究金枪鱼骨的时候发现骨
粉热处理会形成 HAP/β 磷酸三钙双相材料。两相的比例与热处理的温度相关。随着热处
理温度从 900 ℃ 提高到 1 200 ℃,HAP/β 磷酸三钙的重量百分比从 70/30 下降到 66/44。
HAP 的含量降低,而 β 磷酸三钙的含量提高。这是因为缺钙型 HAP 在较低的温度下会发
生相变,转化为钙磷比较低的 β 磷酸三钙(Ca/P=1.53)。为提升这种双相磷酸钙的钙磷比,
人们尝试将粉碎后的骨粉浸泡在高浓度的氯化钙溶液中,然后再进行热处理。如图 5-13 所示,

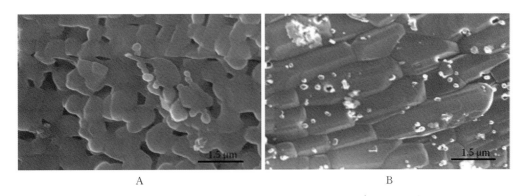

图 5-13　鲑鱼骨 HAP 用 $CaCl_2$(A)和 $CaAc_2$(B)溶液浸泡后 1 000 ℃ 热处理的表面形貌

表面形态有明显的差异,但后期的实验证实,这种处理方式得到的制品的烧结性能、生物活性及溶血率与未处理的相比并无显著差异。

除加热温度的提高,可使单相的 HAP 转化为 BCP 外,用激光处理的方式也能制备 BCP。首先,将剑鱼鱼骨经热处理得到 HAP 粉;然后在适当激光下进行处理获得纳米 HAP 粉体。采用两种光源的激光处理材料,即 Nd：YAG 脉冲形式及 Y 掺杂纤维光源连续形式。煅烧后 HAP 分散于去离子水中,在激光辐射下,分散成 10 nm 左右的颗粒。这种纳米颗粒形态虽然不规则,但大多数是纳米棒状的,而且相组成由单相变成了 BCP。

如果将热处理后得到的 HAP 加工成圆柱形的制品,同样放在去离子水中,在 CO_2 激光器的辐射下,HAP 会变成球形颗粒,粒径在 24.8 nm 左右,且颗粒均匀,粒径分布窄;相组成则变为 HAP 和 $(Ca,Mg)_3PO_4$。

第三节 · 海洋碳酸钙盐的结构与生物活性

海洋是碳酸钙盐的主要来源地之一。海洋中的碳酸钙基本来源于贝壳、动物的骨架和珊瑚虫。贝壳是一类重要的生物矿化材料,由占壳重 95% 的碳酸钙和约 5% 的有机质构成。贝壳广泛存在于软体动物中,其形态结构也复杂多变。其中,常见的有牡蛎、蛤蜊、扇贝、贻贝等双壳贝类。贝壳的结构可以分为角质层、棱柱层和珍珠层三层。最外层为角质层,厚度较小,主要由硬化蛋白质组成,能耐酸的腐蚀,对贝壳起到保护作用;中间层为棱柱层,由棱柱状的碳酸钙晶体和棱柱之间的有机质复合而成;内层为珍珠层,由片板状碳酸钙晶体平行堆砌而成,片层之间通过有机质紧密相连。贝壳中的无机组分主要为方解石型碳酸钙晶体和文石型碳酸钙晶体,其晶型为文石型和方解石型。海洋动物的骨架包括珊瑚,其主要成分是文石型碳酸钙。目前的研究已经证实,海洋来源碳酸钙具有良好的生物相容性,一些碳酸钙如珊瑚还保留了多孔结构,如图 5-14 所示,这种多孔结构可广泛用于生物医药领域:①可作为再生模板,人工合成"珊瑚";②利用其中的生物活性成分,探讨生物矿化机制,为硬组织的再生和修复提供借鉴;③在实验室的模拟海洋环境中,生长"天然珊瑚",从而缓解由于天然资源有限而导致的原材料缺乏;④从珊瑚中提取生物活性因子,这些因子有抗炎、促进组织修复的功能;⑤高分子材料如聚乳酸、胶原等与珊瑚复合,提升其机械强度等。

清理干净的海洋动物骨骼可用作骨修复材料,他们可以保持其文石型或者通过原位水热反应转化为保持其良好多孔结构的 CaP 材料。这种水热相变可以是部分的或者是全部的相变,其相变程度取决于水热反应的条件,如温度、时间和化学环境。部分相变的动物骨碳酸钙实际上是一种复合材料:外部成分是与骨组织相近的 CaP,内部芯层是碳酸钙。这种复

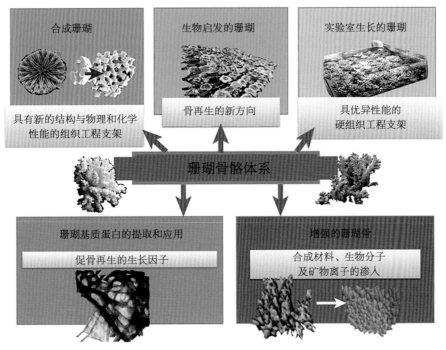

图 5-14 珊瑚骨的应用领域

合材料同样是一种良好的骨组织修复替代材料。Roy 和 Linnehan 于 1974 年首次将珊瑚通过水热反应转化为 HAP。从此之后,针对骨组织修复和替换,墨鱼骨、海绵动物骨、珍珠壳都可以转化为 HAP,并保持其自身良好的结构。海胆脊椎由大尺寸的富 Mg - CaCO$_3$ 组成,水热反应后可得到 Mg - TCP(镁 - 磷酸三钙),其具有适宜的孔隙和通道结构,有利于骨组织的生长。下面重点介绍海洋类珊瑚碳酸钙和动物骨碳酸钙在生物医用材料中的应用。

一、海洋珊瑚碳酸钙及其生物活性

珊瑚虫是一种海洋无脊椎动物,通常以相同的珊瑚虫个体聚集成群体而生存。珊瑚虫外形类似一个囊,长约几厘米,直径几个毫米,一层触手包围着中心敞开的嘴。在海底,敞开的嘴吸入海水中的各种元素,包括碳酸根和钙离子,最终以文石型碳酸钙的形式析出,析出的形态多样,即珊瑚。通常,白色幼虫阶段便自动固定在先辈珊瑚的石灰质遗骨堆上。珊瑚中碳酸钙含量为 97%~99%,除此之外,微量元素为 0.5%~1%,Na 为 0.4%~0.5%,Mg 为 0.05%~0.2%,氨基酸为 0.07%,K 为 0.02%~0.05%。天然珊瑚具有与人体骨骼极其相似的三维连通微孔结构,有利于成骨细胞的附着、生长。利用天然珊瑚制作的人工骨具有良好的生物相容性和骨引导作用,被用于骨缺损修复治疗有长达 20 余年的历史。

近 30 年来,研究人员对珊瑚及其衍生骨修复材料开展了大量的研究,主要集中在品种的选择、性能的研究及应用的探讨方面。珊瑚及其衍生材料的应用也不仅局限于直接作为骨修复或替代材料,还可以利用其多孔结构负载细胞和生长因子。天然珊瑚多数是文石型的,也有一些是方解石型的,如红珊瑚。

(一)海洋自然珊瑚的结构及生物活性

1. 结构和形貌

将采集的珊瑚经过物理清洗直接应用,保持其原来的碳酸钙晶型和结构。图 5-15 是一个珊瑚骨材料和自然骨的结构对比分析。他们均为多孔结构,孔径分别为 $107\sim315\ \mu m$ 和 $103\sim514\ \mu m$,孔隙率大于 92%。所以从结构上上看,珊瑚是理想的支架。不同类珊瑚的内部结构、孔径及孔隙率各不相同,因此具有不同的密度和强度。目前用于制备人工骨的主要包括滨珊瑚、鹿角珊瑚和杯状珊瑚等。滨珊瑚结构类似松质骨,孔隙率约为 49%,孔径范围 $150\sim400\ \mu m$;杯状珊瑚孔隙率约为 14%,内部的平均孔径为 $725\ \mu m$。Porites 珊瑚具有与自然皮质骨相似的解剖结构、物理和化学性质,孔隙率小于 60%,连通孔径大约在 $190\ \mu m$,相当于自然骨中一个骨单位的直径。Goniopora 珊瑚与松质骨更相似,孔隙率大于 70%,孔径更大。这些珊瑚在结构上都能满足自然骨再生、修复中的支架要求。

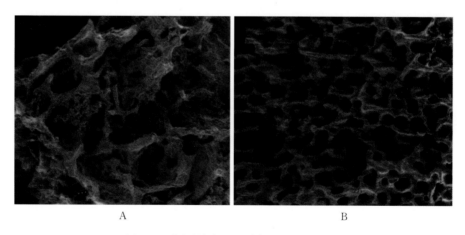

A   B

图 5-15　自然骨(A)和珊瑚(B)的扫描电镜照片

2. 生物活性

Sergeeva 等研究了鹿角珊瑚科的 5 种珊瑚支架的细胞相容性和体内生物相容性。细胞相容性用成纤维细胞与支架共培养,MTT 法表征细胞增殖;体内生物相容性采用将支架植入兔的骨缺损模型中进行表征。结果表明所有样品均具有良好的细胞相容性和体内生物相容性。与兔 MSCS 共培养后,珊瑚支架表现出较高的 ALP、OC、ON 和 Runx2 表达。研究表明,这个现象可能与珊瑚中的 Ca 含量较高有关。

Mangano 等将珊瑚碳酸钙直接用于上颌窦增高术,在临床上用组织学和组织形态计量学进行分析。术后 6 个月,平均垂直骨增益大约 7 mm,形态计量分析表明修复部位的碳酸钙残留量大约是 15%,新生骨约 28%,骨髓腔体积约 58%。临床试验指出,1～5 年植入体中的修复率为 98.5%。通过兔大腿圆柱形缺损的植入试验发现,骨传导能力与稳定性珊瑚源碳酸钙、S53P4 及异体冰鲜骨相近。3 周、6 周、12 周和 24 周的组织学分析表明,三种材料都有骨传导性,但珊瑚碳酸钙降解更快,在缺损部位留下的空隙更大,故认为其不适合用作骨填充材料。纯珊瑚碳酸钙材料除体内降解太快外,其抵抗应力和变形的能力也不足,无法支持长时间的骨修复空间,故很少直接用于骨缺损的修复或填充。

为此,人们尝试将珊瑚与高分子材料复合,提升其力学性能。将珊瑚片浸泡于聚乳酸溶液后制备出聚乳酸/珊瑚复合体,其力学性能显著高于纯珊瑚材料。后将含有胶原、rh-BMP-2、珊瑚粉末的混合物与其均匀复合,制备成骨形态蛋白/聚乳酸/珊瑚复合人工骨,将其植入同样大小的新西兰兔颅骨缺损区,并植入聚乳酸/珊瑚复合体作为对照组,于第 4 周、8 周、12 周分别取出植入体进行检测分析,发现骨形态蛋白/聚乳酸/珊瑚具有明显的成骨能力,随时间推移抗压强度也明显增加并优于聚乳酸/珊瑚,于第 12 周 BMP/聚乳酸/珊瑚抗压强度与正常兔颅骨无明显差异。

(二) 海洋部分相变珊瑚的结构及生物活性

1. 珊瑚 HAP 的制备

由于珊瑚在体内降解过快,故将其水热相变为 CaP 可以调节其降解速度。同时,自然珊瑚虽然具有与骨松质相似的多孔结构,但其力学性能较低,因此将其转变成 HAP 在很大程度可以提升其力学性能。早期,Sivakumar 将珊瑚在 900 ℃ 下热处理,碾碎后与高纯度的磷酸二氢铵、水混合,高压下水热反应,可以得到 HAP,即通常所说的珊瑚羟基磷灰石(coralline hydroxyapatite, CHAP)。但此反应得到的是粉末 CHAP 并没有保存珊瑚的多孔结构,同时还有少量磷酸三钙的杂质。经典的工艺是:将澳大利亚珊瑚(文石型和方解石型)先加工成块或者小球,用热水和 5% NaClO 清洗,然后在 250 ℃ 和 3.8 MPa 下,加入过量的磷酸氢二胺,反应几个小时后,得到无杂相的 CHAP。反应方程式如下:

$$10CaCO_3 + 6(NH_4)_2HPO_4 + 2H_2O \longrightarrow Ca_{10}(PO_4)_6(OH)_2 + 6(NH_4)_2CO_3 + 4H_2CO_3$$

这种原位反应得到的 CHAP 保持了珊瑚原有的多孔结构(图 5-16),孔径为 100～300 μm,

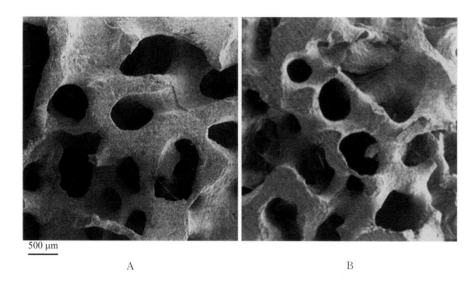

500 μm

A   B

图 5-16 珊瑚的结构水热反应前(A)和反应后(B)

连通性好,反应前后变化不大。

2. 珊瑚 HAP 的组成与生物活性

在组成上,水热反应的 CHAP 一般都有碳酸根的取代。相组成中,容易含有 CaO 或者 $CaCO_3$,高温的时候,也会伴随 β 磷酸三钙的生成。

珊瑚 HAP 与自体骨、脱细胞牙本质和牙骨质一起用于牙周再生的研究。牙周膜细胞在自体骨和珊瑚 HAP 上表现出良好的初期和长期黏附,而且细胞在 Coralline HAP 上的黏附有所提升。大鼠胚胎前成骨细胞(MC3T3 - E1)在脱细胞牙本质材料上形成类似无机物的颗粒。所用材料都具有良好的生物相容性。

珊瑚的天然微孔结构的特点在于没有盲孔,微孔间相互沟通,孔道十分均匀,其结构较其他人工合成的多孔材料具有明显优越性。珊瑚 HAP 植入人体后可与骨发生整合并引导骨内向生长,但不具有骨诱导能力。故在临床中,珊瑚常与各种生长因子或者功能性药物复合,获得骨诱导性及其他生物学功能。

3. 珊瑚 HAP 在骨修复中的应用

珊瑚材料的力学性能是其在临床应用中特别要关注的。如表 5-6 所示,珊瑚 HAP 的压缩强度和松质骨相似。但临床研究发现,鹿角珊瑚源的 HAP(coralline hydroxyapatite goniopora,CHAG)其强度和硬度不如松质骨,而且没有任何塑性。CHAG 不具备塑性的原因是其组成中没有胶原纤维,而仅仅是单纯的 HAP 多晶材料,从而导致能量的消耗降低。当应力平行于松质骨时,两者的弹性模量相差不大。植入 6 个月后,CHAG 能够吸收的能量比松质骨多,力学强度也提高了,但模量始终不如松质骨。这种情况可以使其不破坏关节软骨层,从而利于骨小梁的发育。另一种鹿角珊瑚源 HAP(coralline hydroxyapatite porites,CHAPP),当负载垂直于孔隙方向时,力学强度比 CHAG 高 4 倍。CHAPP 吸收的能量比 CHAG 高 5 倍。它的破坏形式仍然是脆性断裂,其再生的组织类似密质骨,出现了骨单位。这两种 CHAP 在细胞相容性和免疫反应方面都没有差异,但其孔隙结构有一定的差异。骨修复材料最佳的孔隙在 $100\sim400~\mu m$,也就是说孔隙小于 $100~\mu m$ 不适合用于骨填充修复。在 CHAG 中,孔隙直径为 $500\sim600~\mu m$,连通长度达 $200~\mu m$ 左右;而 CHAPP 中,孔隙直径为 $230~\mu m$,连通直径大约 $190~\mu m$。因此,在孔隙率相近的情况下,CHAG 的力学性能较低。

表 5-6　骨和磷酸钙植入材料的力学性能

材料	压缩强度(MPa)	压缩硬度(MPa/m²)	杨氏模量(MPa)
皮质骨	138～170	10	14
松质骨	7.5～14	0.8	
多孔磷酸钙	7～69	0.36	—
致密磷酸钙	207～896	10～28	35～103
珊瑚 HAP 200	10(6～12)	0.8	
珊瑚 HAP 500	4(2～6)	0.6	

珊瑚经过水热相变成为 HAP 相,其生物学性能显著改善,但降解又出现了问题。在珊瑚 HAP 植入失败的活体 X 线密度检测中发现,3 年中,每年平均的降解速率仅为是 4.4%～8.9%。目前尝试采用调控置换率即 CHAP 和碳酸钙比例的方法来调节降解速率。因为热液置换反应首先从其表面开始,所以珊瑚表面的碳酸钙晶体会先被 CHAP 所替换;随着反应时间的进行及反应温度的变化,材料表面的 CHAP 含量会发生变化,反应也会逐渐加深。故通过控制热液置换反应条件就可以控制珊瑚人工骨中的 CHAP 厚度,控制置换率即碳酸钙与 CHAP 的比例,产生不同置换率的珊瑚人工骨。不同置换率的珊瑚人工骨,降解速度及机械强度、抗应力能力均有所不同,用于满足不同的骨缺损需要。有人曾通过调节热液置换反应将合成的珊瑚人工骨中的 CHAP 含量控制在 12%,在建立兔胫骨骨折动物模型上,观察生物体内的材料降解情况及周围新生骨的形成情况。其实验结果表明:骨折愈合区域新产生的愈合骨组织不仅生长于骨代用品的表面,还分布在骨移植复合支架材料的孔隙内表面,甚至填满孔隙。此外,实验还发现材料在内部的降解速度要快于表层结构;在材料与天然骨交界区,其成骨效果较好。上述实验的结果也表明 CHAP 珊瑚骨表层的 CHAP 层,内部碳酸钙降解较迅速,这样形成了多孔支架,为新生的血管与成骨细胞留出空间,外层的 CHAP

支架既能在一定程度上保证机械强度，同时，内部的空间足够新生血管爬入及成骨细胞附着，从而实现自体骨的不断重建与形成。

二、海洋动物骨碳酸钙及其生物活性

（一）海洋动物骨的结构

墨鱼骨（cuttlebone）（图 5-17）为海洋软体动物墨鱼的脊骨，主要由钙文石相碳酸钙组成。墨鱼骨主要有 2 个功能：①支撑墨鱼的形态；②为墨鱼提供可调节的浮力。因此，墨鱼骨具有与其漂浮习性相适应的极高孔隙率（高达 95％），且孔连通性好。为了能够承受深海中的高压，其同时具有较好的抗压强度，并且能够被轻易切割、加工成各种形状。在中药中，墨鱼骨又称海螵蛸，常用于创面止血等。

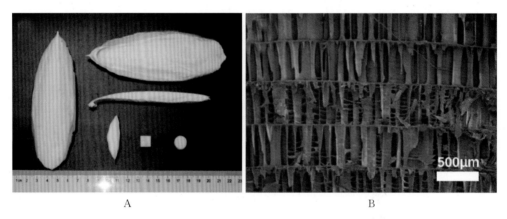

图 5-17　墨鱼骨（A）的宏观照片及墨鱼骨切割成小块（B）的截面扫描电镜图片

海胆（sea urchin）是棘皮动物门下的一个纲，是一类生活在海洋浅水区的无脊椎动物。海胆刺的骨架由富含镁的方解石的大单晶组成，具有光滑、连续弯曲的表面，形成三维有孔的矿物网络（图 5-18）。通过 180 ℃的水热反应可以将海胆的刺转化为生物可吸收的 Mg－取代的磷酸三钙（β－TCMP）。由于方解石晶格中存在 Mg，海胆刺的转化产生了 β－TCMP 而不是 HAP，稳定了 β－TCP 结构。转化的 β－TCMP 仍然保持原始脊柱的三维互连多孔结构。

海绵（sponge）动物被普遍认为是一类最原始、最低等的多细胞动物。其骨骼或是由碳酸钙组成钙质骨针，或是硅质骨针，其中还可能包括微量的铜、镁、锌等离子。由于躯体较为柔软，通常难以通过化石的形式保存下来，而是作为支撑骨架的钙质或硅质海绵骨针，在躯体腐烂分解之后在水动力等外力因素的作用下，形成大量零散的骨针被埋藏而沉积。

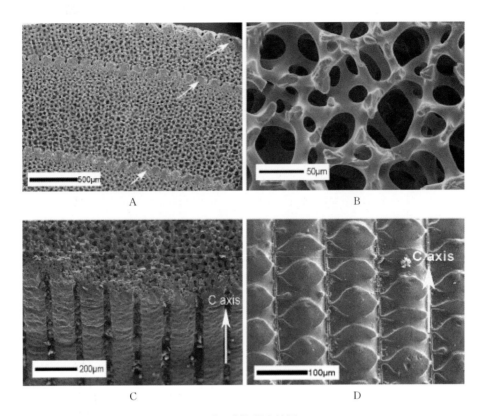

图 5-18 海胆刺扫描电镜图

A.垂直于 c 轴的截面图;B. 为 A 的局部放大图;C 和 D. 外表面上的垂直小梁

（二）海洋动物骨的生物活性

墨鱼骨主要成分是碳酸钙,含量达 90%。在水热转化条件下,墨鱼骨表面有微量溶解的钙离子。这些钙离子会与磷源中的磷酸根及氢氧根结合,生成 HAP 并形成结晶在墨鱼骨表面。常见的用于增强墨鱼骨 HAP 多孔陶瓷成骨能力的方式主要由离子掺杂来实现。Beom 等人使用天然墨鱼骨制备 Si 取代的墨鱼骨衍生的羟基磷灰石(Si－CB－HAP)以改善骨形成的生物活性。他们首先使用乙酸硅[Si(CH₃COO)₄]浸泡墨鱼骨,并在 200 ℃下加热 12 h。然后再使用磷源将掺杂了硅的墨鱼骨转化为 HAP。使用人间充质干细胞评估 Si－CB－HAP 的生物活性。此外,使用兔颅骨缺损模型评估体内骨再生效率,结果表明 Si 的存在增强了人间充质干细胞的细胞增殖和早期细胞附着。此外,ALP 活性和 PCR 的结果显示,Si 取代的 CB－HAP 增强了成骨细胞分化。此外,体内骨缺损愈合实验表明,Si－CB－HAP 的骨形成高于 CB－HAP(图 5-19)。

Emilija 等人在墨鱼骨转化 HAP 多孔陶瓷中掺杂了氟离子用于增强其成骨能力。通过

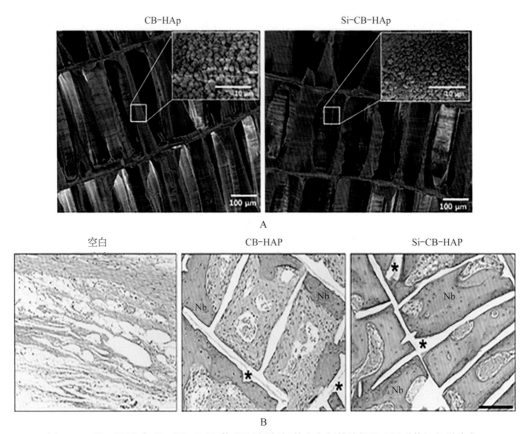

图 5-19　CB‐HAP 和 Si‐CB‐HAP 的 SEM 图(A);植入兔颅骨缺损处 8 周后的组织学染色。
在 CB‐HAP 和 Si‐CB‐HAP 颗粒(星号)周围观察到新骨(Nb)形成(B)

水热处理保留了墨鱼骨的原始微观结构,其具有＞90％的互连孔隙度。他们在磷源
(NH$_4$H$_2$PO$_4$)中加入氟化铵,并在 200 ℃下水热转化 24 h。得到了氟离子取代羟基的 HAP
多孔陶瓷支架,并获得了更好的成骨能力(图 5-20)。

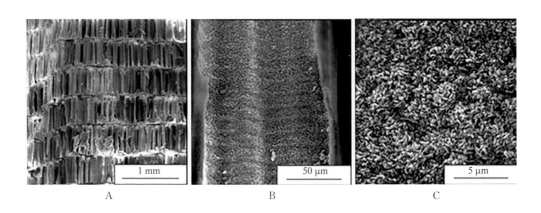

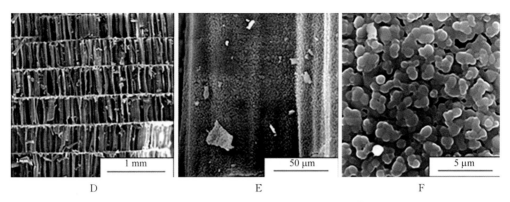

图 5-20　水热转化文石墨鱼骨的扫描电镜图像

A. 整体多孔互连结构；B. 柱子上均匀地覆盖着"蒲公英状"磷灰石微球；C. 高放大倍数下的"蒲公英样"微球；D. 1 100 ℃
烧结支架整体结构的扫描电镜图像；E. 覆盖着烧结针状颗粒的支柱；F. 前面图像更高分辨率的图显示出结构具有高
孔隙度和约 2 μm 大小的互连烧结颗粒

　　使用海胆刺转化制备的 β‒TCMP 进行大鼠模型体内研究，实验结果证明植入 6 周后
β‒TCMP 植入物上及其周围出现新骨的生长。还发现一些新骨通过多孔结构迁移，从植入
物外部开始穿过植入物边缘的孔（图 5-21）。可见多孔 β‒TCMP 植入物具有良好的生物活

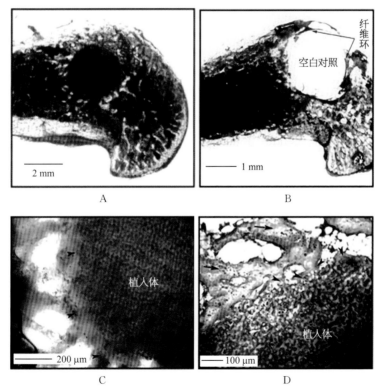

图 5-21　水热转化得到的 β‒TCMP 样品植入大鼠模型 6 周后的组织切片

A. 股骨缺损中的 β‒TCMP 植入物；B. 未治疗的缺损对照；C、D. β‒TCMP 植入物的高放大倍数
（小箭头表示新形成的骨骼，黑色箭头表示相邻的宿主骨骼）

性和骨传导性,并且在较长持续时间的体内实验中,可预期新骨生长到多孔结构的中心并最终吸收 β-TCMP 样品。

第四节 · 海洋无机类医疗器械

骨骼和关节问题是全世界数百万人的主要关切。事实上,这类疾病占发达国家 50 岁以上人口所有慢性病的一半。此外,预计到 2020 年,同一年龄组类似问题的百分比将增加 1 倍(Kon 等人,2000 年)。这些疾病往往需要手术进行修复治疗,包括在自然关节恶化的情况下完全更换关节。此外,许多骨折、腰痛、骨质疏松症、脊柱侧弯和其他骨骼问题需要通过使用永久或临时或生物可降解的设备。海洋无机类医疗器械主要用于上述硬组织的修复,包括口腔和颌面的修复。

一、海洋无机类医疗器械的安全性

海洋环境富含具有多孔结构的矿化生物,其中一些目前正被用作植入骨修复材料,另一些则处于早期发展阶段(Clarke 等人)。珊瑚人工骨是从 *Porites* sp. 衍生而来的一种海洋产品,由于其相互连通的多孔结构、高压缩破坏应力、良好的生物相容性和可吸收性,可作为硬组织修复材料和组织工程支架材料。珊瑚陶瓷制品具有良好的生物相容性,其与骨骼非常相似,不会引起免疫反应。目前已有多种品牌的珊瑚质人工骨产品(表 5-7)。也有部分应用于人工眼球等。体外的细胞试验和动物试验都证实,这些产品具有良好的生物相容性。海洋来源的钙磷盐的体外生物安全性实验也证实,无论是粉体还是陶瓷制品,均具有良好的生物相容性。

表 5-7 商业化医用珊瑚 HAP

产品名称	特 点
Biocoral[@]	99%碳酸钙
Bio Eye[@]	原生珊瑚眼眶
Pro-Osteon 200[@]	200 μm 多孔块材,颈椎融合
Pro-Osteon 500[@]	500 μm 多孔块材,颈椎融合
Interpore-200[@]	200 μm 多孔块材和颗粒,骨传导性
Interpore-500[@]	500 μm 多孔块材和颗粒,骨传导性,可降解

但海洋无机类制品仍然存在有安全隐患：①无论是自然的珊瑚骨还是相变的制品，亦或是钙磷陶瓷制品，其力学性能较差，只能应用于非负载部位的修复。由于缺乏塑性，易产生脆性断裂，从而导致修复失败或不良反应。比如断裂产生的碎屑可能会随组织液或者血液迁移，导致一些并发症；②降解速率依据材料组成、孔隙结构和数量等各有特点，从而与骨自身的再生和修复速率有一个相匹配的问题。降解太慢，一方面会阻碍修复的进行，另一方面也有可能形成"骨刺"；③海洋自然环境复杂，特别是近海，使得无机制品中可能会存在多种金属的取代。这些金属在一定浓度范围内对人体是有益的，如 Sr、Mg 和 Si，但超过一定量后，会对人体组织产生不良反应，如过量的 Mg 会引起腹痛、腹泻、呕吐、烦渴和疲乏无力等；还有些金属，特别是重金属，微量就可能引起人体的不良反应。

二、海洋无机类医疗器械的功能性

（一）多孔结构利于组织长入

多年来，采用化学法转化珊瑚制备的可吸收多孔陶瓷已成功地用作骨科和颌面外科的骨移植替代品。珊瑚主要由碳酸钙组成，其形式为文石，很快被人体吸收，这使得没有足够的时间让新的骨骼在珊瑚支架上生长；然而，珊瑚是天然来源，具有最佳的强度和结构特征。转化后的珊瑚晶体组成为 HAP，是自然骨的主要无机成分，且转化后的珊瑚骨提供了一个三维多孔结构，类似于松质骨，孔径为 200～700 μm，并导致血管生长。在骨吸收过程中骨祖细胞分化、重塑，移入多孔微观结构。

当涉及硬组织和软组织时，孔互连尺寸对实现优良的机械结合是至关重要的。通常认为具有连通性孔隙的生物医用材料优于不连通孔，因为孔隙系统的空间连续连接对新骨的生长具有重要意义，特别是在长期组织界面维持方面。据观察，平均孔径为 260～500 μm 的植入体对成骨细胞的生长极为必要，而珊瑚 HAP 平均孔径则为 200 μm。珊瑚的水热转化保持了其原有相互连通的结构，同时改变了从文石到 HAP 的晶体结构。根据所使用的珊瑚种类，HAP 和 TCP 双相磷酸钙可以产生不同的孔隙结构。珊瑚 HAP 在 6 个月后由于骨组织的长入而超过松质骨强度，并提供组织修复早期结构支持。在一项长达 52 周的关于碳酸钙- HAP 珊瑚的动物骨缺损模型的系列研究中，通过 X 线摄影、扭转测试和定量组织形态计量学的研究，用背散射扫描电镜观察到植入体在 52 周前几乎完全吸收，仅剩下百分之几的植入体。根据硬度、抗压强度、体积密度和表观孔隙度的分析和表征，海洋珊瑚由于其力学性能，可以作为一种可供选择的异种植入材料。

（二）通过工艺控制可调控力学性能和降解性能

珊瑚骨植入体作为骨移植替代品，主要用作非承重情况下支撑。如果有必要在承重区域使用该材料,则植入体应定向放置,以获得最大强度,最大表面积应处于承重方向。商业珊瑚 HAP 由于在小孔间小梁内具有纳米孔结构,降低了植入体的耐久性和强度,其溶解速度非常快,为克服这些缺陷,在转化时,常采用两段加工工艺。首先将珊瑚完全转化为纯 HAP,然后采用溶胶衍生的 HAP 纳米涂层,在不妨碍材料的整体大孔的情况下覆盖材料中的微孔和纳米孔。这种较新的材料可应用于承重部位的修复。为了提高 HAP 的机械性能和克服 HAP 的较低机械性质,常将珊瑚 HAP 和珊瑚氟磷灰石的 HAP、氟掺杂的 HAP 用于生物医学应用中。

比较珊瑚 HAP 和人工合成 HAP 的吸收和骨化情况发现,珊瑚的降解吸收和骨化过程(5 个月)比人工合成 HAP(9 个月)更快。某些文献的结果提示珊瑚中存在寡核苷酸,而人工合成 HAP 中并不存在低聚元素。珊瑚的降解吸收率还可以通过局部转化来控制,通过水热反应在珊瑚表面形成一个 HAP 层,从而可以降低其在体内的降解。

(三)负载功能因子促进组织再生和修复

表 5-7 所示的 Interpore-200® 和-500® 具有骨传导作用,而不具有骨诱导性。因为在与骨骼直接接触的毛孔表面发现了新骨形成,但在植入体孔洞中没有新骨形成,因为这部分植入体没有接触到骨组织。很少有研究通过使用生长因子刺激局部组织再生,激活植入体周围微环境中的细胞来促进珊瑚 HAP 的骨整合。HAP 生物医用材料可以和生物分子协同组合,如骨形态发生蛋白-2(BMP-2)、转化生长因子-β(TGF-β)、胰岛素样生长因子-Ⅰ(IGF-Ⅰ)、IGF-Ⅱ和其他矿化骨基质中存在的因子都可以尝试与珊瑚 HAP 复合。这些因子在骨愈合和重塑中具有重要的调控作用,因为它们对成骨细胞功能有很强的影响,是启动和促进骨骼发育的自分泌机制的一部分。这些细胞产生额外的生长因子,可以刺激成骨细胞增殖和再生骨组织。

将珊瑚 HAP 粉末浸泡在不同浓度的硝酸银溶液中,通过溶液离子交换法,制备出不同含银量的载银 HAP,再与聚乳酸(PLA)按一定比例混合,并通过选择性激光烧结快速成形制备出具有特殊形状的数字化载银抗菌人工骨支架材料。

三、海洋无机类医疗器械的应用

(一)骨组织修复体

骨是第二大移植组织(仅次于输血)。每年全球有 220 多万次移植手术中使用骨修复感染组织、骨囊肿、肿瘤和骨折不愈合后产生的缺陷,创伤性和病理性骨折,关节和脊柱融合,复位关节置换术和整形外科。骨组织修复体根据来源分为自体骨(即在同一个体中从一个部位转移到另一个部位；其中同种异体骨是指从一个个体移植到同一物种的另一个个体）和异种骨（在不同物种的个体之间移植骨组织）。最理想的骨替代形式是自体骨，因为它们具有优越的骨传导性，容易合并，没有免疫反应。此外，它们还含有非胶原蛋白骨基质蛋白，可以刺激骨诱导，并结合祖细胞进行成骨。然而，自体骨移植不易实现骨的大规模置换，因为自体骨的供区有限，而且很容易导致供体区域感染等。同种异体移植材料是现成的，不需要第二次手术。此外，可能存在免疫反应和疾病传播，且移植后的效果不一致。处理异种骨组织以降低污染风险的同时，也会显著降低原有组织中存在的生物和力学特性。此外，供给量仍然得不到保证，在手术时处理和储存供体骨并不总能满足于患者的损伤部位。

骨组织修复体可以在机械支持和（或）促进骨折愈合方面提供更好的治疗效果。理想的促进骨愈合的材料应具有以下一种或几种特性：成骨、骨诱导或骨传导。①成骨是指供体细胞（如成骨细胞和未分化的间充质细胞）在受体部位形成新骨，这些细胞在移植过程中存活下来，为干细胞提供了成骨潜能，从而直接奠定了新骨；②骨诱导是指骨折处未分化的间充质细胞在骨形态发生蛋白 bmp - 2、TGF - β、胰岛素样生长因子、血小板衍生生长因子（PDF）和细胞因子的作用下分化为成骨细胞。总之，就是诱导干细胞分化为成骨细胞；③骨传导是由毛细血管、血管周围组织和间充质细胞从受体床进入植入体结构的三维过程，为这种新骨的形成提供了支架，简而言之，它提供了一个被动的多孔支架来支持直接骨形成。

为了摆脱自体骨供体有限，避免与同种异体移植相关的潜在并发症，各种人工骨已在人和动物中展开了研究。然而，在新型的人工骨中，没有一种是可以理想地满足骨诱导、成骨和骨传导三个必要条件。

磷酸钙陶瓷（β - TCP 和 HAP）也已开发并用作骨传导材料，并成功地进行了研究和临床应用，在人类骨科和牙科应用中取得了较为满意的临床效果。为了保证良好的骨传导效果，陶瓷结构的孔隙率，即暴露在生物环境下的表面积是关键决定因素。在 $150\sim500~\mu m$ 范围内的相互连接的孔隙率和孔隙大小是整个陶瓷植入物的界面活动、细胞迁移和骨生长的最佳选择，因为它更类似于自然骨的小梁结构。珊瑚由于其天然来源而具有最佳的强度和结构特征。转化后的珊瑚具有类似松质骨的三维多孔结构，孔隙直径为 $200\sim700~\mu m$，导致血管生长、骨祖细胞分化、骨重塑和移植物吸收及宿主骨在骨吸收过程中向多孔微结构生长。

珊瑚磷酸钙或碳酸钙生物医用材料在外科中被广泛用作骨替代品。在人类肿瘤（55例）、骨折复位程序（42 例）和腰椎前部融合（表 5-6 所示）的临床上被广泛用作骨替代品。在跟骨骨折（71 例）中，成功地将珊瑚 HAP 块用于跟骨移植。植入部位总是形成大量新骨，至少不少于空白的对照组。以山羊为动物模型开展的珊瑚 HAP 颈椎前路椎间盘切除术与融合（anterior cervical discectomy and fusion，ADCF）试验证实，在组织学上，在 12 周的过程中，48% 的 ProOsteon（interpore，irvine，CA）植入物被评为结合合格，10% 被评为具有纤维缝隙，29% 为塌陷，14% 被挤压。颈椎前路钢板的加入显著改善修复效果，71% 植入物显示良好的结合,24%植入体塌陷,5%存在纤维间隙。这些组织学结果提示自体骨是最好的,但ProOsteon与同种异体骨相比,修复得到了改善。分析表明,没有一个植入物与宿主骨有完全的匹配,但在12周都具有外周蠕动替代与椎体的新骨形成。在生物力学上,使用ProOsteon植入物的脊椎在扭转中的刚度不如自体移植,但与同种异体移植相等。ProOsteon植入物的屈曲扩展中性区刚度也低于同种异体移植或自体移植。但无论如何,与自体骨移植相比,珊瑚骨提供了一种安全、生物相容性良好、可生物降解的选择,没有供体部位的发病率或并发症发生率的变化。此外,疾病传播也不是问题。相互连接的孔允许在其网络中插入新的骨骼和软组织。但珊瑚骨初始的力学性能较差,因此,必须通过内固定和非负重来保护。

(二) 在颌面、牙科和耳部应用

珊瑚植入体自1992年以来已成功地应用于颌面外科,并观察到在临床病例中,珊瑚具有良好的耐受性,同时部分骨化,因为骨化后原珊瑚被吸收。临床病例表明,这种材料的使用是成功的。珊瑚HAP是一种生物相容性很强的材料,与宿主骨接触时会有大量的新骨生长。中耳内和鼓膜之间有良好的软组织内固定和纤维组织固定,在中耳和乳突重建动物模型(犬)中,孔(珊瑚)HAP作为耳蜗移植材料显示出良好的效果。移植上颌窦植入物的成功结果取决于新的重要自体骨的形成及其密度。在隆骨增强过程中,海洋藻类HAP移植材料被用于支持在咬合载荷下植入物,从而允许移植的上颌窦内的植入物提前加载;珊瑚也成功地用于牙科。

(三) 在药物载体和递送中的应用

目前将治疗性生物分子递送到体内相关治疗的目的地是比较困难的,这是因为有许多层次的功能需要协调在一起才能实现治疗的目标。如药物的保护、移动性、靶向性、程序化释放、环境响应性和细胞内转运,但它们尚未能有目的地集成到一个单一的药物载体上。需要解决的问题很多,如各种相互竞争的物理作用(小尺度上的黏度和表面张力)和化学约束(键能、空间位阻)与药物功能和迁移之间的矛盾。为了解决这些问题,药物颗粒必须是可生物降解的,但又不能太快地溶解,且需要在一个单一的药丸中释放药物。通常,药物通过注射(直接进入眼睛或血管)或通过摄入进入体内,然而,它们也可能以溶液的形式穿过泪膜进入眼部血管,以气溶胶的形式进入鼻腔,并通过皮肤表面的血管被皮肤吸收。它们也必须具有渗透性,但同时必须在确定的时间内保证药物的负载。药物载体的大小取决于摄入的方式,口服药物颗粒应在1 mm以下,注射用颗粒必须在200 μm以下,吸入颗粒理想为100 μm。剂量则取决于它们的生物学效应和最大可能的功能。例如,抗生素的用量通常为每日1 g,而300 μg的肾上腺素就足以治疗过敏性休克。可以说,两个最基本的功能是靶向细胞及在细胞内的控制释放。

大多数药物和治疗蛋白在体内停留时间短暂，因为它们被快速地同化和代谢，而基因一旦被并入细胞的遗传机制，则具有相当长的持续活性。基因治疗比蛋白质治疗和细胞治疗更先进。因此，进入人体的药物分子需要加以保护。这种保护也必须有效地避免宿主免疫系统的攻击。然而，最关键的任务仍然是针对特定的细胞、组织和细胞内基质的靶向给药，并在工程上实现一种或多种药物，或某单一药物的连续快速释放。我们所说的释放是指从药物载体的壁或封闭的内部扩散和溶解到靶向治疗区域。

生物陶瓷是一种重要的生物医用材料，适合于骨、牙齿和软骨的组织工程。海洋无机矿化材料及其结构适合于钙化骨和关节组织，因为它们具有互补性、生物相容性和生物吸收性。珊瑚 HAP 也可以作为一种有效的载体系统，递送并提供生长因子，以加强骨整合及种植固定到种植体周围的骨组织。在骨替代手术中，由混合 HAP 和 β - TCP 制备的双相磷酸钙是一种最有前途的骨组织药物传递系统材料，目前正在努力通过多种方法提高其治疗效果。一个日益重要和必要的要求是用于骨修复和重建的仿生药物递送必须从同一载体中释放多种治疗药物和生物分子。以治疗骨关节炎的策略为例，目前的观点是，由于高入侵的骨外科手术导致不断和反复的细菌感染，促骨形成和骨吸收药物及抗生素必须合作协调治疗。另外，一些海洋微生物，如具有独特过滤结构的有孔虫、小孢子虫和双歧杆菌被转化为溶解性可控的磷酸钙，并装载了一系列药物和生物医用材料，用于靶向传递，缓慢溶解，并最终进行组织再生和修复。

自然海洋碳酸钙晶体也因其结构多样性颇受关注。模拟合成的微小浮游生物的碳酸钙壳形态的结构已被证明能促进骨祖细胞在一起培养时分化为骨样组织和软骨组织。此外，还发现在碳酸钙微球组装过程中，生长因子被包裹在晶片之间和晶片内。随着碳酸钙慢慢溶解，这些生长因子被释放到周围环境中。碳酸钙微孔球与人同种异体骨和人骨髓基质细胞（即成骨细胞的前体）混合，在体内再生成熟的矿化骨和新生骨。

结束语：与人工合成材料相比，海洋无机生物医用材料因其与人体硬组织的组成和结构相似，在骨修复和再生中得到了广泛的应用。同时，海洋无机材料所具有的独特晶体结构和组装方式，使其在药物递送方面具有巨大的发展潜力。然而，海洋无机生物医用材料主要的临床应用还是集中在珊瑚及珊瑚 HAP 上，但珊瑚存在明显缺陷：①天然珊瑚属于珍贵的自然资源，已禁止开采，来源有限；②HAP 生物降解缓慢，长时间存留于骨组织内会限制新骨生长；③难以进行个性化定制并与患者骨缺损处完全匹配；④无骨诱导活性。因此，探索制备具有类珊瑚多孔结构、降解速率可控及骨诱导活性的新型无机生物医用材料，替代稀缺的天然珊瑚资源用于生物医药，具有较高的科学研究意义与应用前景。

（李 红）

参 考 文 献

[1] Boutinguiza M, Pou J, Comesaña R, et al. Biological hydroxyapatite obtained from fish bones [J]. Materials Science and Engineering C, 2012,32(3): 478 – 486.

[2] Damien E, Revell PA. Coralline hydroxyapatite bone graft substitute: A review of experimental studies and biomedical applications [J]. Journal of Applied Biomaterials & Biomechanics, 2004,2(2): 65 – 73.

[3] Du B, Liu W, Deng Y, et al. Angiogenesis and bone regeneration of porous nano-hydroxyapatite/coralline blocks coated with rhVEG F165 in critical-size alveolar bone defects in vivo [J]. International Journal of Nanomedicine,2015,10: 2555 – 2565.

[4] Kim BS, Yang SS, Yoon JH, et al. Enhanced bone regeneration by silicon-substituted hydroxyapatite derived from cuttlefish bone [J]. Clinical Oral Implants Research, 2017,28(1): 49 – 56.

[5] Macha IJ, Ben-Nissan B. Marine Skeletons: Towards Hard Tissue Repair and Regeneration [J]. Marine Drugs, 2018,16 (7): 225 – 236.

[6] Neto AS, Ferreira JMF. Synthetic and Marine-Derived Porous Scaffolds for Bone Tissue Engineering [J]. Materials, 2018, 11(9): 1702 – 1742.

[7] RatnaSunila B, Jagannatham M. Producing hydroxyapatite from fish bones by heat treatment [J]. Materials Letters, 2016,185: 411 – 414.

[8] Rogina A, Antunovic M, Milova D. Biomimetic design of bone substitutes based on cuttlefish bone-derived hydroxyapatite and biodegradable polymers [J]. Journal of Biomedical Materials Research Part B: Applied Biomaterials, 2019,107(1): 197 – 204.

[9] Sunil BR, Jagannatham M. Producing hydroxyapatite from fish bones by heat treatment [J]. Materials Letter, 2016,185: 414 – 418.

[10] Venkatesan J, Qian ZJ, Ryu B, et al. Hydroxyapatite from Cuttlefish Bone: Isolation, Characterizations, and Applications [J]. Biotechnology and Bioprocess Engineering, 2018,23(4): 383 – 393.

第六章·海洋生物医用材料的临床应用

　　海洋生物医用材料是生物医用材料中的重要分支,也是生物医用材料的纵深发展方向之一,具有巨大的开发潜力。海洋生物医用材料种类繁多、功能优良、安全性好且低廉易得,在生物医药领域的开发和转化前景广阔。现阶段海洋生物医用材料研究多以壳聚糖、海藻酸和海洋多糖生物为主。海洋生物医用材料基本上是用于临床治疗、检验与康复材料类医疗器械或药物载体,随着人们生活质量的提高和对医疗水平要求的不断严格,材料类医疗器械的安全性和功能性要求也愈来愈高。海洋生物医用材料不仅可以用来代替、修复病变组织和器官,使其恢复或改善相应的生理功能,使其具备正常组织和器官的结构和功能;而且还可用于药物载体,实现控缓释给药系统、靶向给药系统、智能给药系统或自我调节给药系统等。所以说,海洋生物医用材料已经成为人类生命过程中不可缺少、也无法替代的重要物质。无论海洋生物医用材料如何变化,其唯一的宗旨永远不会改变,那就是不断为改善人们生活质量、延长人们寿命及提高医疗效果、降低医疗成本服务。

第一节 · 壳聚糖的临床应用

壳聚糖是天然类多糖甲壳素在碱性条件下脱乙酰基而得到的衍生物。甲壳素是地球上含量仅次于纤维素的天然有机高分子化合物,也是迄今为止所发现的唯一天然碱性多糖,其化学名称为聚(1,4)-2-氨基-脱氧-β-D-葡萄糖。甲壳素广泛存在于甲壳类动物如虾、蟹及昆虫等的外壳,以及许多低等植物如菌藻类的细胞壁中,在自然界中含量巨大,来源广泛。壳聚糖分子内存在 N、O 原子,很容易形成分子内或分子间氢键,因此壳聚糖是不溶于水和大多数有机溶剂的,但是可溶于一些稀的盐酸、硝酸等无机酸和大多数的有机酸。其溶解度与其脱乙酰程度及分子量有关。一般而言,脱乙酰度越高,壳聚糖分子链上的游离氨基越多,就越容易溶于水;分子量越大,分子链之间由于氢键会缠绕得更紧,溶解度反而会降低。除了上述说到的脱乙酰度之外,壳聚糖另一项重要指标就是它的黏度,黏度是用来反映壳聚糖分子量的(相同浓度、温度、溶剂条件下)。黏度越大,壳聚糖分子量越大;黏度越小,壳聚糖分子量越小。

壳聚糖为白色或淡黄色半透明状固体,略有珍珠光泽,其分子具有复杂的双螺旋结构。含有大量的活泼氨基和羟基的壳聚糖分子有较强的化学活性,在一定条件下,壳聚糖分子能发生水解、烷基化、硝化、氧化、还原、缩合等一系列化学反应,并能进行多种化学改性,形成不同理化性质与功能特性的衍生物。壳聚糖由于具有良好的生物相容性、可降解性、吸附性、成膜性、抗菌性、无毒性及能够加速伤口愈合等性能,在生物医用材料领域获得广泛的应用,成为生物质材料研究中的一个热点。

一、壳聚糖的基本性能

(一)止血性能

壳聚糖的止血作用主要体现在 3 个方面:一,壳聚糖是含有氨基的准阳离子多糖,其表面的正电荷可与红细胞表面的负电荷发生黏附、聚集,产生静电中和反应,解除其间的排斥作用,可使大量红细胞快速凝集,而红细胞的聚集可以改变血液动力学,促进血液凝固,降低失血量;二,壳聚糖具有很强的促进血小板黏附和聚集的作用,血小板的黏附和聚集是血液凝固的启动器,同时血小板的黏附与聚集过程中又释放各种代谢产物,这些代谢产物在血液凝结过程中起重要作用,血液的凝固又加速血小板的黏附与聚集,通过相互作用起到放大的作用,从而加速血液的凝结过程;三,由于壳聚糖独特的分子结构,氨基能够增加纤维蛋白原的吸附数量,能够在体内与血浆蛋白及一些重要的凝血因子结合,从而使血凝块更牢固。壳聚糖的止血作用并不完全依赖于激活血小板和凝血因子形成纤维蛋白而使血液发生凝固,其甚至可以在凝血因子和血小板缺失的情况下有效止血。

(二) 抗菌性能

壳聚糖的抗菌机制主要有 3 种观点:一,壳聚糖大分子链带正电,细菌的细胞壁带负电,两者相互接触,壳聚糖和细菌表面产生静电吸附作用,影响细菌的正常活动,使细菌发生絮凝,从而抑制细菌的生长;二,低分子量的壳聚糖可以穿透细菌的细胞壁和细胞膜进入到细胞内,破坏细菌体内的遗传物质 DNA 或 RNA 的相互作用,阻碍细菌的繁殖;三,壳聚糖表面的自由氨基可以与对细菌生长非常关键的金属离子及酶的辅助因子进行螯合,抑制细菌对微量元素的摄取及与营养物质的结合,从而阻碍其生长。

影响壳聚糖抗菌性的因素有很多,包括分子量、脱乙酰度、浓度、pH 和溶剂种类等。由于壳聚糖的抑菌性随分子量和菌种的不同而不同,因此难以确定抗菌活性与分子量之间的关系,但壳聚糖的抗菌性随脱乙酰度的升高而增强,并与 pH 成反比关系。

有研究发现,壳聚糖的抑菌活性来源于其分子链上氨基在酸性条件下质子化形成的阳离子,与细菌表面通过静电相互作用结合,包覆和束缚细菌,在先抑制后杀灭大肠埃希菌和金黄色葡萄球菌的过程中,细菌逐渐破裂和分解。还有研究发现,壳聚糖衍生物通过扰乱细菌的内膜和外膜杀死细菌,聚阳离子分子能够与细菌细胞膜带负电荷的组分相互作用,破坏外膜结构的完整性,导致其屏障功能丧失和营养物质流动及细菌内容物泄露,从而导致细菌死亡。

(三) 生物可降解性

壳聚糖具有生物可降解性,可通过化学(酸解)或酶法被生物降解。壳聚糖在体内可被巨噬细胞分泌的溶菌酶降解成能被机体吸收的壳寡糖(chitooligosaccharide, COS)。壳寡糖是 2～10 个氨基葡萄糖(glucosamine)通过 β-1,4-糖苷键连接而成的低聚糖。壳寡糖水溶性好,容易被机体吸收和利用,是人体细胞膜表面糖链中最重要、最有活力的功能糖。壳寡糖由于其独特的化学结构和生物学活性,表现出神奇的生理保健功能和广泛的应用前景,具有重要的生理和药理意义。近年来大量的研究表明,壳寡糖有多种生物学功能,包括清除自由基、抗肿瘤、增强免疫、抑制微生物活性等。

壳聚糖的分子量和脱乙酰度对降解有影响,一般来说,随着壳聚糖脱乙酰度的增加,生物降解速率降低。如溶菌酶对脱乙酰度＞70%的壳聚糖的降解活性迅速降低,脱乙酰化度达到 100%的壳聚糖则不能在体内被溶菌酶催化水解。与之相反,提高壳聚糖的脱乙酰度、增大分子链上的氨基含量却有利于降低植入物材料表面的电势,从而改善其生物相容性,降低组织排斥作用。

（四）阳离子聚电解质性

壳聚糖是一种聚电解质,在酸性溶液中(pH<pKa),其主链上的氨基结合质子,壳聚糖分子链在溶液中以聚电解质的形式存在,与带负电的阴离子和聚阴离子发生相互作用形成复合物。相互作用力包括静电作用、偶极作用、氢键和疏水作用。壳聚糖可以和许多合成或天然高分子之间形成聚电解质复合物,如聚丙烯酸、羧甲基纤维素、黄原胶、卡拉胶、海藻酸、果胶、透明质酸、硫酸纤维素、硫酸葡萄糖、硫酸软骨素等。壳聚糖带正电荷的氨基与其他带负电的聚电解质发生静电相互作用是聚电解质复合物形成的主要原因,其强度要高于氢键和范德华力。壳聚糖在形成电解质的过程中要考虑分子量、分子量分布、氨基分布、乙酰度和构象的影响。壳聚糖乙酰度不同,其 pKa 也会发生变化。壳聚糖具有低乙酰度时,质子化氨基由于静电作用相互排斥,分子链伸展。壳聚糖分子链的刚性和离子强度有关,盐的加入降低了壳聚糖分子链的静电排斥作用。乙酰度的增加使壳聚糖链之间的氢键作用增强,也降低了壳聚糖链的旋转和运动。当壳聚糖的乙酰度>50%时,壳聚糖溶液变为高度溶剂化的微凝胶分散体系。因此,在形成聚电解质复合物时应考虑壳聚糖链的刚性。

（五）生物相容性

壳聚糖是来源于海洋的天然高分子化合物,广泛存在于甲壳纲动物的甲壳中,是一种天然的高分子材料。壳聚糖的基本单位是葡萄糖胺,而葡萄糖胺是人体内存在的物质,与人体细胞具有良好的亲和性,生物相容性好,可以生物降解,对生物体无刺激性,炎症反应小。

（六）生物活性

壳聚糖类生物医用材料具有较好的生物活性。在创面愈合过程中能够起到培育细胞生长、加速创面愈合的作用。其促进创面愈合的可能机制有:①水溶性壳聚糖分子接触并渗透进创面组织表面后,中性的组织液使其分子逐渐通过氢键交联形成网络,与创口组织表面间形成拓扑缠结,高效封闭创面,形成利于创面愈合的无菌和湿性环境;②加速炎症细胞如多形核细胞及巨噬细胞渗出到伤口区,促进伤口清洁,促进肉芽组织形成,从而加速创面的愈合;③壳聚糖能刺激上皮细胞分泌表皮生长因子,提高表皮生长因子受体的表达,从而加速创面的愈合。

壳聚糖基材料还被多项研究证明具有平衡修复、抑制瘢痕增生的作用,其抑制瘢痕增生作用可能的机制有:壳聚糖及其衍生物能直接通过改变如生化因子、干扰素、肿瘤坏死因子、白介素等各种因子的表达,抑制瘢痕成纤维细胞的增殖、分化及分泌功能;改变伤口及瘢痕中免疫细胞的作用；抑制Ⅰ型胶原、增殖细胞核抗原表达；促进表皮细胞的生长，加速伤口愈合等。

（七）多功能反应性

壳聚糖分子链上具有羟基和氨基等活泼基团，能发生多种化学反应，通过化学方法引进基团和侧链，以改变壳聚糖原有的化学和生物学性质，得到结构新颖、功能增强的材料。在壳聚糖分子链上，与化学性质有关的功能基团是氨基葡萄糖单元上 6 位 -OH、3 位 -OH 和 2 位氨基或乙酰氨基及糖苷键。其中糖苷键比较稳定，不易断裂，也不与其他羟基形成氢键。所以，通常壳聚糖的化学反应只涉及 2 个羟基和氨基，能发生酰基化、羧酸化、醚化、酯化、烷基化等反应。

二、壳聚糖基材料在临床中的应用

（一）壳聚糖基敷料

壳聚糖具有良好的生物相容性、生物可降解性。由于其分子链上准阳离子氨基的作用，壳聚糖基生物医用材料还具有抑菌、止血、镇痛和抑制瘢痕增生等作用，使其逐渐成为常用的组织工程生物医用材料，广泛应用于人体组织的修复。其中，壳聚糖基敷料产品研究最早，在国内临床上已应用十几年，综合疗效获得临床医生的肯定，有望在传统棉质纱布、油纱布、单独抗菌和促愈合功能性敷料之后，成为最具发展前景的创伤敷料之一。目前已经上市的壳聚糖基创面修复产品，其核心材料为壳聚糖和（或）其他甲壳素衍生物，通常单独或与其他材料复合制成水溶液（胶）状、水凝胶状、纤维及海绵状、粉末与颗粒状和膜状等不同形态，用于各种体表创面的修复。

壳聚糖基水溶液（胶）敷料主要包括液体敷料和胶状敷料等，液体敷料一般为浓度较低的壳聚糖和（或）其他甲壳素衍生物单独或复合其他材料形成的稀溶液，胶状敷料可以是壳聚糖和（或）其他甲壳素衍生物单独或复合其他材料的浓溶液，也可以是其溶胀分散体系。两者施于创面后均形成液体膜，通过体温蒸发大部分水分后形成固态膜，在创面表面形成湿性保护层，起物理屏障作用，主要用于浅表创面的护理。壳聚糖基水溶液（胶）敷料具有良好的抑菌性、成膜性和保湿性，透气性好，并能控制和吸收一定的渗出液，加速创面结痂和愈合，减轻瘢痕形成。此类敷料在已注册的壳聚糖基创面修复产品中占了较大的份额，且在临床应用中取得了良好的效果，得到医生和患者的认可。

壳聚糖基水凝胶敷料是由壳聚糖和（或）其他甲壳素衍生物单独或与其他材料复合组成的三维立体网状吸水性多聚体，是一种溶胀在水或生理液体中的三维高分子网络。这种水凝胶具有增强黏附和抑菌性能,增加渗出物的吸收能力,刺激血管生成、皮肤组织再上皮化和抗菌剂缓释等作用。近些年,壳聚糖基水凝胶敷料在临床中应用较多,国内已注册的壳聚糖基水凝胶产品多数用于肛周疾病、妇科炎症的治疗,少部分用于浅表皮肤创面的护理。

壳聚糖基纤维与海绵敷料主要成分为壳聚糖和(或)其他甲壳素衍生物,或者再加入海藻酸钠、透明质酸钠、明胶、碳纤维、丙三醇、聚乙烯醇、聚己内酯等成分。纤维(无纺布)和绷带敷料通常是以壳聚糖和(或)其他甲壳素衍生物为原料,采用湿法纺丝、静电纺丝法等技术制备的以纤维或无纺布为基材,以黏胶纤维、医用压敏胶、丙烯酸酯黏胶剂、格拉辛纸、离型纸等为辅助材料的多层自黏型或非黏型敷料。而海绵敷料则通常是以壳聚糖和(或)其他甲壳素衍生物、明胶、发泡剂等为原料,采用冷冻干燥技术等制备的多孔敷料。纤维与海绵敷料对伤口均具有较理想的止血、控制渗出液和促进愈合等辅助治疗效果,也是目前国内外已注册壳聚糖创面修复产品中数量最多的一类。

壳聚糖基粉末与颗粒敷料主要成分为壳聚糖和(或)其他甲壳素衍生物,有些还加上乳酸等成分,通过喷洒作用于创面上,对创面具有良好的黏附性和包裹性,可吸收创面渗出液,有效止血和促进伤口愈合,适用于非慢性浅表创面的止血和护理。

(二) 壳聚糖基止血材料

止血是临床诊疗的重要组成部分,有效的止血是急救和外科手术保障患者生命安全的重要过程。其次,有效的止血还可以减少创面和术区积血,有利于伤口愈合,减少感染等并发症。壳聚糖具有良好的止血性能。目前,壳聚糖的止血机制尚未完全清楚,大多数学者认为壳壳聚糖的止血机制在于壳聚糖带有一定量的电荷,它的分子直接与创面上的红细胞发生交联反应形成血凝块,而它的止血过程不依赖于机体的凝血因子和血小板。

2002年美国HemCon公司研发的HemCon系列产品被FDA批准上市,该产品以冻干壳聚糖为基材。HemCon与血液接触后,利用正电荷的壳聚糖吸引红细胞,促使血液迅速凝固,使伤口形成结实的有黏附性的血块,有利于伤口的闭合固定和伤员转运。HemCon柔韧性好,不粘连伤口,且具有抑菌、抗感染作用。HemCon止血绷带在口腔外科手术,甚至在患者需要进行抗血小板治疗的外科手术中就能有效止血,且手术部位伤口愈合度好。2007年,美国萨姆医疗产品公司生产的Celox系列产品和XStat产品被FDA批准上市。Celox为从虾壳中提取出的不同脱乙酰度和分子量的壳聚糖颗粒状混合物。其止血机制是通过带正电的Celox与带负电的红细胞之间的静电吸附,形成堵塞物,从而达到快速止血的目的,且再出血率为零。该产品被用于外科手术、战场创伤、就医前急救等,并于2010年被美国列入美军急救包标准内容物。XStat是首个用于无法通过压迫止血的躯干和四肢结合部位出血的新型止血产品。XStat是一种海绵注射器,可以将不可吸收、可扩增的止血海绵用于不适合压迫止血部位的出血控制。海绵与血接触后迅速膨胀,形成物理屏障,促进凝血块形成。

目前获得国家药品监督管理局批准的壳聚糖基体内止血材料有2个,一个为青岛博益特生物医用材料股份有限公司生产的壳聚糖基可吸收止血非织布(简称止血非织布),另一个为山东赛克赛斯生物科技有限公司生产的复合微孔多聚糖止血粉(简称止血粉)。壳聚糖基可吸收止血非织布由改性甲壳素(羧甲基壳聚糖)制成,形态为无纺布。用于外科手术中结扎或其他常规方法不适用或无效时,辅助用于控制毛细血管、静脉和小动脉的出血。复合微孔多聚糖止血粉由淀粉多糖和羧甲基壳聚糖乳化交联共聚而成,是一种具有微孔结构的复合天然多糖,用于各种创伤和手术新鲜组织创面出血区止血。目前,产品应用的临床科室包括心胸外科、神经外科、骨科、血管外科、普通外科、泌尿外科、妇产科、耳鼻喉科、烧伤整形科等,临床应用效果良好。

壳聚糖基体内止血材料虽然止血效果良好,但是不能代替临床常规的止血措施,如结扎、电凝、按压等,其为外科手术中常规控制方法不适用或者无效时的辅助止血方法,适用于开放式手术和腔镜手术。对于腔镜手术,壳聚糖基海绵可以裁剪成小块状后通过腔镜管道到达指定部位止血,而止血粉可以通过特殊的配合导管到达指定部位,实现止血的目的。产品应用后,对于出血量较大的部位应辅以按压,确认无出血/渗血后,冲洗掉剩余的产品。对于神经分布较密集的部位,尤其要注意产品使用的量和止血后冲洗掉剩余的产品,以免引起神经压迫,从而造成神经损伤。

(三)壳聚糖基防粘连材料

术后粘连是外科领域常见的一种临床现象,也是术后愈合过程中常发生的病理生理过程,如不及时预防及治疗可导致严重的术后并发症。目前预防术后粘连的方法主要有物理阻隔法和药物防治法。壳聚糖是一种碱性天然大分子多糖,由甲壳素脱乙酰氨基制备而得。壳聚糖具有良好的生物相容性、在人体内可降解,是优良的生物医用材料。壳聚糖作为防粘连材料,具有良好的生物相容性、适宜的组织黏附性(不需缝合);可完全覆盖创伤表面且具有足够的体内存留时间;能够降解吸收;既能有效防止粘连形成,又不影响伤口的正常愈合;成本低、方便使用,是一种组织相容性良好的体内植入性生物医用材料。

目前,利用壳聚糖开发出的多种防粘连材料已被广泛应用于临床,在预防外科手术、盆腹部手术和骨科手术后的组织粘连,如预防剖宫产术后粘连、肌腱粘连、关节粘连、肠粘连、阑尾术后粘连、硬膜外粘连等方面均取得了良好的效果。壳聚糖及其衍生物的许多临床研究也证实了其在外科手术、盆腹腔手术中的防粘连效果。

目前已经应用于临床的壳聚糖基防粘连材料的物理形态主要包括溶液、膜和凝胶,纳米纤维和喷剂也在研究中。各种形式的壳聚糖基防粘连材料各有优缺点,如凝胶、溶液易流动,不易在局部形成较高浓度,而单纯应用壳聚糖制成海绵状及薄膜机械强度及韧性不够。

各种方式的壳聚糖材料均是通过生物屏障的作用达到防粘连的目的,在正常组织修复之前发挥作用以防止纤维肉芽长入。此外,壳聚糖能够选择性地抑制成纤维细胞生长,促进上皮细胞生长,并能减少胶原纤维合成,最终达到预防和减轻粘连的目的。

大量的研究显示壳聚糖防粘连的作用机制可能有以下几点:①生物学屏障作用,根据粘连形成的三维立体学说,能成为防止粘连最好的材料是半流体物质,既能覆盖创面,又能保护创面。有学者认为,壳聚糖在局部浸润形成胶体网状结构,存留 3 周后被降解、吸收,可阻止外源性修复,但可透过营养物质,促进内源性愈合。②减少血肿形成:壳聚糖能促进血小板加速吸附,使血小板由静止相转变为机能相,大量释放 β - TG、PF - 4 等凝血因子,能有效阻止血纤维蛋白束的形成,防止血肿形成和机化。③抑制成纤维细胞增殖,降低胶原产生量,从而减少病理性纤维化和瘢痕形成,达到防止粘连的目的。④壳聚糖有一定的抑菌作用。壳聚糖能有效抑制革兰阳性菌生长,减轻创面周围的炎性反应,从而减少创面的外源性愈合,减轻创面粘连。此外,壳聚糖及其衍生物在愈合早期降低 TGF - β1 表达的作用,从而达到减少腹膜粘连形成的程度和范围作用。

壳聚糖防粘连材料的防粘连机制仍需进一步探究,通过构建材料各级结构与防粘连性能之间的关系,从而对材料的各级结构进行可控修饰,增强材料的抗粘连效果,实现术后粘连的完全预防。

(四) 壳聚糖基注射用材料

骨性关节炎多发生于中老年人,是以关节软骨破坏为特征的疼痛性关节疾病。骨关节炎的主要病理特征是关节骨退变。壳聚糖的化学结构与糖胺多糖相似,能够参与软骨代谢,并且选择性地抑制成纤细胞增生,减弱其骨化作用,减慢关节软骨的退变;壳聚糖能够消除体内自由基,从而消除或减弱 NO 增多引起的骨关节面破坏和骨质疏松。近年来,壳聚糖作为一种甲壳素衍生物,具有与纤维素相似的高分子线性特征,具备良好的可降解特性和生物相容性,关节腔注射医用壳聚糖作为一种关节内黏弹性物质补充,在我国被应用于外科手术后预防粘连、软骨保护及骨关节炎治疗等临床实践中。

国内壳聚糖关节内注射产品主要为上海其胜生物制剂有限公司生产的医用几丁糖,主要适应证为骨关节的润滑剂,适用于防治外伤性或退变性骨关节炎,主要禁忌证为局部感染。

国外壳聚糖关节内应用产品主要针对软骨损伤,包含 Piramal Life Sciences 公司的 BST-CarGel 及 Smith & Nephew 公司的 CARGEL Bioscaffold 等产品。其用法主要在膝关节软骨损伤微骨折术后,以壳聚糖为生物支架,将自体血细胞聚集固定在软骨缺损处,促进软骨损伤的修复。

(五) 壳聚糖基材料在骨组织工程中应用

骨缺损是临床上常见的骨科疾病,由于该组织血管少、循环差,营养因子和生长因子难以到达损伤处,因此修复过程缓慢。壳聚糖可被塑成各种不同的形状,如微球、糊剂、膜、海绵、纤维和多孔支架。作为骨修复材料,一般制成多孔结构。多孔支架结构可通过冷冻和真空干燥壳聚糖溶液,而孔的大小和方向可在冷冻的过程中通过冻结速率、冰晶大小和热梯度几何学来调控。壳聚糖可作为生长因子的载体,通过控制生长因子的释放,在骨损伤处长时间维持较高浓度的生长因子,达到促进骨损伤愈合的目的,同时还具有良好的生物相容性和生物可降解性。壳聚糖多孔支架具有立体三维结构,有利于细胞黏附生长、繁殖、分化、功能代谢和营养交换,细胞外基质易沉积,也有利于血管和神经长入。但是壳聚糖的力学强度较弱,且只能溶于酸性溶液,目前骨组织工程支架的研究主要集中在复合其他材料的壳聚糖复合支架。例如,将壳聚糖与矿物成分结合,利用快速成型及冷冻干燥技术制得多孔壳聚糖-聚乳酸-羟基磷灰石仿生复合支架。该复合物在结构和组成上类似于骨组织。在骨组织工程应用中,壳聚糖还常与其他成骨材料联合使用,如羟基磷灰石、磷酸钙、硫酸钙、胶原等,从而得到与骨组织结构相似的复合物。

壳聚糖作为骨组织工程支架材料显示出良好的重建能力,除了由于壳聚糖为细胞生长提供细胞外基质、携载促进骨分化的生长因子以外,也部分归因于壳聚糖的抗炎性质。体外移植物总是会产生免疫排斥,进而引发炎症反应,而壳聚糖具有抗炎功能,这在某种程度上减弱了免疫排斥反应,促进骨组织愈合。

(六)壳聚糖基材料在神经组织工程中的应用

神经在人体中扮演着重要的角色,神经受损可能会影响机体内的信号传导、正反馈和负反馈。如果发生损伤得不到及时修复,将会导致患者出现严重的功能障碍,损伤的神经组织通常伴随着树突细胞功能退化,最终可能导致相应的肌肉萎缩等现象。尽管在当今神经外科中,显微手术已取得巨大进步,但将受损神经重新连接起来仍然是一个巨大的挑战。当前临床治疗中最佳的治疗方式是移植自体神经组织以修复受损的神经组织,但自体神经移植在临床上存在来源有限、牺牲次要神经功能、感染等缺陷,这样伴随的附加损伤,可能最终结果得不偿失。因此,最经济适用又能在功能上满足患者需求的就是移植可降解支架材料,支架材料在受损的两个神经末端之间起到桥梁的作用,为两部分组织之间的愈合和生长提供相应依托。

壳聚糖由于生物相容性好、容易降解而被应用于神经组织重建中,可作为神经修复材料。有研究表明,以壳聚糖为支架,负载种子干细胞和生长因子构建神经恢复模型,能够显著促进轴突再生和修复作用,促进内部神经愈合,从而使组织和器官的功能得到部分恢复。也有研究将壳聚糖与明胶两种材料制备神经导管以代替支架,不仅缩短了支架降解速率,而且降低了支架本身的硬度,减少了移植物对自身神经组织的压迫,增强了支架材料的相容性。明胶中含有大量羟基,亲水性极强且易溶胀,因此降低了壳聚糖支架材料的硬度,加快了壳聚糖支架的降解速度,同时克服了明胶形态易变化的缺陷。

(七)壳聚糖基材料在牙周组织工程中的应用

牙周组织由牙骨质、牙龈、牙槽骨及牙周膜组成,牙周损伤是目前牙科最常见的疾病。牙周组织工程致力于牙周组织的重建,恢复牙周组织的功能和美观。牙周组织重建涉及的问题比较多,如要考虑牙周神经组织众多,尽量减少压迫;牙髓细胞不易增殖,组织重建周期较长;最重要的是牙周组织易受细菌感染,导致牙髓细胞坏死。牙周组织工程是在牙周组织缺损中加入引导牙周骨质再生材料,并用屏障膜覆盖其上,阻止具有生长优势的牙龈上皮向根面增殖。

壳聚糖已被证明具有天然抗菌性质及良好的生物相容性、塑形性,有促进伤口愈合及引导骨形成的功能。牙周组织工程中有三大基本要素——种子细胞、信号分子和支架材料,壳聚糖以不同的形式与这三个要素相结合。早在十几年前就有人证明壳聚糖作用于牙周组织重建后存在新生的细胞外基质,这说明壳聚糖支架不仅可为细胞生长提供微环境,还有可能在壳聚糖支架降解以后生成天然的细胞外基质。对组织工程而言,这意味着替代材料在降解的同时也促进了被替代物的生长,两个过程同时进行,在功能上满足患者需要的同时可减少自身免疫排斥的风险。同时,壳聚糖不仅可作为细胞生长的细胞外基质,同时能够作为携载生长因子促进组织生长的载体,壳聚糖的多功能性使其在组织工程中的应用范围进一步扩大。

(八)壳聚糖在眼角膜组织工程中的应用

角膜是位于眼球最前端的一层透明薄膜,为眼睛提供大部分屈光力,其透明度的维持对视觉形成具有至关重要的作用。角膜感染、角膜外伤、自身免疫系统疾病等因素均可能导致角膜盲,是最常见的致盲原因。目前角膜移植是治疗角膜盲最有效的方法,但是临床仍面临供体角膜严重匮乏和术后免疫排斥等问题。因此,长期以来,医疗工作者们一直渴望建立一个不仅形态类似于人类角膜且功能与人类角膜相似的人工角膜。早在20世纪末期就有研究者采用兔角膜细胞、牛角膜细胞、上皮细胞、内皮细胞用于研究眼角膜组织重建,然而由于缺少必要的弹性而难以固定、形成有弧度的角膜形状,难以用于外科手术操作。随着组织工程研究的不断发展,体外构建组织工程角膜为角膜移植提供了新的希望。支架材料是构建组织工程角膜的关键环节,既能为细胞提供结构支撑,又能引导组织再生。

壳聚糖具有良好的生物相容性,其氨基带有正电荷。在生理条件下,多数动物细胞和血清蛋白表面均带有负电荷,壳聚糖可通过静电作用将蛋白吸附在其表面及促进细胞在材料表面黏附。壳聚糖角膜修复支架材料在帮助角膜组织完成自身修复后,在生物体内可被溶菌酶降解,降解产物主要是壳寡糖和低聚糖,这些产物能够被人体组织吸收。材料与细胞周围基质协调作用可促进细胞生长代谢。壳聚糖作为机械应力适中的材料应用于组织角膜支架，能够为人工角膜提供一定的机械应力。壳聚糖具有与纤维素类似的大分子链结构，刚性较强，力学性能良好，在体内一定时间可以保持其形状并承担相应的压力。同时壳聚糖呈无色透明状，具有一定的抗菌性质。此外，还可以通过化学修饰的方法得到改性壳聚糖衍生物或控制其分子量以获得不同机械强度需求的壳聚糖材料。目前用作组织工程角膜支架的材料通常有薄膜和凝胶两种形态。壳聚糖可以通过配位交联、化学交联、物理交联等方式制备成水凝胶。水凝胶具有极高的含水量和良好的柔软性，能够模拟损伤的组织，且不对周围组织带来损伤。

有研究将壳聚糖和胶原蛋白结合，改善了人造角膜的机械应力、弹性模量，同时胶原蛋白能和蛋白酶作用使得支架降解速率减慢。此外，壳聚糖还具有足够的抗拉强度来支持胶原蛋白形成不同的形状。结果该人工角膜表面具有天然角膜的光学性能和机械性能，并且能够再生机体天然角膜细胞。这些特点使壳聚糖/胶原支架制备的人工角膜有应用于临床的潜在价值。

三、壳聚糖基海洋生物医用材料的展望

近 10 年来，在政府有关部门和临床医生的大力支持下，在科研工作者和生产厂家的努力坚持下，壳聚糖基创面修复材料在我国取得了很大的发展。基于壳聚糖基材料优异的基本特性，加上材料来源丰富，产品疗效显著、价格合理，现已开发了一大批材料和形态各异、品种丰富的壳聚糖基二类医疗器械敷料，应用于全国各大医院相关科室，有些产品还进入了药店等市场，推动了创面修复医疗科技的进步。2017 年初，国家发展和改革委员会在第一号文件《战略性新兴产业重点产品和服务指导目录》中，第一次将具有止血/抗感染/修复等功能的壳聚糖基生物活性敷料列入"4.2.4. 植介入生物医用材料及服务"，国家食品药品监督管理总局于 2017 年发布第 143 号通告，决定于 2018 年 8 月 1 日起实施新的《医疗器械分类目录》，将用于慢性创面、接触真皮深层及其以下组织且所含成分可被人体吸收的医用敷料管理类别划为第三类。因此，进一步开发用于慢性创面、接触真皮深层及其以下组织的壳聚糖基三类医疗器械敷料势在必行，这需要加强壳聚糖化学改性、材料复合及载药体系的研发工作，以期优化壳聚糖基材料的性能、增强产品功能性，这也是今后壳聚糖基创面修复材料研究和开发的热点。

目前壳聚糖基材料的开发还存在很多问题，主要体现在：①壳聚糖可纺性不佳、机械性能比较差，难以满足某些生物医学应用的需求，如作为可吸收手术缝合线应用于伤口的缝合；②壳聚糖不能溶于中性水溶液，仅溶于某些稀酸溶液，这在一定程度上限制了其应用。壳聚糖衍生物在一定程度上克服了壳聚糖难溶于水的缺点，但有可能破坏其某些天然的生

物学性能;③对于壳聚糖智能水凝胶的研究尚在起步阶段,关于智能水凝胶的形成、溶胀平衡及响应时间变化等理论的研究还较为缺乏;④壳聚糖本体止血性能缺乏有效的提高措施,目前的研究多面向特定结构止血材料制备,很少涉及复合结构体系止血活性的研究,对不规则、深、窄、动脉破裂等复杂及严重出血创面进行快速和有效止血的材料开发是目前难点;⑤目前在临床上使用的壳聚糖基创面修复产品虽然数量很多,但是同质化较严重。

创面愈合的过程非常复杂,有关壳聚糖基创面修复材料的研究及产品化仍然任重而道远,考虑到创面产生的原因不同、类型及严重程度不同、创面分泌物种类及表观差异等,设计一种敷料以满足多种创面愈合的需求是很难做到的,因此研究针对不同类型创面的多种壳聚糖基创面敷料以应对市场需求是大势所趋。

目前止血材料的发展及其成果转化还不能满足临床实际应用的需要,开发新型止血材料势在必行。从止血材料角度来看,主要的研究方向包括:①致密的纤维网状结构,止血效果更为可靠;②属于生物医用材料,无不良作用,可被人体组织吸收,使用安全可靠;③含有中药成分,有助于止血,同时具有抗炎作用;④柔软性好,可任意折叠和剪切,使用方便;⑤促进多学科、多领域的交叉研究有机结合;采用高科技手段生产,制备技术先进,成本低,价格低廉。

第二节 · 海藻酸的临床应用

海藻酸及其盐类是一类用途十分广泛的生物医用材料,主要来源于海洋中的褐色海藻。海藻酸又名褐藻酸、海带胶、藻酸盐,是从海带中提取的天然多糖(碳水化合物),分子式为$(C_6H_7O_6)_n$,是一种生物可降解的多聚体,性质为白色或淡黄色无定形粉末,无臭、无味。海藻酸盐是含两种糖单元的碳水化合物,由 D-甘露糖醛酸(M)和 L-古罗糖醛酸(G)组成。海藻酸的组成及其序贯决定其许多重要的功能,如凝胶强度、结构性能和凝胶化学稳定性;凝胶扩散、凝胶透明性、凝胶收缩与膨胀也都受海藻酸组成的影响。简言之,海藻酸组成及序贯与如下功能有关:①为凝胶和支架材料提供了机械强度;②为离子和螯合物提供化学稳定性;③为结合聚离子提供电荷密度;④影响凝胶及支架材料的膨胀和收缩;⑤决定最后产物的透明度;⑥其孔径大小和孔隙及电荷决定其扩散性质;⑦决定其生物学特性。海藻酸成分的异质性是海藻酸的一个内在特性,也就是说,与一个特定样本的链的确切序贯不同,海藻酸只能得到一个平均值。对海藻酸成分研究是在二元模块和三元模块基础上分析其组成及测其平均块长度。

一、海藻酸基的基本性能

（一）吸水性

海藻酸干粉吸水性很强，完全干燥非常缓慢且十分困难。通常情况下，市售的海藻酸和海藻酸钠产品中含 10%～20% 的水分，基本干燥且水分在 10% 以内的海藻酸盐放到水溶液中会慢慢吸水膨胀，膨胀程度变化很大，随后逐渐呈现出完全溶解。实验结果表明，纯海藻酸盐纤维的吸水率为其自身质量的 2.2 倍，海藻酸钙冻干膜的吸水率可高达 985.0%，接近自身质量的 10 倍。

（二）溶解性

海藻酸既不溶于有机溶剂，也不溶于水。在 pH 2.85 时，海藻酸能从溶液中沉淀出来。海藻酸沉淀与 pH、多聚化程度和离子强度有关。KCl 是最有效的沉淀剂。在一定 pH 下，海藻酸可以分解成两部分：一部分 G 含量较高，另一部分 M 含量较高。海藻酸的铵盐和镁盐均可溶于水，但与该电解质的浓度有关。富含 M 的海藻酸盐易被 KCl 沉淀，而富含 G 的海藻酸盐易被 NaCl 沉淀。沉淀剂的需要量取决于使用溶液的极性，溶剂极性越低，需要量越少。海藻酸铵盐需要大量极性较低的化合物沉淀。大多数多价和二价海藻酸盐不溶于水和有机溶剂，但可在水中发生一定程度膨胀。海藻酸和海藻酸盐的可溶性与金属离子的反应有关，可能是聚合物依靠其分子上的羟基和羧基连在一起，乙酰基团使多聚物链相互保持一定距离，从而防止交联。海藻酸盐部分乙酰化后，不被 $CaCl_2$ 沉淀。

（三）黏度

海藻酸不溶于水，但结合了一价盐离子如 NaCl 后，形成的海藻酸钠就能完全溶解于水。海藻酸钠水溶液的一个显著性质是具有明显黏度，然而，其溶液的黏度与海藻酸分子量、配成溶液时加入海藻酸的量（浓度）、溶液中的离子强度、配制溶液的温度、配液时搅拌速度（剪切力）、溶液的 pH 等都密切相关。

（四）离子结合与成胶性能

海藻酸盐最显著的特点就是能有效地结合各种阳离子。尤其是二价阳离子，如 Ca^{2+}、Sr^{2+} 和 Ba^{2+}，最终形成水凝胶。不仅如此，它还显示出高度的选择性和结合力。其顺序为：$Mg^{2+} < Mn^{2+} < Ca^{2+} < Sr^{2+} < Ba^{2+} < Cu^{2+} < Pb^{2+}$。结合的亲和力主要取决于海藻酸盐的成分，即随着海藻酸分子中 G 含量的增加而增加。实质就是海藻酸分子中 G 序贯对离子的整

合作用机制。

（五）稳定性

海藻酸分子的稳定性主要取决于所处环境，如温度、pH 及存在的污染物。海藻酸盐分子中两个单糖之间的糖苷键在酸碱条件下都十分敏感。在 pH<5 以下的酸性环境下，其分子量出现明显下降，特别是在 pH 为 4 或者 pH 为 3 条件下，海藻酸盐分子的酸水解速率比在 pH 为中性时明显快得多，这就是海藻酸盐分子中糖苷键的酸水解。与此相反，在碱性条件下，海藻酸盐分子的糖苷键借 β 消除反应而引起链的断裂，如碳酸盐和磷酸盐离子就像催化剂一样，在 β 消除反应中起碱催化的作用。海藻酸盐分子的糖苷键还对自由基十分敏感，该自由基可能来自商业样品中的污染物，如多元酚。多元酚通过氧化还原解聚反应使海藻酸解聚，其解聚的原理是还原化合物自身氧化后形成过氧化物，这便形成了羟基残基类。这种解聚反应非常快，使得海藻酸分子量明显下降。因此，安全稳定处理海藻酸的条件应该是 pH 为中性，限制加热，避免高温灭菌。当然，γ 照射对于该多糖类物质也是有害的，所以应尽可能避免。推荐采用过滤除菌的方法，即用 0.22 μm 过滤。

二、海藻酸盐基材料在临床中的应用

（一）海藻酸盐基敷料

1881 年，英国化学家 Stanford 首先对棕色海藻中的提取物进行研究，发现该棕色提取物具有浓缩溶液、形成凝胶、成膜的能力。第二次世界大战之后，海藻酸盐敷料产品最初作为伤口的止血工具，随着对其研究的深入，逐渐被应用于伤口的愈合，到 20 世纪 80 年代已达到巅峰状态。自 1983 年第一例海藻酸盐敷料产品首次投入市场以来，其相关产品的安全性和有效性得到医务工作者和患者的充分证实。截至 2012 年，在英国临床上应用的海藻酸盐敷料已有 19 种。其良好的生物相容性和可降解特性，无毒副作用，以及优异的吸水性、凝胶性、易去除性和透氧性，使其被广泛应用于化学、生物、医药等领域。

海藻酸是由 β-1,4-D-甘露糖醛酸和 α-1,4-L-古罗糖醛酸组成的二元线性聚合物，海藻酸纤维可用于制备新型敷料，其能在创面形成凝胶，建立有利于伤口愈合的湿润微环境，但单纯的海藻酸敷料促进伤口愈合能力有限，为了增其功能多样性，往往加入其他可促进伤口愈合的活性高分子单位，将海藻酸与其结合起来，增加促进伤口愈合能力，目前临床上常用的主要有海藻酸钠、海藻酸钙、海藻酸银等多种敷料。现将临床上主要应用的海藻酸盐敷料总结如下。

1. 海藻酸钠敷料

海藻酸钠盐是应用较多的海藻酸盐,其分子量为 $7\times10^4\sim15\times10^4$。单纯的海藻酸钠是白色或淡黄色粉末,几乎无臭无味,能溶于水。海藻酸钠具有强亲水性,吸收水分后很容易与一些二价阳离子结合形成水凝胶,此特性有利于伤口创面的护理,因此被制备成伤口敷料,应用于各类伤口。

2. 海藻酸钙敷料

海藻酸钙敷料主要为海藻酸和钙离子的混合物,也是一种类似纤维素的不能溶解的多糖,其原料是海藻酸中的古罗糖醛酸和甘露糖醛酸,含量比是 2∶1,该种比例的古罗糖醛酸有呈细带锯齿状的链条,其分子链上有大量的羟基和羧基,在制作敷料时用氯化钙溶液作为交联剂,可形成交联的海藻酸钙聚合物,含水量高。引入钙离子可使敷料生物相容性良好、细胞毒性低、价格相对较低。单纯的海藻酸钙是白色至浅黄色、无臭无味、溶于水而不溶于有机溶剂的粉末状固体,具有亲水悬浮胶体性质,因而具备制取纤维的条件。

海藻酸钙敷料在各类外科伤口中应用广泛,且收到良好的临床治疗效果,主要应用于以下渗出伤口,包括:糖尿病足溃疡、下肢静脉溃疡、烧伤创面及植皮后供皮区创面、褥疮、外科伤口及其他伤口和创面等。其主要作用机制是海藻酸钙敷料吸收各类外科伤口渗液中的钠盐后,海藻酸钙纤维中的钙离子同血液中的钠离子进行离子交换反应,促进钙离子进入伤口表面,激活凝血途径,加速伤口止血。且其吸收液体后随即膨胀成海藻酸钠凝胶,在创面上形成柔软、潮湿、类似凝胶的半固体物质,提供伤口相对清洁的微环境,且透氧性优异。凝胶体又给创面提供了湿润透气的愈合环境,使胶原蛋白生长旺盛。凝胶体不会粘连创面组织,因此更换敷料时不会损伤创面刚形成的肉芽组织。且预后瘢痕轻微,非常适宜于用来塞入和覆盖各类外科伤口,它的出现及临床应用为患者带来了福音。

3. 海藻酸银敷料

海藻酸银敷料具有迅速杀菌作用,能够持续有效地释放银离子,有效抑制细菌的繁殖速度。同时能快速吸收并处理伤口渗出液,形成凝胶,保持伤口湿润,发挥自溶清创作用,促进肉芽组织生长,建立湿性伤口愈合环境,加速伤口愈合。

银是已知的最古老的的抗微生物试剂之一,很久以前就被用作抗菌剂,1884 年就有报道将 1‰的硝酸银溶液应用于防止婴幼儿眼睛的感染。因银离子具有广泛的抗菌谱(需氧菌、厌氧菌、革兰阳性菌和革兰阴性菌等),且具有较高抑菌性、低成纤维细胞毒性和较强的抗感染等优异特性。其抗菌机制可能与在潮湿环境下释放的银离子能使细菌的 DNA 凝固、变性有关,从而有效抑制细菌数量的增长。且银离子在抑制革兰阴性菌、革兰阳性菌活性的同时,不易产生耐受性。同时银离子对肝脏毒性较低,具有较高的安全特性,无其他明显不良特性,很少出现严重的不良反应。以海藻酸为载体将银离子与其结合而形成的海藻酸银抗菌敷料在临床上广泛应用,大大减少了伤口细菌数量,降低临床伤口感染的发生率,显著促进伤口愈合。

银离子藻酸钙抗菌敷料是一类新型治疗外科创面的抗菌敷料,不仅可防止创面感染,为创面提供最佳愈合环境,同时还具有安全、吸收少、不良反应少和使用方便等特点。具体来说,银离子藻酸钙敷料具有良好的耐受性,很少出现严重的不良反应,具有卓越的吸收伤口渗出液能力,减轻伤口周围组织的水肿,并能够持续有效地释放银离子,有效抑制细菌的繁殖速度,且保持伤口湿润的愈合环境。银离子藻酸钙敷料在伤口治疗中的作用主要依赖于银离子独有的抗菌能力,其可通过不同的机制对细菌产生杀伤作用,因此病原体很难对银离子产生耐药性。目前可持续释放银离子的含银医用敷料已成功地应用于伤口护理中,并取得了很好的效果。在临床上,含银离子医用敷料的主要功能是在伤口上释放出银离子和避免创面细菌的侵入。且银离子通过与敷料结合还能显著延长作用时间,从而减少患者的换药次数,减少患者的负担。此外,一些含有银离子的产品能吸收伤口产生的带细菌的渗出液,而渗出液被吸入敷料后能进一步促进银离子的释放,起到持续的抗菌作用。

不同种类的伤口对银离子的释放量也有不同的要求。烧伤患者的伤口易感染,因此使用含高浓度银离子的敷料可以在创面上维持较高浓度的银;在一些感染程度较低的伤口(如烧伤供皮区的伤口)使用银离子浓度较低的敷料效果较好。最近的研究结果表明,银离子的释放与敷料内银离子的含量和敷料从伤口上所吸收的渗出液的量有着密切联系。在高吸湿性的医用敷料中,细菌和伤口渗出液一起被吸进敷料,创面与敷料之间含有少量渗出液,故从敷料上释放少量的银离子即可达到抑菌的效果,也在一定程度上保护了伤口和人体,所以含银医用敷料可以安全地使用在各类急性伤口和慢性伤口上,控制伤口上细菌的增殖,促进伤口的愈合。一般来说,临床上释放银离子的产品主要有 3 种类型:①含银量高且释放速度快的产品,适用于渗出液多、细菌感染严重的伤口;②银离子的释放速度缓慢,但是可以持续释放的产品,这类材料的主要功能体现在载体材料上,如聚氨酯泡沫能控制伤口产生的渗出液,水凝胶能维持伤口的湿润微环境;③含银量低的产品,被用在低感染的伤口上隔离外来细菌的侵入。

4. 含壳聚糖海藻酸敷料

壳聚糖可抑制修复过程中有细胞毒性的 NO 生成,具有抗感染、镇痛等功效,通过促进 TGF 和 IGF 的产生,促进凝血和创面愈合,且具有改善细胞功能和促进新生血管形成的作用。此外,壳聚糖是自然界中唯一存在的一种阳离子碱性多糖,能与红细胞表面的阴离子作用,引起红细胞聚集,促进创面红色血栓形成。同时,壳聚糖的氨基还具有吸附脂质能力,而红细胞膜上的脂质比重较大,通过氨基与细胞膜上的脂质吸附,促进其聚集,达到止血目的。壳聚糖还可促进血小板中 PDGF－AB 和 TGF－β 的表达,从而有利于血小板的黏附和聚集。另外,实验研究表明水解后的壳聚糖处理海藻酸钠纤维能加固纤维的结构,提高纤维的拉伸性能,同时发现壳聚糖/海藻酸钠纤维具有一定的抗菌性能,能够缓慢释放抗菌物质。其复合物因具有良好生物相容性、生物可降解特性,在生物医用材料等领域显示出广阔的应用前景。近几年来利用壳聚糖-海藻酸盐复合物制备纤维敷料,已经取得可喜成果。

5. 含明胶壳聚糖海藻酸敷料

明胶是动物皮、骨等结缔组织中的胶原经部分水解和热变性而得到的大分子蛋白质,具有良好的透水和透气性、可降解性、生物相容性等特性。另外,明胶还可活化巨噬细胞,促进生长因子释放,刺激细胞增殖,有利于保持细胞活力,因此被普遍认为是具有潜力的环境友好型生物医用材料。海藻酸-明胶共混纤维生物相容性好,黏附性强,具有促进伤口愈合和止血的功能,作为医用纱布、创面敷料时可为创面提供密闭的环境,有效隔绝外界微生物的侵入,同时该微环境滞留的伤口渗出液中含有的巨噬细胞可增强局部杀菌能力。同时该共混纤维还具有较好的药物缓释作用,可与局部抗菌药物组合制成基因工程敷料用于感染创面,也可结合各类活性生长因子或细胞制成基因工程敷料用于顽固性溃疡和烧伤创面。海藻酸-明胶共混纤维因具有高吸湿性常被用于面部创面敷料、鼻内镜手术后黏膜创面敷料和儿科填充物等来吸收渗出液,减少黏膜水肿,抑制细菌生长等。

6. 其他类型敷料

(1)海藻酸锌敷料:海藻酸纤维交联锌离子形成的海藻酸锌敷料也被用于伤口的护理,锌离子可能增加局部的免疫调节能力和抗菌效果,也可增加角质细胞的迁移和提高内源性生长因子的水平。另外,对于缺锌的患者来说,海藻酸锌还可补充机体的锌元素含量。

(2)胶原海藻酸:1988 年有学者发现胶原蛋白结合海藻酸盐敷料对浸泡和术后伤口渗出液变化较大的伤口有明显优势,使伤口愈合时间由 36 天减少至 24 天,明显缩短了伤口的愈合时间。

(二)海藻酸盐基口腔印模材料

在口腔临床对牙体缺失进行义齿修复和矫治器制作时,需要制取口腔的模型用于记录或重现缺失牙或牙列畸形,以及其周围口腔软硬组织的外形和空间关系,在此基础上准确地制作全口、固定、活动的义齿和正畸需要的保持器、合垫、合导板等辅助矫治器。

制作口腔印模所用的材料称为印模材料(impression material),通常临床上将调拌好的流动状并未凝固的印模材料放到托盘内,然后准确放置和压至口腔内需要修复或正畸的区域,待其凝固后取出,即获得口腔修复区域或者矫正区域组织的印模,再将调好的模型材料灌入印模中,凝固后从印模中脱出模型,以模型为基础,制作修复义齿或者辅助矫治器等。因此,印模材料的性能决定着模型是否准确反映口腔修复区域或矫正区域的真实形态及最终修复义齿和矫治器等的质量。

海藻酸盐印模材料是一种有弹性的不可逆印模材料,又称不可逆水胶体印模材料,其本质上是一种水胶体(hydrocolloid)。早在 20 世纪中期,藻酸盐印模材料就已应用于临床口腔修复,它具有操作简便、无异味,不含铅、汞、镉等化学物质,在短时间内凝固,印模清晰,价格较低,精确度较高,凝固后柔软、有弹性,患者感觉舒适等优点,而且应用范围较广,可用于全口、固定、活动义齿修复、正畸等的印模。目前是口腔修复科和正畸科常用的印模材料之一。

藻酸盐印模材料的凝固过程是各组分在溶液中电离出离子并发生置换与交联反应的过程。以藻酸钠为例,当藻酸钠与硫酸钙在溶液中发生作用时,钠离子(Na^+)与钙离子(Ca^{2+})置换。由于 Ca^{2+} 与 Na^+ 电荷的差异,为达到平衡,两者发生置换反应时,一个 Ca^{2+} 取代 2 个相邻的 Na^+,从而使得两个藻酸盐分子之间产生交联,最终会形成具有立体网结构的藻酸钙凝胶弹性体。

口腔是一个复杂的生态系统,口腔微生物群落是人体最复杂的微生物集群之一,口腔印模在制取的过程中会发生病原微生物的传播和传染。在口腔修复和口腔正畸治疗中,需大量制作口腔印模。从患者口腔中取出的印模已被口腔中的唾液和血液中的微生物污染,这些微生物能在印模的表面甚至内部生存,尤其是肝炎病毒、单纯疱疹病毒、人类免疫缺陷病毒(HIV)、结核分枝杆菌等。因此,为了尽可能地减少微生物的潜在危害性,必须对印模进行消毒。若未经特殊的消毒处理立即灌注模型,容易造成患者及医师、技师人员之间的医源性交叉感染。海藻酸盐印模材料若水胶体中水分减少,则体积收缩;若水胶体吸收水分,则体积膨胀,体积收缩和膨胀现象均可影响印模尺寸的稳定性和准确性。因此,此类印模材料的消毒比其他印模材料更困难。目前,国内外应用和研究最多的口腔印模消毒方法主要包括物理消毒法和化学消毒法。物理消毒法主要包括微波消毒法、臭氧消毒法和紫外线消毒法。化学消毒法主要包括浸泡消毒法、喷雾消毒法、擦拭消毒法、消毒剂调拌法即自身消毒法。

国内外学者对海藻酸盐印模的消毒做出了许多努力。对于如何选择与所消毒的印模材料相匹配的消毒剂种类、浓度、作用时间、消毒方式以达到最佳配伍,在确保印模的精确度和质量的前提下达到最佳消毒效果,近年来,研究热点有以无机抗菌材料为原料,添加到藻酸盐印模材料中。我国对抗菌材料的标准规定为:抗菌率>90%表示有抗菌作用,>99%表示有强抗菌作用,并证实其对印模材料的物理性能无明显影响。抗菌藻酸盐印模材料的优点在于:解决了印模材料在保存和使用过程中的污染问题;避免了因消毒液浸泡消毒引起的印模变形、破坏表面细节、腐蚀金属托盘及喷雾消毒引起的消毒剂挥发对人体造成潜在危害等问题;节省消毒时间,简化临床操作步骤。同时,抗菌材料加入到材料中可赋予材料多种性能,如抗菌、吸波、防震、催化等特性,具有抗菌持久、耐高温、生物安全性良好及不易变色的优点。

（三）海藻酸盐基栓塞剂

栓塞术是介入放射学中重要的治疗方法,其中栓塞材料的选择与栓塞剂的制备对栓塞术具有重要影响。海藻酸盐作为一种天然生物医用材料,具有良好的生物相容性和可控的降解速率,其来源广泛,并且易于加工成型,是一种良好的栓塞材料。目前市场上已有海藻酸盐制成的微球栓塞剂产品,并已应用于肝癌、子宫肌瘤等疾病的治疗中,取得良好的效果。研究者们正在尝试将药物与海藻酸盐栓塞剂相结合,得到载药藻酸盐栓塞材料,用于癌症等疾病的治疗。

海藻酸钠溶液可与钙离子反应形成"蛋格"结构,产生大分子链间交联固化,根据临床需要可加工成各种粒径的固态微球。海藻酸盐微球(KMG)具有良好的力学稳定性和生物相容性,对人体无毒,栓塞后不引起化学反应或免疫作用,可降解的 KMG 会与周围血液发生离子交换,在一段时间后以分子链脱解的形式降解,最终产物为不参加人体代谢循环的多糖。KMG 被导管输送至栓塞部位后吸水可迅速膨胀并嵌顿在栓塞处,不会因血管自身的张力和部分倒流血液的冲击发生移动,可有效避免误栓。KMG 可以对末梢小动脉进行栓塞,栓塞后侧支循环血管两端不存在压力差,也就不易形成继发性的侧支循环,从而保证了栓塞效果,有效地切断了肿瘤部位的主要血供。堵塞在较大管径血管内的微球随着栓塞时间增加发生降解,在血流的冲击作用下,降解得到的较小微球迁移到达更细小的分支内,产生更均匀彻底的栓塞。直径合适的 KMG 还可以阻断肿瘤周边的动静脉瘘,提高治疗效果。北京圣医耀科技发展有限责任公司生产的 KMG 是获得国家药品监督管理局批准上市销售的血管栓塞剂,分普通型和显影型两种,显影型能够在 X 线下显影。

子宫肌瘤是由平滑肌细胞和不同数量的纤维结缔组织组成,是生育年龄妇女常见的良性肿瘤,多见于 30～50 岁的妇女,高峰年龄为 41～50 岁(占 54.9%),20 岁组和 60 岁以上组少见。常见症状是月经过频,黏膜下子宫肌瘤最容易引起出血,出血率几乎是 100%,严重影响了患者身体健康。传统的子宫切除术使生育年龄的患者难以接受。近年来,国内外学者开始应用血管介入的方式治疗子宫肌瘤,尤其是黏膜下子宫肌瘤,取得满意疗效。妇产科疾病的介入栓塞治疗总体而言相对简单,主要是对实体器官的栓塞,也就是对子宫体的栓塞。由于女性生理解剖的特殊性,即双侧卵巢从子宫动脉接受最少 50% 的血供,在栓塞子宫脉时必须考虑对卵巢血供的影响。其具体术式为子宫动脉栓塞术(uterine arterial embolization,UAE)。在介入治疗时所应用的栓塞剂多种多样,传统的有明胶海绵颗粒、PVA 微球等。KMG 作为一种新型栓塞剂自 2002 年以来广泛应用于介入治疗中。

（四）海藻酸盐基水凝胶

对于某一海藻酸盐，分子结构中 β-D-甘露糖醛酸和 α-L-古罗糖醛酸的比例及它们的排列顺序会决定该盐的性质，因为两种单体具有不同的解离常数，前者 pKa 为 3.38，后者 pKa 为 3.65。研究发现，海藻酸盐中 G 段含量较高时得到高凝冻强度，而高 M 段含量的海藻盐则得到中度凝冻强度。根据海藻酸盐的不同来源，M 和 G 单元的数量和序列结构会发生变化，这些因素与分子量共同影响着海藻酸盐的物理和化学性能。

海藻酸钠可通过物理交联形成海藻酸钠水凝胶。常见的物理交联形式包括二价阳离子、聚合物电解质和疏水作用。海藻酸钠很容易与某些二价阳离子键合形成水凝胶。它是典型的离子交联水凝胶。在海藻酸钠水溶液中加入 Ca^{2+}、Sr^{2+}、Ba^{2+} 等阳离子后，G 单元上的 Na^+ 与二价离子发生离子交换反应。G 基团堆积而形成交联网络结构，从而转变成水凝胶。由于离子交联的海藻酸钠水凝胶可以在冰水、热水及室温条件下形成，反应条件温和、简单易行，且可注射、原位凝胶化，因此被广泛应用于组织工程领域的研究。

海藻酸钠也可通过化学交联形成海藻酸钠水凝胶。化学交联水凝胶是指聚合物之间以化学键的形式连接而成三维网络结构。海藻酸钠的糖醛酸单元含有羟基和羧基，这些基团可以与小分子交联或其他聚合物的活性官能团发生反应，以此来制备化学交联的海藻酸钠水凝胶。制备化学交联的海藻酸钠水凝胶常见的方法有羟基的交联、羧基的交联、席夫碱作用和肼的反应。

海藻酸凝胶在骨组织工程中的应用研究已很深入，其具有良好的生物相容性、亲水性、生物可降解性、塑形性及一定的力学强度。藻酸钠胶体的三维多孔结构和良好的孔隙率及孔隙交通性减少了接触抑制，有微压力环境，细胞形态接近于体内细胞，能携载大量种子细胞并维持细胞表型，其降解速率与骨形成速率接近。海藻酸钠可与 Ca^{2+} 试剂自主装成膜，形成"蛋盒结构"保护细胞。可溶性壳聚糖与海藻酸钠在 Ca^{2+} 的作用下形成壳聚糖-海藻酸钠纳米粒，其对软骨细胞的黏附与迁移有一定作用。此外，水凝胶支架的水溶液环境更有利于保护细胞及易失活的药物如多肽、蛋白质、寡聚核苷酸和 DNA 等，也有利于运输营养和细胞分泌的产物等。海藻酸钠与其他可降解生物医用材料相比，其与软骨基质成分蛋白多糖结构相似，在体内可通过水解和酶解途径降解吸收，其良好的生物相容性及固液型可方便转换的特点，使其成为软骨细胞培养的优良载体，是一种理想的水凝胶载体材料。

海藻酸钠是一种天然植物性创伤修复材料，用其制作的凝胶膜片或海绵材料可用来保护创面及治疗烧伤和烫伤等。海藻酸凝胶敷料可形成含有一定水分的高分子材料网状膜，具有较好的吸水性，清创作用好，有利于胶原酶的活性，加速坏死组织溶解，保湿与吸水并存，可负载各种可溶性药物，能与不平整的伤口形成紧密结合，同时也能吸走过多的渗液，不利于细菌生长，减少再感染的机会。同时，海藻酸水凝胶具有多种优良的生物学活性和良好的生物安全性,可作用于皮肤创面愈合中的多个环节和因素,包括多种细胞,如血管内皮细胞、成纤维细胞及这些细胞分泌的表皮生长因子、碱性成纤维细胞生长因子,从而促进组织增生和创面愈合。

(五) 海藻酸盐基生物微胶囊

微胶囊是指利用天然或合成的高分子材料对固体、液体或气体进行包封,粒径为 $5\sim$ $1\,000\,\mu m$ 的微小容器。生物微胶囊微囊内包封的物质为细胞、蛋白质、酶、核酸等生物活性物质。取自天然的海藻酸盐高分子材料,可通过二价或三价离子移变发生凝胶化反应,条件温和,凝胶化工艺简单,且材料具有良好生物相容性、生物可降解性、价格低廉、易于加工成球形微球囊等特点。

海藻酸盐基生物微胶囊的典型特征是通过聚阳离子与海藻酸盐静电络合形成的聚电解质复合膜。囊芯的水凝胶网络承载细胞、蛋白、核酸等生物活性物质,半透性的微胶囊膜屏蔽囊内包封物质与外界环境的直接接触,但外环境中的营养物、囊内细胞代谢物及治疗性药物可以通过膜进行扩散,达到培养、催化、免疫隔离、基因运载、药物释放等目的。因此,认清海藻酸盐生物微胶囊的空间结构,是决定海藻酸盐水凝胶微胶囊的水合状态、强度、弹性、传质效应的关键因素,并将进一步影响其在药物控制释放载体(药物分子在水凝胶载体中的分布、装载量及扩散传递行为)及组织(细胞)承载系统(细胞在水凝胶中分布、形态、黏附、生长状况和代谢行为)应用过程中功能的发挥。

海藻酸盐基生物微胶囊最具代表性的应用领域是作为组织细胞移植的免疫隔离工具。由于该生物微胶囊的典型特点是具有一层半透明的微囊膜和膜内的液态、三维、半封闭环境。因此,可作为免疫隔离工具,为微囊化细胞移植提供人工的免疫豁免区。同时由于微胶囊粒径在 $300\,\mu m$,微囊化细胞可以通过注射途径进入体内,易于实现非侵害性细胞移植。

海藻酸盐基生物微胶囊发挥免疫隔离功能的原理是微胶囊的囊膜具有选择透过性。通过制备工艺参数的控制,将海藻酸盐基生物微胶囊囊膜的截留分子量控制在 $80\times10^3\sim100\times10^3$。生物环境中的营养成分(如葡萄糖、氧气等营养物质及生长因子等)和囊内的生物活性物质或细胞分泌的小分子产物可以自由出入微胶囊,同时阻碍囊外大于某一分子量的物质不能扩散进入(如淋巴细胞、巨噬细胞等免疫细胞,免疫球蛋白、抗体、补体等免疫分子),从而保证囊内细胞存活和正常发挥生理功能,并实现免疫隔离。20 世纪 80 年代初,Lim 和 Sun 将微囊化技术与组织细胞移植相结合,制备了具有良好生物相容性的海藻酸钠-聚赖氨酸-海藻酸钠(alginate-polylysine-alginate,APA)微胶囊,作为免疫隔离工具包埋于猪胰岛细胞并移植至糖尿病大鼠体内。结果证明该微囊化细胞能够成功替代大鼠的胰腺功能,实现血糖调节。该研究成果较好地解决了组织细胞移植过程中的免疫排斥问题,避免或减低了免疫抑制剂的使用,为组织细胞替代治疗帕金森病、阿尔茨海默病、甲状腺功能低下、生长激素缺乏性侏儒症等神经内分泌系统的退行性病变开辟了新途径。20 世纪 90 年代，医学界又开始以此作为基因重组细胞的运载工具，以期从更基础的领域根治众多的人类疾病。近年来，细胞微囊化技术取得了长足的进步，为其进入临床奠定了坚实的基础。细胞微囊化技术广泛应用于人工器官的开发、酶缺失或基因缺陷相关疾病的治疗、肿瘤的根治及其他功能性疾病。

目前，糖尿病的治疗尤其是 1 型糖尿病还是以胰岛素注射为主，而依托细胞微囊化技术的人工胰岛研究的不断深入，为糖尿病患者带来了福音。微囊化胰岛可以避免反复胰岛素注射及低血糖引发的诸多并发症。微囊化胰岛的临床试验也在近年取得了显著的进展。2010 年 4 月美国 NIH、FDA 已经启动了微囊化 SPF 猪胰岛移植治疗 1 型糖尿病（T1DM）的临床试验的方案和细节设计，而新西兰 LCT 公司（Living Cell Technologies）已经在 1999 年开展兔、灵长类大动物及志愿者等试验，于 2009 年正式启动微囊化 SPF 猪胰岛细胞的Ⅰ期临床试验，并在澳大利亚、新西兰、俄罗斯三国已率先启动微囊化猪胰岛治疗 T1DM 的临床试验。结果显示，微囊化胰岛安全性通过。同时在俄罗斯开展的Ⅱa 期临床试验结果良好，与糖尿病对照组比较有显著效果，并降低了血中甘油三酯含量。2011 年 LCT 公司获得批准在阿根廷布宜诺斯艾利斯开展了 DIABECELL 的Ⅱb 期临床试验，这是准予该细胞植入物开展临床试验的第三个地区。

微囊化基因工程细胞技术发展迅速，已广泛应用到多种疾病的治疗中，如侏儒症、血友病、中枢神经系统疾病等。具有免疫隔离作用的微胶囊基因治疗技术是将含有外源基因的载体在体外导入能够不断增殖的细胞系中，经体外细胞规模化扩增后，包埋入微胶囊中，输回人体。在微胶囊膜的保护下，具有药用价值的细胞基因表达产物蛋白质，发挥其治疗作用。现在很多学者也将其称为基因细胞的药物缓释系统（cell-based drug delivery systems）。这种新的基因治疗途径的优势表现在：①表达目的蛋白的细胞能够在体内不断地投递药物，维持药物浓度长期稳定；②可在病灶实现局部特定位点给药，提高药物疗效；③由于借助微囊化细胞移植来投递药物，对患者来说，一年一次的细胞移植要比每天的基因注射更简便而易于接受。

（六）海藻酸盐基组织工程支架

组织工程是指由支架材料、细胞和生物因子组成，利用工程学原理在体内外构造人体组织和器官以修复、重建和替代人体因各种疾病所造成的受损组织和器官。其中支架材料是基础，起着关键作用。目前，组织工程的研究主要集中于开发各种生物相容性好、可被人体降解吸收的组织工程支架材料。它能够为细胞提供适宜的生存空间，使细胞获得足够的营养物质，能有效地进行气体废物交换，并能为细胞提供结合位点，诱发生物反应，诱导基因的正常表达和细胞的正常生长，起到传递"生物信号"的作用，使细胞按预制形态的三维支架生长。在机体病损部位植入细胞和生物医用材料的复合体后，生物支架被降解吸收，但种植的细胞继续增殖，分泌细胞外基质，形成新的具有原来特殊功能和形态的相应组织和器官。海藻酸盐凝胶具有良好的生物相容性和生物安全性，由于其温和的凝胶化过程和降解特性，已被广泛用于生物医学和组织工程领域。海藻酸盐水凝胶可用作基因及抗感染和抗癌药物载体材料，还可作为生物活性肽和蛋白载体材料，和不同种类的活细胞微胶囊，如血管化结构的成纤维细胞载体、小鼠胚胎干细胞载体用于骨组织工程，包括负载人类的骨髓间充质干细胞用于心肌梗死修复，负载人类胚胎肾细胞与神经胶质细胞源性神经生长因子用于神经再生等。

血管网络是向所有组织运输氧气和营养物质、清除代谢废物、运输干细胞和祖细胞的关键，是胎儿器官生长和成年人伤口修复的关键。新生血管的形成是组织工程的关键，因为血管中的细胞超过几百微米，在没有新血管形成的组织中将受到缺氧和养分供应有限的威胁。海藻酸盐水凝胶促进血管形成的研究应用基础是它具有提供肝素和生长因子如血管内皮生长因子（VEGF）持续和局部释放的能力，将可注射型的海藻酸盐水凝胶注射入缺血的肌肉组织中可以保持 VEGF 在缺血组织中长时间释放。

海藻酸盐水凝胶通过运载骨诱导因子、诱导骨细胞形成，或同时运载骨细胞和生长因子而对骨再生具有潜在的治疗用途。与其他材料相比，海藻酸盐凝胶对骨及软骨的再生具有很大优势，这是因为它可以微创的方式进入人体，具有填充不规则缺陷的能力，且易于使用黏附性配体（如 RGD）进行化学修饰，并可以控制组织诱导因子（如 BMP、TGF - β）的释放。海藻酸盐凝胶也能与无机材料结合来提高骨组织的形成。由相分离方法得到的海藻酸盐-羟基磷灰石复合支架具有互相连接的多孔结构，这种支架能够增强骨肉瘤细胞的黏附。封装细胞的藻酸钙凝胶粒子加入磷酸钙骨水泥中，在适度的承载压力下，表现出良好的骨修复能力。此外，含有 I 型胶原蛋白和 β 磷酸三钙的海藻酸盐凝胶能够增强人骨髓基质干细胞的黏附和增殖，而在纯的海藻酸盐凝胶中却不容易发生。

修复受损或退化的软骨是骨科领域所面临的重大挑战之一，研究表明组织工程的方法在软骨再生方面具有很大的潜力。利用海藻酸盐凝胶移植软骨细胞能够用于动物模型中受损的软骨恢复。利用干细胞进行软骨再生是非常有吸引力的，因为软骨的创伤和破坏的修复需要从组织中获取初级软骨细胞。干细胞封装在海藻酸盐水凝胶中可以调节其分化，尤其是可以增强软骨形成的能力。已被证明，成体干细胞的软骨细胞系可以通过引入可溶性因子和在三维细胞培养系统中通过生物物理刺激来调节。此外，研究表明海藻酸盐凝胶能够促进封装其内的干细胞向软骨细胞分化。

牙本质敏感，又称为过敏性牙本质，是指暴露的牙本质在受到温度、化学、机械、渗透压等外界刺激时所引发的短暂而尖锐的牙齿酸痛症状，是口腔常见的一种牙体组织非龋性疾病。虽然牙本质敏感症的确切机制不甚清楚，但其发病原因主要与牙釉质和牙骨质缺损、牙本质暴露、牙本质小管呈开放状态有关。因此封闭牙本质小管以减少或避免牙本质的液体流动，成为临床治疗的有效方法。采用海藻酸钠和碳酸钙混合液在葡萄糖酸内酯作用下原位释放钙离子形成水凝胶，对牙本质进行处理后，开放的牙本质小管明显变小或封闭，显示海藻酸钠可进入牙本质小管，并封闭牙本质小管。

海藻酸盐凝胶也被用于中枢和外周神经系统的修复。海藻酸采用离子扩散交联能够形成高度各向异性的毛细管结构水凝胶，该水凝胶引入急性颈椎损伤的成年大鼠体内，凝胶植入脊髓内而不发生重大炎症反应，并能够引导轴突再生。用乙二胺共价交联的海藻酸盐水凝胶能够有效恢复猫坐骨神经中 50 mm 的间隙，并促进轴突再生，促进幼鼠横断脊髓残端中星形胶质细胞的反应。海藻酸盐凝胶也作为黏合剂用于修复无法缝合的外周神经的缝隙。海藻酸凝胶可以用于细胞神经疗法，如在海藻酸钙凝胶中培养的鼠源性神经干细胞仍保持其分化能力，分化成神经元和神经胶质细胞。

组织工程是提供肝组织用于受损肝脏替换的潜在方法，海藻酸盐水凝胶封装肝细胞为人工肝的开发提供了很好的基础，因为这种方法很容易操作，并且可以冷冻保存。通过对亲水性海藻酸盐凝胶进行处理，形成互相连通的多孔结构，将肝细胞接种在凝胶中，能够保持较高的肝细胞功能。包埋在海藻酸盐凝胶中的原代大鼠肝细胞活性保持良好，并合成纤连蛋白，纤连蛋白沉积在球状体上，并促进它们的肝功能表达。

三、海藻酸盐基海洋生物医用材料的展望

医用海藻酸生物医用材料在临床上应用多年，绝大部分为伤口敷料类产品，但相关产品行业标准的完善相对滞后，尤其是针对海藻酸钙敷料的新产品缺乏科学的评价标准。海藻酸钙敷料是从海藻酸中提炼的柔软无纺织纤维，由天然海藻酸钙纤维组成，可有效缩短创面修复的时间，降低伤口感染率，提高伤口治愈率，并减轻患者的痛苦，不仅节省患者医疗费用，且慢性溃疡患者可在家里换药，更增加了患者的顺应性，对伤口的护理取得了良好的疗效。另外，海藻酸钙敷料作为一种先进的生物创面敷料已有多年的应用历史，虽然其良好的理化性能和生物性能已获得临床的普遍认可，但是目前使用的海藻酸盐凝胶辅料的功能性仍有待进一步提高，未来的敷料可能会发挥更积极的作用。例如将一种或多种促进伤口愈合的生物活性物质负载在海藻酸盐敷料中，使这些敷料能够有效维持生物因子的局部浓度以延长药物作用的时间。在伤口愈合和一般的药物传递应用中，精确控制单一与多个药物的输送，在外部环境变化的过程中产生持续响应或按次序的药物释放是今后的研究热点。但随着其新用途、新技术的不断涌现，相应的应用基础研究需加强，以便为临床应用提供技术支持和方向指导，生产出更有利于伤口的护理产品。

对比国际未来新型医用敷料的发展趋势和国内现代医学对新型医用敷料的未来需求，

主要集中于以下几个发展方向。①材料的高效性、产品的高效能、使用的高效率；②功能组合科学、多功能、高附加值，是未来医用敷料的功能发展方向；③能保持创面接触面的湿度，能控制和充分吸收伤口渗出液、气体和水蒸气合适的穿透率，能阻隔各类病原体的侵入，营造适合组织生长的良好环境，促进伤口组织的生长，抑菌效果好，能提供热隔离和传导，存储方便，使用方便，效果快捷，患者舒适感好，更换容易，安全无毒、无害，无刺激等。

通过改性和复合的方法，改善现有材料的不足，以增强其作为敷料的性能。新型医用敷料的开发还应从患者的角度考虑，尽量减少换药次数，减轻换药带来的痛苦，同时满足社会可持续发展、资源可再生利用的需求，坚持绿色生产，开发更多新型的可降解的生物医用材料并应用于医用敷料。

随着组织工程技术的发展，海藻酸盐水凝胶未来将结合生物学、材料学、生物化学等学科知识，利用高分子材料在体外构建三维多孔支架，为细胞的生长和繁殖提供营养和代谢环境，调节细胞的生长和排列，最终三维多孔支架通过降解和吸收达到组织永久性替代的目的。载药水凝胶靶向释放药物，精准治疗也将是一个研究热点。药物释放的动力学控制可以潜在地提高药物的安全性和有效性，并提供新的治疗方法。通过海藻酸盐水凝胶对外部环境产生响应，如机械信号和磁信号，来按需释放药物，可以用于设计许多活性药物及治疗性细胞的供给站。使海藻酸盐凝胶具有与细胞相互作用的功能，在许多组织工程的应用中也十分重要。凝胶中黏附配体的类型和凝胶的空间结构是关键的变量，因为它们能够调节细胞的表型和再生组织的功能。目前研究较多的是增加细胞黏附的 RGD 多肽，今后的研究将会集中在多个配体或配体和可溶性因子相结合的研究上，从而能够更好地形成替代组织和器官。

进一步开发海藻酸盐的基本属性，以及具有与细胞和组织相互作用功能的新型海藻酸盐凝胶，可以使生物医学和组织工程领域得到更大的进步。通过基因工程技术控制细菌合成，从而设计和制备具有更多的或不同特性的新的海藻酸水凝胶。为海藻酸盐水凝胶设计具有能够精确控制的化学和物理性能的组成成分，设计具有特定应用的水凝胶将彻底改变这种材料的用途。

心力衰竭的发病率高，死亡率高，且随着全球范围老龄化及社会竞争的加剧、生活节奏的加快等，心力衰竭的发病率有所提升，近些年更有年轻化的趋势，严重影响了人们的健康状况和生活质量，是危及人们生命安全的几大临床难题之一。药物治疗是目前标准治疗策略，但无法遏制左心室功能的持续衰减及临床指征的持续恶化。除药物治疗外，现在还有几种治疗方式，包括左心室辅助装置、双心室起搏器及心脏移植。然而，上述临床干预手段均有局限性，如供体来源有限、多种临床并发症及治疗成本昂贵等，难以普及推广，不仅给患者造成沉重的经济压力和身体痛苦，而且难以避免心力衰竭的恶性累进发展，直至必须进行心脏移植以挽救生命。再生医学的发展已为临床治疗提供了崭新的思路，若能利用再生医学手段开发一种新型治疗手段或器械,不仅可以用于心力衰竭的辅助治疗,而且可以在一定程度上原位诱导心肌再生,有望从根本上解决心力衰竭问题。利用原位组织工程法制备海藻酸基水凝胶材料用于心力衰竭或心肌梗死并发心力衰竭的治疗是近年来的新兴技术,随着研究的不断深入和完善,已逐渐成为国际普遍关注的研发和转化的重点技术。将海藻酸基生物医用材料注射到左心室特定部位并在体内形成具有一定强度和韧性的凝胶态物质。该凝胶在体内很少或基本不与周围的细胞和组织起化学、生物电学或免疫学反应,而且人体缺乏降解海藻酸的酶,因此,该凝胶可作为生物惰性假体物质长期存在于填充部位。虽然该项技术的研究在国外已得到了良好的动物试验结果,甚至获得了初期临床试验数据,但迄今为止尚未有类似的产品获得 FDA 认证,仅于 2014 年有 1 项用于心肌梗死治疗的海藻酸基产品获得欧盟 CE 认证并成功应用于临床。在中国此类研究尚处于起步阶段,虽然已有研究团队获得初步研究成果,但仍未形成系统的动物模型评价,临床试验方面更是空白。因此,海藻酸盐基凝胶材料在心力衰竭治疗中的应用虽然曙光已现,但仍任重道远,需要更系统、严谨的科学研究和临床应用予以证实和支持。

抗菌海藻酸盐印模材料具有诸多优点,它解决了印模材料在保存和使用过程中的污染问题,同时避免了因消毒液浸泡消毒引起的印模变形、破坏表面细节、腐蚀金属托盘及喷雾消毒引起的消毒剂挥发对人体造成潜在危害等问题,节省消毒时间,简化临床操作步骤。对于印模消毒的方法,有些因灭菌效果不佳或影响印模质量,还需进一步的研究;有些则因消毒方法操作复杂,临床上难以推广,不利于口腔无菌操作的规范化。至今还没有达成一个可以被口腔学界所公认并能满足口腔修复临床需要的印模消毒标准性方案。

虽然含有消毒剂的印模材料在抗菌效果、消毒剂组成等方面有待于进一步研究,但以其临床使用的方便性将有广阔的发展前景。特别是现代抗菌材料的研究和发展,为抗菌藻酸盐印模材料的研制和改进提供了更系统的理论指导和技术支持,应有望成为解决藻酸盐印模消毒问题的理想方法。我们也密切关注口腔材料学的发展,以进一步优化海藻酸盐印模材料。

(奚廷斐)

参 考 文 献

[1] 施晓文,邓红兵,杜予民.甲壳素/壳聚糖材料及应用[M].北京:化学工业出版社,2015.

[2] 孙晓婷,马建伟.医用壳聚糖敷料研究进展[J].产业用纺织品,2015(7):1-3.

[3] 叶光辉.壳聚糖的应用研究进展[J].广州化工,2015,43(2):21-23.

[4] 陈诗琪,张贤明.天然高分子壳聚糖的特性及其应用[J].应用化工,2016,45(1):152-155.

[5] 瞿春莹,李定国,汪余勤,等.壳聚糖对胃溃疡大鼠部分生长因子表达的影响[J].实用医学杂志,2010,26(2):199-202.

[6] 高明月,蔺洁,张文显,等.增生性瘢痕的防治现状与展望[J].中国组织工程研究与临床康复,2010,14(20):3753-3756.

[7] 李天石,曾文妮,何君君,等.甲壳素及其衍生物抑制瘢痕形成:研究与进展[J].中国组织工程研究,2014,18(52):8504-8508.

［ 8 ］宋雪莲,于静涛,刘扬,等.壳聚糖在骨组织工程中应用研究进展[J].中国实用口腔科杂志,2013,6(5)：306－310.

［ 9 ］Li LH, Kommareddy KP, Pilz C, et al. In vitro bioactivity of bioresorbable porous polymeric scaffolds incorporating hydroxyapatite microspheres [J]. Acta Biomaterialia, 2010,6(7)：2525－2531.

［10］Pulieri E, Chiono V, Ciardelli G, et al. Chitosan/gelatin blends for biomedical applications [J]. J Biomed Mater Res A, 2008;86(2)：311－322.

［11］Falconi M, Salvatore V, Teti G, et al. Gelatin crosslinked with dehydroascorbic acid as a novel scaffold for tissue regeneration with simultaneous antitumor activity [J]. Biomed Mater, 2013,8(3)：035011.

［12］Zhang Y, Cheng X, Wang J, et al. Novel chitosan/collagen scaffold containing transforming growth factor-beta1 DNA for periodontal tissue engineering [J]. Biochem Biophys Res Commun, 2006,344(1)：362－369.

［13］姜晓蕾,杨朝忠,韩宝芹,等.壳聚糖及其衍生物作为组织工程角膜支架的研究进展[J].眼科新进展,2017,37(4)：392－395,400.

［14］Huang YX, Li H. An active artificial cornea with the function of inducing new corneal tissue generation in vivo-a new approach to corneal tissue engineering [J]. Biomed Mater, 2007,2(3)：S121－125.

［15］钟庆坤,欧阳茜茜,李思东,等.壳聚糖止血材料及应用的研究[J].轻工科技,2017,33(06)：49－51,57.

［16］张永勤,田敏,张捷,等.壳聚糖及其衍生物在创口敷料中的应用研究新进展[J].青岛科技大学学报,2016,37(6)：591－598.

［17］顾其胜.海藻酸盐基生物医用材料与临床医学[M].上海：上海科学技术出版社,2015.

［18］顾其胜,奚廷斐.海藻酸与临床医学[M].上海：第二军医大学出版社,2006.

［19］顾其胜,王帅帅,王庆生,等.海藻酸钙敷料应用现状与研究进展[J].中国修复重建外科杂志,2014,28(2)：255－258.

［20］位晓娟,奚廷斐,顾其胜.医用海藻酸基生物医用材料的研究进展[J].中国修复重建外科杂志,2013,27(8)：1015－1020.

［21］汪涛,赵珺.海藻酸盐敷料在伤口换药中应用的研究进展[J].中国现代普通外科进展.2014,17(4)：292－297.

［22］Lee KY, Mooney DJ. Alginate：properties and biomedical applications [J]. Progress in Polymer Science, 2012,37(1)：106－126.

［23］Sweeney IR, Miraftab M, Collyer G. A critical review of modern and emerging absorbent dressings used to treat exuding wounds [J]. Internal Wound Journal, 2012,9(6)：601－612.

［24］Moura LI, Dias AM, Leal EC, et al. Chitosan-based dressings loaded with neurotensin-an efficient strategy to improve early diabetic wound healing [J]. Acta Biomater, 2014,10(2)：843－57.

［25］Hooper SJ, Percival SL, Hill KE, et al. The visualisation and speed of kill of wound isolates on a silver alginate dressing [J]. Internal Wound Journal, 2012,9(6)：633－642.

［26］Opasanon S, Muangman P, Namviriyachote N. Clinical effectiveness of alginate silver dressing in outpatient management of partial-thickness burns [J]. Internal Wound Journal, 2010,7(6)：467－471.

［27］赵成如,史文红,金刚.医用介入栓塞材料[J].中国医疗器械信息,2008,13(8)：1－6.

［28］孙伟,周纯武,李忱瑞.海藻酸钠微球栓塞剂在肿瘤治疗中的应用现状[J].癌症进展,2009,7(1)：52－5.

［29］赵信义.口腔材料学[M].5版.北京：人民卫生出版社,2012.

［30］张叶影,屈野,郝玉梅,等.口腔印模消毒方法及前景展望[J].中华医院感染学杂志,2016,26(24)：5757－5760.

［31］刘琴,董海东,顾钰.口腔印模消毒效果的研究现状[J].中国消毒学杂志,2013,30(10)：959－962.

［32］葛晓静,章宏伟,史京萍,等.藻酸盐银联合水凝胶敷料对慢性创伤愈合的作用[J].中国组织工程研究,2012,16(3)：539－542.

［33］李其祥,肖志方,易德莲,等.海藻酸盐水凝胶研究进展[J].科技资讯,2009(14)：3－4.

［34］胡小红,朱旸,高长有.用于软骨修复的水凝胶[J].化学进展,2009,21(10)：2165－2175.

［35］de Vos P, Spasojevic M, de Haan BJ, et al. The association between in vivo physicochemical changes and inflammatory responses against alginate based microcapsules [J]. Biomaterials, 2012,33(22)：55552－55559.

［36］Kang AR, Park JS, Ju J, et al. Cell encapsulation via microtechnologies [J]. Biomaterials, 2014,35(9)：2651－2663.

［37］Neubauer MP, Poehlmann M, Fery A. Microcapsule mechanics：from stability to function [J]. Advances in colloid and Interface Science, 2014,207：65－80.

［38］Rokstad AMA, Lacik I, de VOS P, et al. Advanced in biocompatibility and physic-chemical characterization of microspheres for cell encapsulation [J]. Advanced Drug Delivery Reviews, 2014,67－68：111－130.

［39］Scharp DW, Marchetti P. Encapsulated islets for diabetes therapy：History, current progress, and critical issues requiring solution [J]. Advanced Drug Delivery Reviews, 2014,67－68：35－73.

［40］Hwang YS, Cho J, Tay F, et al. The use of murine embryonic stem cells, alginate encapsulation, and rotary microgravity bioreactor in bone tissue engineering [J]. Biomaterials, 2009,30：499－507.

[41] Jay SM, Shepherd BR, Andrejecsk JW, et al. Dual delivery of VEGF and MCP－1 to support endothelial cell transplantation for therapeutic vascularization [J]. Biomaterials, 2010,31: 3054－3062.

[42] Kanczler JM, Ginty PJ, White L, et al. The effect of the delivery of vascular endothelial growth factor and bone morphogenic protein-2 to osteoprogenitor cell populations on bone formation [J]. Biomaterials, 2010,31: 1242－1250.

[43] Lu L, Qi Y, Zhou C, et al. Rapidly in situ forming biodegradable hydrogels by combining alginate and hydroxyapatite nanocrystal [J]. Science in China Series E: Technological Sciences, 2010,53: 272－277.

[44] Sliva EA, Mooney DJ. Effects of VEGF temporal and spatial presentation on angiogenesis [J]. Biomaterials, 2010,31: 1235－1241.

[45] Wei SJ, Zhang M, Li L, et al. Alginate-Based Mutil-Membrane Hydrogel for Dual Drug Delivery System [J]. Applied Mechanics and Materials, 2013,275: 1632－1635.

第七章·海洋生物医用材料的评价与监管

　　海洋生物医用材料的应用领域广泛,包含食品、保健品、化妆品、生物医用材料等多个领域,行业特点不一,要求也不同。而我国现行的行业标准显然滞后,亟需针对新材料、新产品制定行之有效的标准,从而尽快加强对海洋生物医用材料行业的规范化、合理化监管,为产品再评价提供监控依据。对海洋生物医用材料的评价应包括理化性能、生物学性能、生物稳定性、代谢途径、免疫原性等多个方面,研究评价力求系统合理,达到其功能的全面展现。针对临床应用的需求,加强对海洋生物医用材料的生物学评价和生物学研究,另外,要强化海洋生物医用材料的动物试验和临床试验研究,开展科学、系统的临床评价及临床再评价。同时,医疗器械的风险存在于产品的整个生命周期,为保障人们用械安全,医疗器械的上市后监管十分必要。海洋生物医用材料也需要进行分类监管,开展监督抽验、不良事件报告和再评价制度,亦将逐步建立科学的淘汰机制,促进产业整体水平提高。本章主要介绍海藻酸盐、壳聚糖和胶原蛋白这三大类海洋生物医用材料的标准、技术要求、检验方法及如何进行监管。

第一节 · 海洋生物医用材料的标准

一、海藻酸盐的标准概况

海藻酸盐具有止血、愈创、缓释、栓塞等生物学功能,应用领域非常广泛。根据其应用领域的不同,制定了相应的技术标准。

我国将海藻酸盐应用于医药领域的时间比较晚,其质量控制的标准主要执行《中国药典》(2015 年版)药用辅料部分新增品种和修订[9005 - 38 - 3]中的规定,具体内容见表 7-1。主要是对海藻酸盐产品中可能存在的各种有害健康的杂质含量进行了限定。

表 7-1 《中国药典》中关于海藻酸钠的标准

序号	项目	指　　标
1	性状	白色至浅棕黄色粉末,几乎无臭,无味。在水中溶胀成胶体溶液,在乙醇中不溶
2	鉴别试验	与氯化钙溶液混合生成胶状沉淀 与稀硫酸混合生成胶状沉淀 与含 1,3-二羟基萘的乙醇+盐酸+异丙醚混合后的溶液显深紫色 炽灼残渣加水后显钠盐的鉴别反应
3	氯化物	≤1.0%
4	干燥失重	≤15.0%
5	炽灼残渣	30.0%～36.0%
6	重金属(以铅计)	0.004%
7	砷盐	0.000 2%
8	微生物限度	细菌总数≤1 000 个/g;真菌及酵母菌≤100 个/g;大肠埃希菌 0 个/g;沙门菌 0 个/10 g

海藻酸钠作为制备组织工程医疗产品及外科植入物的行业质量控制标准见表 7-2。对于其他的非植入性的医疗器械产品,可以参考 GB/T 16886.1 选择相应的评价试验项目,从而来确保作为医疗器械产品的生物安全性要求。

表 7-2 用于组织工程医疗产品的海藻酸盐产品标准

序号	项目	指　　标
1	性状	白色或淡黄色粉末状固体
2	鉴别	傅立叶变换红外光谱典型特征峰(cm^{-1}): 3 375～3 390(b), 1 613(s), 1 416(s), 1 320(w), 1 050～1 125(b), 903(m), 600～710(b)

序号	项目	指　　标
3	结构组成	^{1}H-核磁共振图谱与对照图谱一致
4	平均分子量及其分子量分布	平均分子量应符合产品标示值并注明检测方法 分子量分布数值在 1.0～3.0
5	干燥失重	≤15.0%
6	灰分	18.0%～27.0%
7	重金属含量	总含量(以铅计)≤0.004%,其中:砷含量≤0.000 15%,铅含量≤0.001%
8	蛋白质含量	≤0.3%
9	细菌内毒素	≤0.5 EU/ml
10	微生物限度	细菌总数≤200 CFU
11	细胞毒性试验	≤1 级
12	皮内刺激试验	原发性刺激指数(PII)应不大于 0.4
13	致敏试验	应无皮肤致敏反应
14	急性全身性毒性	应无急性全身性毒性
15	溶血试验	溶血率≤5%
16	植入试验	皮上植入 14 天、30 天和 90 天,组织反应与阴性对照无显著差异
17	遗传毒性试验	应无遗传毒性

　　表 7-1 和表 7-2 这两份标准有着相同之处,如相同的控制项目(性状、鉴别、干燥失重、灰分、重金属含量及微生物响度 6 个控制项目),但这 6 个项目的技术指标或检测方法又存在差异,如器械标准规定的鉴别试验检验方法是傅立叶红外光谱分析法。同时,它们还存在着不同的控制项目。医疗器械标准出于对植入物和组织工程产品安全性的考虑,增加了对产品组成和序列结构、平均分子量及其分布、细菌内毒素、蛋白质含量及细胞毒性、皮内刺激、致敏、急性全身毒性、溶血、植入、遗传毒性共 11 项生物学评价试验的控制要求,所以相对于国家药典的控制更严格,也是十分必要的。

二、壳聚糖类的标准概况

　　壳聚糖具有止血、愈创、镇痛、抑菌、抗感染、抑制瘢痕形成等生物学功能,是第三代生物医用材料研究的首选。近年来开发的壳聚糖基生物医药产品形式主要有粉末状、颗粒状、海绵状、薄膜状、水凝胶、非织布等多种剂型,其应用范畴也较广泛,涵盖了从体外到体内、从创面敷料到功能性组织再生支架等多种产品。虽然壳聚糖基生物医药产品的成果转化已初具规模,但是开发一种质量稳定、品质良好、结构与功能清晰且应用机制明确、作用和副作用确切的产品却很困难,其原因是多方面的,其中保证产品生产全过程的有效控制及高质量标准是最重要的两方面。

甲壳素及其衍生物壳聚糖是近年来广泛研究的新型医用高分子材料。壳聚糖只溶于酸或酸性水溶液,其强度和韧性也显不足,这些物理性能都限制了它的广泛应用。在组织工程医疗产品中壳聚糖有着不一样的规定。表 7-3 为《中国药典》(2015 年版)[9012 - 76 - 4]壳聚糖的具体内容,表 7-4 是 YY/T 0606.7 - 2008《组织工程医疗产品 第七部分:壳聚糖》中的标准规定。

表 7-3 《中国药典》中关于壳聚糖的标准

序号	项目	指　　标
1	性状	类白色粉末,无臭,无味
2	鉴别试验	方法一:红外光吸收图谱与对照品的图谱一致 方法二:加羟基乙酸溶液,再加入十二烷基硫酸钠溶液,生成凝胶状团块
3	蛋白质	≤0.2%
4	干燥失重	≤10%
5	炽灼残渣	≤1.0%
6	重金属	≤0.001%
7	砷盐	≤0.000 1%

表 7-4 用于组织工程医疗产品的羧甲基壳聚糖产品标准

序号	项目	指　　标
1	性状	白色或淡黄色粉末状固体
2	鉴别	傅立叶变换红外光谱在 3 400 cm^{-1}(宽峰)、2 930 cm^{-1}、1 600 cm^{-1}(或 1 654 cm^{-1} 和 1 550 cm^{-1})、1 380 cm^{-1}(或 1 410 cm^{-1} 和 1 323 cm^{-1})有羧甲基壳聚糖特征吸收峰
3	取代度	取代度应>80%
4	等电点	3.0～3.5
5	干燥失重	≤12.0%
6	pH	6.0～8.0
7	透光率	在波长 660 nm 处透光率应≥98.0%
8	重均分子量及分子量分布	分子量分散系数应为 1.0～3.0
9	紫外吸光度	在 260 nm 和 280 nm 波长处的吸光度均不大于 0.1
10	纯度	≥85.0%
11	重金属含量	总含量(以铅计)≤0.001%,其中:砷含量≤0.000 4%,汞含量≤0.000 4%,铁含量≤0.005%
12	炽灼残渣	≤18%

续　表

序号	项目	指　标
13	不溶物	≤0.5%
14	蛋白质含量	≤0.3%
15	乙醇残留量	≤0.5%
16	二甘醇残留量	≤0.1%
17	细菌内毒素	≤0.25 EU/mg
18	微生物限度	细菌总数≤100 CFU/g
19	细胞毒性试验	≤1级
20	皮内刺激试验	平均几分之差应不大于1
21	致敏试验	应无致敏反应
22	亚急性全身性毒性	应无毒性
23	溶血试验	溶血率≤5%
24	植入试验	适当的皮下植入观察时间,组织反应与对照组无显著差异
25	遗传毒性试验	应无遗传毒性

三、胶原蛋白类的标准概况

胶原是动物结缔组织(皮、肌腱、韧带、软骨等)中的主要蛋白成分,占哺乳动物蛋白总量的30%。海产品加工废弃物中皮、骨、鳞和鳍中含量最多的是Ⅰ型胶原蛋白,它是一种纤维型胶原。胶原蛋白的用途广泛,现在主要应用在外科用敷料膜、止血海绵、手术缝合针、止血剂等生物医用材料中,具有极大的生物和经济价值。目前所用的胶原蛋白大多源自牛/猪跟腱、皮肤、骨等组织,具有止血、愈合、支撑、填充与组织支架、细胞功能调节等生物学功能,在再生医学领域应用广泛。而现在海洋源性的胶原蛋白在生物医用材料领域中的研究还处于初级阶段。表 7-5 是 YY 0954-2015《无源外科植入物Ⅰ型胶原蛋白植入剂》中的标准规定。

表 7-5　用于组织工程医疗产品的Ⅰ型胶原蛋白植入剂产品标准

序号	项目	指　标
1	外观	白色、乳白色或黄色黏稠状液体,无肉眼可见的异物
2	装量	应不低于标示装量的90%
3	动力黏度	标示范围内
4	鉴别	经 SDS-聚丙烯酰胺凝胶电泳法分析,样品的电泳条带与Ⅰ型胶原蛋白对照品进行比较,其电泳条带应一致

序号	项目	指　　标
5	胶原蛋白含量	应为标示量的 80%～120%
6	杂蛋白分析	植入剂中杂蛋白总量应在总蛋白的 1% 以下
7	pH	应在 6.0～8.0 范围内
8	炽灼残渣	≤10 mg/g(质量分数)
9	重金属总量(以铅计)	≤10 μg/g(质量分数)
10	微量元素	砷应≤1 μg/g(质量分数);铬、镉、铜、铁、汞、镍、铅、钼总量应≤50 μg/g(质量分数)
11	熔点	应在标识范围内
12	酸水解产物	应确定植入剂酸水解最终产物(氨基酸)的组成
13	色氨酸检查	醋酸与硫酸两液界面应不出现紫红色环
14	无菌	应无菌
15	细菌内毒素含量	<0.5 EU/mg
16	生物学评价原则	按 GB/T 16886 进行,符合 7.4.2.1 规定

第二节 · 海洋生物医用材料的生物学评价

一、生物医用材料的生物相容性

当生物医用材料或器械与机体接触或植入人体后材料会对机体产生作用,同时机体也会对材料产生影响。材料或器械通过机械作用、渗透溶出、降解产物等对宿主产生局部和全身生物学反应,宿主对这种反应的容忍程度称为生物相容性。生物医用材料与人体接触或植入人体后的生物学反应是一个非常复杂的过程,主要包括 4 种类型：组织反应、免疫反应、血液反应和全身反应。

(1) 组织反应：当生物医用材料与人体组织接触时,局部组织会把材料作为外来异物产生机体防御反应。在早期植入物周围组织中将出现中性白细胞、淋巴细胞、吞噬细胞,发生不同程度的急性炎症反应,如果材料有毒性物质渗出,则会出现严重的炎症反应或组织细胞坏死。随着时间的延长,材料被淋巴细胞、成纤维细胞和胶原蛋白纤维包裹,细胞成分逐渐消失,最终形成纤维性包囊,将材料和组织隔离开来。而生物相容性不好的材料会持续刺激周围组织引起慢性炎症反应,组织反应主要表现为炎症和肿瘤。生物医用材料引起的炎症一般是无菌性炎症,如果材料灭菌不彻底也会引起细菌性炎症。生物医用材料也会通过物理机械刺激和有毒小分子物质的渗出引起组织细胞的过度增生,逐渐发展成肿瘤。

(2)免疫反应:人体的免疫系统是机体的防御保护机制,主要有 2 种:一是非特异性免疫反应,二是特异性免疫反应。临床已经证实有的生物医用材料会有免疫毒性反应,表现形式有:Ⅰ型速发型超敏反应、Ⅱ型细胞毒性超敏反应、Ⅲ型免疫复合物型超敏反应、Ⅳ型迟发型超敏反应。而医疗器械生物学评价方法中的迟发型超敏反应主要反映了Ⅳ型超敏反应。速发型超敏反应可见于胶乳产品,主要是由胶乳中的植物防御蛋白引起。细胞毒性超敏反应可见于含有活细胞的组织工程产品。免疫复合物超敏反应可见于采用猪或牛血制备的纤维蛋白原和凝血酶双组分止血产品。迟发型超敏反应可见于含有镍的金属材料产品。

(3)血液反应:生物医用材料与血液接触时,血液和生物医用材料之间将产生一系列生物反应。首先在材料表面吸附血浆蛋白,如白蛋白、球蛋白、纤维蛋白原等,接着发生血小板黏附、聚集并被激活,同时也会激活凝血因子,随后血小板和凝血系统发生进一步的相互作用,最终形成血栓。吸附蛋白的种类和数量,以及对血小板吸附和凝血因子活化的程度取决于材料表面的特性,血液相容性好的材料对纤维蛋白原和血小板吸附少,不容易激活血小板和凝血因子,反之血液相容性不好的材料对纤维蛋白原和血小板吸附多,容易激活血小板和凝血因子。因此,可以通过材料表面改性的方式提高生物医用材料的血液相容性。生物医用材料也可以导致血细胞损伤而引起溶血反应。

(4)全身反应:生物医用材料不仅引起局部反应,也会引起全身反应,可以累及呼吸系统、神经系统、消化系统、骨骼运动系统、心血管系统、生殖发育系统及其他组织和器官。发热反应也是生物医用材料引起全身反应的表现之一,称之为材料介导的发热反应。

生物相容性评价是针对直接和人体接触或体内使用的生物医用材料,提供一套系统完整的生物学评价程序和方法。通过体外试验和体内试验评价生物医用材料对细胞和动物体可能潜在的有害作用,并通过试验综合评价预期在临床使用的安全性,将风险降到最低程度。

对于器械研制过程中采用的生物医用材料,为了确保临床使用的安全性,在完成物理和化学性能、加工性能和灭菌性能等有效性满足要求后,必须进行生物学评价试验。生物学评价是建立在试验基础上的,并结合医疗器械风险管理过程进行评价和试验。

二、生物医用材料生物学评价标准

生物医用材料安全性评价主要依据的是医疗器械生物学评价系列标准,即世界标准化组织(ISO)制定的 10993 系列标准,国内已经转化为国家标准 GB/T 16886 系列标准。ISO 10993 系列标准由 ISO 194 技术委员会制定,目前 194 技术委员会已经制定 21 个标准,其目录如下。

GB/T 16886.1(ISO 10993 - 1，IDT)《医疗器械生物学评价 第 1 部分：风险管理过程中的评价与试验》。

GB/T 16886.2(ISO 10993 - 2，IDT)《医疗器械生物学评价 第 2 部分：动物保护要求》。

GB/T 16886.3(ISO 10993 - 3，IDT)《医疗器械生物学评价 第 3 部分：遗传毒性、致癌性和生殖毒性试验》。

GB/T 16886.4(ISO 10993 - 4，IDT)《医疗器械生物学评价 第 4 部分：与血液相互作用试验选择》。

GB/T 16886.5(ISO 10993 - 5，IDT)《医疗器械生物学评价 第 5 部分：体外细胞毒性试验》。

GB/T 16886.6(ISO 10993 - 6，IDT)《医疗器械生物学评价 第 6 部分：植入后局部反应试验》。

GB/T 16886.7(ISO 10993 - 7，IDT)《医疗器械生物学评价 第 7 部分：环氧乙烷灭菌残留量》。

GB/T 16886.8(ISO10993 - 8，IDT)《医疗器械生物学评价 第 8 部分：生物学试验参照样品的选择和定性指南》。

GB/T 16886.9(ISO 10993 - 9，IDT)《医疗器械生物学评价 第 9 部分：潜在降解产物的定性与定量框架》。

GB/T 16886.10(ISO 10993 - 10，IDT)《医疗器械生物学评价 第 10 部分：刺激与迟发型超敏反应试验》。

GB/T 16886.11(ISO 10993 - 11，IDT)《医疗器械生物学评价 第 11 部分：全身毒性试验》。

GB/T 16886.12(ISO 10993 - 12，IDT)《医疗器械生物学评价 第 12 部分：样品制备与参照样品》。

GB/T 16886.13(ISO 10993 - 13，IDT)《医疗器械生物学评价 第 13 部分：聚合物医疗器械降解产物的定性与定量》。

GB/T 16886.14(ISO 10993 - 14，IDT)《医疗器械生物学评价 第 14 部分：陶瓷降解产物的定性与定量》。

GB/T 16886.15(ISO 10993 - 15，IDT)《医疗器械生物学评价 第 15 部分：金属与合金降解产物的定性与定量》。

GB/T 16886.16(ISO 10993 - 16，IDT)《医疗器械生物学评价 第 16 部分：降解产物和可溶出物的毒代动力学研究设计》。

GB/T 16886.17(ISO 10993 - 17，IDT)《医疗器械生物学评价 第 17 部分：可沥滤物允

许限量的确立》。

ISO 10993 - 18《医疗器械生物学评价 第 18 部分：材料化学表征》。

ISO/TS 10993 - 19《医疗器械生物学评价 第 19 部分：材料物理化学、形态学和表面特性表征》。

ISO/TS 10993 - 20《医疗器械生物学评价 第 20 部分：医疗器械免疫毒理学试验原则与方法》。

ISO/CD 10993 - 21《生物医学材料生物学评价标准编写指南》。

由于 GB/T 16886(ISO 10993)医疗器械生物学评价标准不断在更新，建议在采用这些标准时应使用这些标准的最新版本。

三、生物相容性评价试验方法

（一）细胞毒性试验

细胞毒性试验是利用体外细胞培养的方法评价生物医用材料和医疗器械或浸提液潜在的细胞毒性，是生物医用材料生物学评价体系中重要的测定指标之一，也是几乎各种用途的医疗器械和生物医用材料都必须进行检测的项目。细胞毒性试验能在短期内测试生物医用材料对细胞代谢功能的影响，可以快速筛选材料是否具有潜在的细胞毒性。细胞毒性试验作为检测生物医用材料毒性的手段，具有简便、敏感性高、成本低、试验周期短等优点，广泛用于生物医用材料和医疗器械产品的生物相容性检测和评价。细胞毒性是由材料和(或)其浸提液引起的细胞溶解(细胞死亡)、细胞生长抑制、克隆形成和细胞方面的其他影响。通过细胞培养技术，测定生物医用材料和医疗器械或浸提液($37\ ^\circ\mathrm{C}$，$24\ \mathrm{h}$)潜在的细胞毒性。采用的细胞一般为 L929 小鼠结缔组织成纤维细胞株，常用琼脂扩散、滤过扩散、MTT、克隆形成等试验方法。一般材料可接受的细胞毒性应不大于 2 级。对于初次用于医疗器械制造的全新材料建议采用直接接触法和浸提液两种方法进行检测和评价。目前国内最常用的方法是具有可定量化测定细胞增殖度的 MTT 法。

（二）刺激试验

刺激试验包括一系列的试验，有皮肤刺激试验、皮内反应试验、眼刺激试验、口腔刺激试验、阴茎刺激试验、直肠刺激试验、阴道刺激试验。在试验选择上，一般是皮肤表面外用的材料和器械选择皮肤刺激试验，而体内植入的材料和器械采用皮内反应试验，对于其他试验方法，可根据材料和器械的用途选择相应的试验方法，如眼科用材料和器械可选择眼刺激试验，口腔用材料选择口腔刺激试验，其他相应部位使用的材料选择相应的试验方法。

（三）免疫毒性试验

由于免疫反应包括非特异性免疫反应、特异性免疫反应、补体激活、免疫抑制等复杂的生物学反应,因此免疫毒理包括一系列试验,表 7-6 涵盖了大量测定免疫毒性的包括各种指标的体内和体外试验方法。然而,一个共同的要求就是确保在研究设计中的统计基础使试验组和对照组具有明显的差异,以达到统计的所需水平($P<0.050$)。另外,所有的研究应最大可能地和临床使用的植入部分、剂量和时间保持一致。

表 7-6　免疫反应评价的试验方法指标和模型举例

免疫反应	功能分析	可溶介质	表现型	其他**
组织病理学	NA	NA	细胞表面标志	形态学
体液反应	对抗原加佐剂时抗体反应的免疫分析(如 ELISA)* 斑块形成试验 淋巴细胞增生试验 抗体依赖细胞介导的细胞毒性试验 被动皮肤过敏试验 直接过敏试验	补体(包括 C3a 和 C5a过敏素) 免疫复合物	细胞表面标志	
细胞反应				
1. T 淋巴细胞	豚鼠最大化试验* 小鼠局部淋巴结试验* 小鼠耳肿胀试验 淋巴细胞增生试验 混合淋巴细胞反应试验	T 淋巴细胞亚群的细胞活素型指示物(如 Th1和 Th2)	细胞表面(辅助 T淋巴细胞和细胞毒性 T 淋巴细胞)	
2. 自然杀伤细胞	肿瘤细胞毒性试验	NA	细胞表面标志	
3. 巨噬细胞	吞噬作用*	细胞活素(IL-1、TNF-2、IL-6、TGF-β)	MHC 标志物	
4. 颗粒细胞***	脱颗粒 抗原表型	化学活素、生物活性胺、炎症细胞活素、酶	NA	细胞化学
宿主抗性	对细菌和肿瘤抗性	NA	NA	
疾病的症状	NA	NA	NA	过敏、皮肤红斑、荨麻疹、水肿、淋巴结病

注:NA 表示不适用或不重要。*.指最常用的试验方法;功能性试验通常比可溶性介质或表型试验更重要。请参照本文后面参考文献给出的具体试验方法。**.已有人类自身免疫性疾病的动物模型。然而不推荐通过材料/器械诱导自身免疫性疾病的常规试验。***.嗜碱性粒细胞、嗜酸性粒细胞和(或)中性粒细胞

致敏试验有最大剂量法(magnusson & kligman method 或 maximization method)和封闭斑贴法,其基本原理是根据Ⅳ型迟发型超敏反应的基本过程,是最常用的免疫学评价检测方法。包括两个阶段:①诱导阶段:进入体内的抗原经 APC 加工处理,并提交给 T 淋巴细胞,使 T 淋巴细胞活化,产生效应 T 淋巴细胞,部分 T 淋巴细胞静止为记忆 T 淋巴细胞,该

过程为致敏阶段,需1~2周;②效应阶段(激发阶段):抗原致敏的T淋巴细胞或抗原特异性记忆T淋巴细胞再次接触相同抗原时迅速分化成效应T淋巴细胞,在48~72 h出现炎症反应。诱导阶段与试验过程中的皮内诱导(皮内注射)阶段和局部诱导(局部斑贴)阶段相对应,在皮内诱导阶段后再进行局部诱导是为了加强诱导的效果。效应阶段与试验过程中的激发阶段相对应。

与封闭斑贴法相比,最大剂量法是最敏感的首选方法,该方法的主要目的是评价医疗器械和生物医用材料在试验条件下对豚鼠潜在的皮肤致敏反应。适用于固体、液体材料和试验材料浸提液,对所有的医疗器械,包括和体表接触的器械及体内长期植入的器械都应该进行致敏试验评价其是否具有潜在的致敏反应。

(四) 全身毒性试验

全身毒性试验是将生物医用材料和医疗器械的浸提液一次或重复通过动物静脉或腹腔或其他给药途径注射到动物体内,观察动物的生物学反应,以判断生物医用材料和医疗器械在动物体内潜在的不良反应。这种不良反应可以是生物医用材料和医疗器械的浸提液直接对机体组织和器官的作用,也可以是通过吸收、分布和代谢所产生的物质对机体组织和器官的间接作用。由于医疗器械产品的范围很广,其用途也各不相同,因此对于每一种具体的生物医用材料和医疗器械,在进行全身毒性试验时,应与器械材料的特性和临床用途相适应。某些全身毒性试验也可以和其他生物学试验结合进行,如与长期植入试验结合可以进行慢性毒性和局部反应的评价,也可以对致癌性或生殖毒性进行检测。全身毒性试验包括急性全身毒性及亚急性、亚慢性和慢性全身毒性试验。

(1)急性全身毒性:将试验样品在24 h内一次、多次或连续给予后所引起的不良反应。

(2)亚急性全身毒性:在24 h到28天内多次或连续给予所发生的不良反应。这一概念从语义上讲是不准确的。发生在规定时间范围内的不良反应都可以认为是短期重复给药全身毒性试验,在14~28天选择试验周期是符合国际规范原则的,也应该认为是合理的试验方法。应该注意的是,亚急性静脉试验通常规定处理时间是>24 h且<14天。

(3)亚慢性全身毒性:在动物寿命期的一段时间内(一般啮齿动物是90天,但其他种的动物不超过寿命期的10%)将试验样品重复或连续给药后引起的不良作用。需注意的是,亚慢性静脉试验通常规定处理时间是14~28天。

(4)慢性全身毒性:在动物寿命期的大部分时间内(通常6~12个月)将试验样品重复或连续给药后引起的不良作用。

(五) 热原试验

直接或间接接触心血管系统、淋巴系统、脑脊髓液、标示无热原的产品需要进行热原试验。热原试验有家兔法和细菌内毒素法。①家兔法是采用家兔检测材料或其浸提液中是否有致热原物质。将材料或其浸提液由静脉注入兔体内(10 mL/kg),在一定时间内观察兔体温变化,以判断在材料或浸提液中所含热原量是否符合人体应用要求。②细菌内毒素检查法:是应用试样与细菌内毒素产生凝集反应的机制,以判断材料或其浸提液中细菌内毒素的限量是否符合标准要求。美国 FDA 建议进行热原试验时,家兔法和细菌内毒素法都做。

(六) 植入后局部反应试验

植入试验是用外科手术法将材料或最终产品的样品植入或放入预定植入部位或组织内,在肉眼观察和显微镜检查下,评价对活体组织的局部病理作用。试验建议与接触途径和作用时间相适应。皮下组织和肌肉内的短期试验,一般选择小鼠、大鼠或家兔中的一种。皮下组织、肌肉和骨内的长期试验,一般可选择大鼠、家兔等动物中的一种。试验样品与对照样品应以相同条件植入到同一年龄、同一性别、同一品系同种动物的相同解剖部位。

1. 皮下植入试验

该方法适用于:通常预期于皮下组织植入,如整形外科或肿瘤外科中的植入物;或通常与皮下组织、筋膜、肌腱等软组织接触的试验材料,如骨折治疗中胫骨、手部的植入物;也可用于引流管、导线等短期植入物。

对各种金属和聚合物的皮下植入试验表明,相容和不相容的材料引起的反应差异是明显的,可表现为植入后动物组织坏死、炎症、不同的材料组织界面或组织包囊。植入物周围的组织包囊厚度及细胞群组成在不同材料间变化明显。

不同用途采用不同的对照材料,已知具有相容性并被标准化的植入用金属材料(不锈钢、钴铬合金、钛和钛合金)可用作金属对照材料;UHMWPE 可用作聚合物的对照材料。在研究不良反应时,非相容的材料如铜,可用作阳性对照材料。对照样品的表面可具有与其临床应用时相同的表面条件,或具有与试验样品最相似的表面条件。

背部皮下植入:用钝器解剖法在皮肤切口部位制备一个或几个皮下囊,囊的底部距皮肤切口应为 10 mm 以上,每个囊内植入一个植入物,植入物间不能相互接触。也可采用套管针将植入物推入囊内。

片状材料制成直径 10~12 mm、厚度 0.3~1 mm 的样品。块状材料制成直径 1.5 mm、长 5 mm、两端为球面的试验样品。

每种材料和每一植入期至少采用 3 只动物,植入 10 个试验样品和 10 个对照样品。一个植入试验中的小鼠或大鼠年龄和性别应匹配相同。

术后动物观察:如果植入部位发生感染或损伤,则该试验结果无效,应替换该只动物以使动物数和样品植入量符合要求。如果动物在预定的时间段内死亡,应进行活检并确定原因。如果死因与植入样品无关,可替换该只动物;如果死因与植入样品有关,则应纳入最后结果。

2. 肌肉植入试验

该试验方法适用于评价肌肉组织对植入材料的生物学反应。该方法系将植入物植入试验动物的肌肉组织,对试验材料植入物与准许临床使用的对照材料植入物的生物学反应进行比较。

试验动物可选择兔、大鼠。一般选择健康成年兔,雌雄不限,体重＞2.5 kg,其脊柱旁肌肉足以容纳植入物。某些试验也选择大鼠的臀肌或兔的大腿肌肉。植入物尺寸根据选用的肌肉群大小来决定,采用兔脊柱旁肌试验时,植入物宽 1～3 mm、长 10 mm,样品制作时应边缘圆滑、两端呈光滑球面。

对照材料采用临床用途与试验材料相似;合金作为金属类对照材料可引起最低程度的组织反应;符合已有材料规格标准的陶瓷或聚乙烯也可作为相应材料的对照。如果确定的对照材料引起的组织反应大于合金或聚乙烯等阴性对照材料的反应,那么后者这些阴性对照材料可用作检验外科技术的对照植入物。在植入时,引起超过最低程度组织反应的对照材料植入 2 个,引起最低程度组织反应的阴性对照材料植入 2 个。在评价时,后者阴性对照材料引起的反应应不超过前一种对照材料。

多孔的植入材料与致密植入材料明显不同。目前尚没有多孔的阴性对照材料,因此,需要将多孔试验植入样品的组织反应与类似合适对照材料及致密阴性对照材料的反应相比。对某些引起超过致密阴性对照材料组织反应的聚合物材料,也可将其与类似的临床使用材料及阴性对照材料相比。

麻醉应有足够深度,以防止肌肉运动,如抽搐,可用针刺剃毛的皮肤来测试。可行时,推荐采用皮下针或套管针植入。对于较大的植入物,可采用其他使用的植入技术。使用止血钳钝性分离肌肉组织,形成肌肉内植入部位,然后放入植入样品。

采用兔脊柱旁肌植入时,植入物平行于脊柱,离中线 2.5 cm,各植入物间隔约 2.5 cm,每侧可植入 4 个试验样品或对照样品。每一植入期至少采用 3 只动物,在充足的植入部位植入 8 个试验样品和 8 个对照样品。

3. 骨植入试验

该试验方法适用于评价骨组织对植入材料的生物学反应。该方法是将植入物植入试验动物的骨组织内,对试验材料植入物与准许临床使用的对照材料植入物的生物学反应进行比较。

植入物为圆柱形,末端为半球面。多孔的植入样品应具有临床使用的多孔植入材料的孔隙大小、孔隙体积、孔隙连通性等方面的特性。使用固体核心、表面孔隙层的植入物，还是使用完全多孔结构的植入体，可以由试验者选择。

多孔的试验植入物应考虑使用多孔结构的对照样品，也可使用非孔隙的对照样品。

试验样品的尺寸根据所选用的试验动物及其骨组织的大小来决定。骨植入样品的直径应近似等于骨皮质的厚度。植入物的长度应能使其位于一侧骨皮质和骨髓中而不过多突出骨皮质、骨膜。兔子一般使用直径 2 mm、长 6 mm 的圆柱状植入物。

每一植入期至少采用 4 只兔。每只兔最多植入 6 个植入物，3 个试验样品和 3 个对照样品。

手术在无菌状态下进行。暴露股骨下外侧，切开皮肤、深筋膜后，从肌间隙进入，剥离股骨下段骨膜，在骨上钻孔，每侧股骨外侧面垂直钻 3 孔，每孔穿透一侧骨皮质达骨髓腔，孔径可较植入物直径小约 0.1 mm。其中左侧股骨指压植入对照样品，右侧股骨植入试验样品。样品植入后，在与样品植入孔对应的股骨后缘处以不吸收丝线在骨膜上缝合一针，作为样品植入部位的标记。逐层缝合深筋膜、皮下组织和皮肤。

植入试验将生物医用材料医疗器械和阴性对照植入动物的合适部位（如皮下、肌肉或骨组织），在观察一定时期后（短期为 7、15、30、60、90 天，长期为 180、360 天）评价其对活体组织的局部毒性作用。主要是通过病理切片观察组织的变化。结果判断标准：材料周围局部组织的炎症反应和纤维包囊程度应不严重于阴性对照材料，包囊或反应区记分之差不超过 1.0，显微记分之差不超过 2.9，认为材料符合要求。

（七）遗传毒性和致癌试验

遗传毒性试验的目的是通过一系列试验来检测医疗器械/材料或其浸提液对基因突变、染色体结构和数量改变及对 DNA 或基因的其他毒性作用，控制和消除具有潜在遗传毒性的医疗器械对人类的危害性。该试验在降低临床试验品上市后对使用人群的用药风险方面发挥重要作用。

遗传毒性试验方法有多种，但没有任何单一试验方法能检测出所有的遗传毒性物质，因此，通常采用反映不同遗传终点的遗传毒性试验组合的方法，这些试验相互补充以减少遗传毒性物质的假阴性结果。

建议采用标准试验组合并不意味着其他遗传毒性试验（如 DNA 加合物检测，DNA 链断裂、DNA 修复或重组试验）不合适，这些试验可作为标准试验组合以外的供选试验，以进一步验证或补充标准试验组合得到的遗传毒性试验结果。

细菌突变试验常规使用鼠伤寒沙门菌和大肠埃希菌。鼠伤寒沙门菌通常称为 Ames 试验，Ames 试验的工作原理是利用几种组氨酸营养缺陷型鼠伤寒沙门菌突变体菌体作为指示生物，该菌体在缺乏外源组氨酸时不能生长；但是，在诱变剂作用下，可使该菌株回复突变，重新获得组氨酸生物合成能力,能够在缺乏组氨酸条件下生长。此外,也常用色氨酸营养缺陷型大肠埃希菌 WP2 *uvrA* 或大肠埃希菌 WP2 *uvrA*(pKM101)作为指示生物,检测诱变剂使该菌株回复突变的能力。

小鼠淋巴瘤 *L5178TK* 基因正向突变试验,能够检测多种遗传毒性作用终点,小鼠淋巴瘤试验已成为首选哺乳动物细胞突变试验,该系统能用于检测点突变、缺失、移位、重组等,也能够检测诱导染色体结构和数量损伤的化学物;此外,在进一步机制研究中,可用于评价染色体断裂剂和非整倍体诱导引起细胞遗传化学性质的变化。

体外染色体畸变试验是标准组合的一部分。染色体畸变是指染色体结构和数量的改变,染色体畸变试验可分为体外试验及体内试验,包括对体细胞和生殖细胞的分析。体外染色体试验是检测受试物引起染色体损害的能力,最常见被检测的畸变是染色体改变如染色体断裂、染色体裂隙,更复杂的染色体改变如易位、核内再复制和多倍体也可以作为评价指标,标本中有丝分裂指数升高及多倍体细胞比例增加可以提示有可能引起非整倍体改变。试验系统常用的细胞是 CHL、CHO、V79 和人外周血淋巴细胞。

微核试验是检测染色体或有丝分裂器损伤的一种遗传毒性试验方法。无着丝粒的染色体片段或因纺锤体受损而丢失的整个染色体,在细胞分裂后期仍留在子细胞的胞质内成为微核。最常用的是啮齿类动物骨髓嗜多染红细胞(PCE)微核试验。小鼠微核试验是评价受试物对小鼠嗜多染红细胞染色体断裂作用。微核试验可以作为断裂剂的快速筛选试验,受试物干扰正常有丝分裂细胞的分裂。

为了预防出现假阳性或假阴性,一般要求同时进行 Ames 试验、微核试验和染色体畸变试验。根据最新版标准 GB/T 16886.3 的规定也可以进行 Ames 试验、小鼠淋巴瘤基因突变试验。

致癌试验有单一途径或多种途径,在试验动物整个寿命期(如大鼠为 2 年)测定生物医用材料和医疗器械的潜在致癌作用。通常与慢性毒性实验合并进行。

(八) 生殖发育毒性试验

评价生物医用材料和医疗器械或其浸提液对生育、生殖功能、胎儿和早期发育的潜在有害作用。试验包括一般生殖毒性试验、致畸胎试验和围产期毒性试验。

(九) 血液相容性试验

循环血液接触的医疗器械应进行血液相容性试验。血液对外源性物质或材料产生合乎要求的反应,一般是指材料与血液各成分之间的相容性。

在进行血液相容性试验时应采用阴性对照和阳性对照,体内植入器械尽量进行动物模型体内试验;体外或与体内相连的器械可进行离体试验(体外、半体内);试验所用设备应确保不会对试验产生干扰,试验中尽量不采用抗凝剂。评价血液相容性的试验有:溶血试验,血浆复钙试验、PT、PTT、TT,血液成分指标试验(WBC、RBC、HCT、HGB、PLT),补体活化试验,血栓形成试验,血小板黏附、聚集和释放试验。

(十)可降解材料的降解、吸收、代谢试验

可降解生物医用材料包括天然材料和人工合成材料,这些材料在体内生物环境条件下逐步降解,材料的降解速度应和其产品在体内的用途相适应。影响材料降解的因素有:体液引起水解导致聚合物链断裂、交联或相变,导致材料性能改变;体内自由基引起氧化降解,导致聚合物链断裂或交联;各种酶形成的催化降解,导致材料结构和性能改变;另外,材料的形态等物理因素也会影响在体内的降解。评价材料降解的方法有体外试验和体内降解试验。体外试验主要有 3 种。

(1) 体外水解试验:可采用模拟体液、人工唾液、人工血浆等溶液在(37±1)℃下进行,时间可持续 1、3、6 或 12 个月。若进行加速降解试验时,温度一般为(70±1)℃,时间为 2 天和 60 天。

(2) 体外氧化试验:一般采用 3% 过氧化氢水溶液,由于含氧化剂溶液随着温度升高和时间延长,其氧化剂浓度也随之变化,因此要求定期(一般为一周)更换含氧化剂溶液。

(3) 体外酶解试验:常用胃蛋白酶、溶菌酶、尿素酶、糜蛋白酶、组织蛋白酶、胰蛋白酶、胶原蛋白酶等酶的溶液在 37 ℃下进行体外酶解试验。在试验中或试验结束后应对材料的理化性能进行分析,并且对降解后的产物进行定量和定性分析。

体内降解试验是将材料植入动物体内后在不同时间点(1、2、4、12、24 和 48 周)后将材料取出,对材料的理化性能进行分析,对降解产物在体内的吸收、分布和排泄可采用同位素标记方法进行研究。

(十一)生物源材料病毒灭活验证

为了提高动物源性医疗器械的安全性,生产过程中需有特定的灭活及去除病毒和(或)传染性病原体工艺。因此,动物源性医疗器械产品需提供生产过程中灭活及去除病毒和(或)传染性病原体工艺过程的描述及有效性验证数据或相关资料。

对这些工艺去除/灭活病毒有效性的验证,应至少遵循以下原则:一,指示病毒的选择:首先,需要选择与生产过程中采用的原材料可能含有的病毒种类相关的病毒,不能用相关病毒的,要选择与其理化性质尽可能相似的指示病毒;二,所选择的病毒理化性质应有代表性(病毒大小、核酸类型及有无包膜),其中至少应包括一种对物理和(或)化学处理有明显抗性的病毒;三,指示病毒滴度需要尽可能高(病毒滴度一般需 $\geq 10^6/mL$)。

食药监办械函〔2009〕519 号"无源植入性和动物源性医疗器械注册申报资料指导原则"

中列举了已用于病毒清除研究的病毒。这些病毒根据生产工艺研究情况,对物理和(或)化学处理具有不同的耐受性。病毒的耐受性与特定的处理方式有关,只有在了解病毒生物特性和生产工艺特定情况下才能使用这些病毒,而且实际结果会随着处理情况的变化而变化。

病毒灭活验证的目的是为了确定生产工艺去除/灭活病毒的能力,获得生产全过程中估计去除/灭活病毒的总量。如果制品的生产工艺中包含了两步或两步以上病毒去除/灭活步骤,应分别进行病毒灭活效果验证。一般降低的总量是各步降低病毒量的总和。但是由于病毒验证的局限性,如分步骤中病毒降低量≤1 log 则不应将其计算在总量中。原则上病毒降低量(log 10)≥4 logs 表示该工艺去除/灭活病毒有效。如因检测方法造成病毒降低量<4 logs 时,应盲传三代,如无病毒检出,才可认定是有效的病毒灭活工艺。

第三节 · 壳聚糖基生物医用材料的安全性研究

(1) 壳聚糖材料来源于虾壳和蟹壳,属于动物源医疗器械,在生物安全性研究中需明确壳聚糖原料(虾、蟹)的来源、纯度、质量控制标准、检验检疫证明,并附验证资料。在进行原料控制时,要保证原料的可追溯性,并保留好相关的采购记录、检验检疫证明、原料的检验记录等文件。

(2) 提供对生产过程中灭活和去除病毒和(或)传染性因子工艺过程的描述及有效性验证数据或相关资料。

(3) 提供对降低动物源性材料免疫原性的方法和(或)工艺过程的描述、质量控制指标与验证性实验数据或相关资料。

对于壳聚糖类材料来说,引起免疫原性的物质主要是杂蛋白,因此需要严格控制蛋白的残留量,在 YY/T 0606.7 - 2008《组织工程医疗产品 第 7 部分:壳聚糖》标准中规定了壳聚糖中蛋白残留的限度为≤0.2%,采用的测试方法为库马斯亮蓝(coomassie brilliant blue)法。此外,迟发型超敏反应也是免疫原性反应的部分体现,要求壳聚糖材料应无迟发型超敏反应。

对于应用于体内的壳聚糖类材料,需按照 GB/T 16886.20 - 2015《医疗器械生物学评价 第 20 部分:医疗器械免疫毒理学试验原则和方法》以及 YY/T 1465《医疗器械免疫原性评价方法》系列标准要求进行免疫原性测试。

GB/T 16886.20 - 2015 等同转化自 ISO/TS 10993 - 20:2006,该标准较美国 FDA《免疫毒理学试验指导原则》在评价路线图、评价项目表及免疫应答评价试验、指标和模型举例表等方面进一步完善,对如何进行免疫毒理学评价形成了基本框架,但未给出具体的试验方法。

相比较而言,YY/T1465 系列标准给出了进行医疗器械免疫原性评价的具体试验方法,目前该标准第1、2、3、4、5部分已经发布并实施。第1部分规定了体外T淋巴细胞转化试验的MTT法和CFSE法,适用于评价医疗器械/材料对T淋巴细胞免疫功能的影响。第2部分规定了用酶联免疫吸附试验法测定血清免疫球蛋白和补体成分的方法,适用于医疗器械/材料诱导产生的免疫应答产物的评价。第3部分规定了用琼脂固相法测定空斑形成细胞的方法,适用于评价医疗器械(或材料)对机体体液免疫功能的影响。第4部分规定了半体内法测定小鼠腹腔巨噬细胞吞噬鸡红细胞的方法,适用于评价医疗器械/材料对巨噬细胞吞噬能力的影响。第五部分规定了测定动物源性医疗器械中 α-Gal 抗原清除率的方法,适用于 α-Gal 抗原清除过程有效性的评价。对于壳聚糖材料来说,由于不存在 α-Gal 抗原,因此标准第5部分不适用。

第四节 · 海洋生物医用材料的临床前动物试验

临床前动物试验研究是医疗器械安全性和有效性综合评价的重要组成部分,特别是需临床试验审批医疗器械、创新性医疗器械、罕见病和临床急需医疗器械及需要人体解剖而临床无法开展研究的产品等,临床前动物试验不可或缺。对于医疗器械是否需要开展临床前动物研究,需根据产品作用原理、产品设计及材料的创新程度、非临床研究的充分性、动物试验研究目的等综合考虑以做出判断。

开展临床前动物试验研究,一方面是出于对临床受试者的保护,降低其使用的风险,另一方面可获得产品在动物试验中的安全、有效数据,为临床提供参考,提高临床试验的成功率。动物试验应当包括动物试验研究的目的、结果及记录。需在动物试验方案中写明试验动物的选择依据,对照品的设置,动物试验的方法及流程,动物的处置,安全性、有效性相关的观察指标,数据的处理及统计学方法等。

第五节 · 海洋生物医用材料的临床试验

医疗器械临床试验是指在具备相应条件的临床试验机构中,对拟申请注册的医疗器械在正常使用条件下的安全有效性进行确认或验证的过程。中国 GCP 主要基于 ISO 14155,是对医疗器械临床试验全过程的规定,包括方案设计、实施、监查、核查、检查、数据采集、记录、分析总结和报告等过程。凡在中国上市的医疗器械,若须通过临床试验获得临床评价资料,其临床试验须符合中国 GCP 的要求。

临床试验的目的是为临床评价提供临床数据,综合考虑产品的非临床研究数据(如文献研究、性能研究、模拟临床使用的功能实验、模型实验、动物试验、体外诊断设备的比较研究试验等),以评价产品的临床获益是否大于风险,产品的风险在现有技术水平上是否已得到合理控制,同时为临床医生和患者对器械使用的临床环境和方法提供重要信息。

临床方案设计的通用要求分为以下几个方面。

一、对照的选择

随机、双盲、平行对照的临床试验设计可确保临床试验影响因素在试验组和对照组间的分布趋于相似,保证研究者、评价者和受试者均不知晓分组信息,避免了选择偏倚和评价偏倚,被认为可提供最高等级的科学证据,通常被优先考虑。当然,对于某些医疗器械,此种设计的可行性受到器械固有特征的挑战。

随机化是将研究对象随机地分配到试验组和对照组,研究者将干预措施(如治疗)给予试验组而不给予对照组,观察两组差异,是检验一种假设最有力的手段。平行对照临床试验需要遵循的基本原则,要求每位受试者均有同等机会(如试验组与对照组病例数为 1:1 的临床试验设计)或其他约定的概率(如试验组与对照组病例数为 $n:1$ 的临床试验设计)被分配到试验组或对照组,不受研究者和(或)受试者主观意愿的影响。随机化保障试验组和对照组受试者在各种已知和未知的可能影响试验结果的基线变量上具有可比性。

另外,对照包括阳性对照和安慰对照(如假处理对照、假手术对照等)。阳性对照需采用在拟定的临床试验条件下疗效肯定的已上市器械或公认的标准治疗方案。选择阳性对照时,优先采用已上市同类产品。如因合理理由不能采用已上市同类产品,可选用尽可能相似的产品作为阳性对照,其次可考虑标准治疗方案。若试验器械的疗效存在安慰效应,试验设计需考虑安慰对照,此时,尚需综合考虑伦理学因素。

现实临床设计中,除了考虑方法之外,还需要考虑对照品的来源问题,以及选择对照品的原则;从我国的法规和审评要求来说,购买的对照品一般要满足以下要求:

对于治疗类产品,选择阳性对照时,优先采用疗效和安全性已得到临床公认的已上市同类产品。如因合理理由不能采用已上市同类产品,可选用尽可能相似的产品作为阳性对照,其次可考虑标准治疗方法。标准治疗方法包括多种类形,如药物治疗等。在试验器械尚无相同或相似的已上市产品或相应的标准治疗方法时,若试验器械的疗效存在安慰效应,试验设计需考虑安慰对照,此时,尚需综合考虑伦理学因素。若已上市产品的疗效尚未得到临床公认,试验设计可根据具体情形,考虑标准治疗方法对照或安慰对照,申请人需充分论证对照的选取理由。

总体原则是：已经上市的国内同类产品＞相似产品＞标准治疗办法（药物、安慰剂、手术方法等）。

二、随机化的要求、方法和盲法的选择

（1）随机化要求：患者和医生都不知道患者应进入哪一组；医生与患者均不能从上一个患者已经被分到哪一组来推测下一个患者应进入何组；患者进入试验的顺序是通过数学方法求出来的，有清楚的计算过程，并在试验开始前已经写好，如执行中有错误可以核对检查，并可进行复制。

（2）方法：①完全随机化，为获得期望的统计学把握度而对受试者数量及各治疗组受试者分配比例有要求外，对随机化序列的自然态，不强加任何限制的随机化过程；②可变区组随机化，将入组该试验的全部受试者划分成相同或不同长度的若干区组，在区组内进行随机化，根据预后因素分层，一般＜3层，必须事先了解重要的预后因素，层内随机分配患者到各研究组；③适应性随机化，根据之前受试者的分配来调整当前受试者治疗分配的概率，无法在试验开始前编制随机码，因为需要之前随机化受试者的信息（中央随机化）。

（3）盲法：避免观察偏倚和期望偏倚。非盲试验，易造成以上两种偏倚，结论常不可靠，评价者应该"盲"；单盲试验：受试者"盲"可避免来自受试者主观因素造成的偏倚，但由于研究者非"盲"，会给患者添加"补偿性"治疗，影响结果。双盲试验：研究者和受试对象均"盲"，避免上述偏倚，需要局外的第三者监督整个临床试验进行，包括不良反应监督。

由于知晓分组信息，研究者可能在器械使用过程中选择性关注试验组，评价者在进行疗效与安全性评价时可能产生倾向性，受试者可能受到主观因素的影响。部分试验未设置独立的评价者，研究者和评价者为同一人担任。盲法是控制临床试验中因"知晓分组信息"而产生偏倚的重要措施之一，目的是达到临床试验中的各方人员对分组信息的不可知。根据设盲程度的不同，盲法分为完整设盲、设盲不完整和非盲（开放）设计。在完整设盲的临床试验中，受试者、研究者、评价者对分组信息均应处于盲态。例如用于四肢和脊柱非结构性植骨的骨填充材料，可通过试验设计实现对受试者和评价者设盲，当试验产品和对照产品具有相同的外观和规格时，可通过屏蔽包装和标签实现对研究者设盲，从而实现完整设盲。受试者、研究者和评价者中的一方不处于盲态时，为设盲不完整。开放性临床试验中，所有人员都可能知道处理信息。

三、临床方案的指标选择和受试人群要求

因为临床方案主要跟适应证相关，因而要科学确定产品的预期用途，从而确定评价指标。

（一）评价指标

评价指标反映器械作用于受试对象而产生的各种效应，根据试验目的和器械的预期效应设定。在临床试验方案中应明确规定各评价指标的观察目的、定义、观察时间点、指标类型、测定方法、计算公式、判定标准（适用于定性指标和等级指标）等，并明确规定主要评价指标和次要评价指标。指标类型包括定量指标（可测量的连续性指标，如血糖值）、定性指标（如有效和无效）、等级指标（如优、良、中、差）等。

1. 主要评价指标和次要评价指标

主要评价指标是与试验目的有本质联系的、能确切反映器械作用效应的指标。主要评价指标应尽量选择客观性强、易于量化、重复性高的指标，应是专业领域普遍认可的指标，通常来源于已发布的相关标准或技术指南、公开发表的权威论著或专家共识等。临床试验通常设立单一试验目的，主要评价指标通常只有一个。当一个主要评价指标不足以反映试验器械的作用效应时，可采用两个或多个主要评价指标。当有多个主要评价指标时，样本量估算需要考虑假设检验的多重性问题、对总 I 类错误率和总 II 类错误率的控制策略。

临床试验的样本量是基于主要评价指标的相应假定后进行估算的。临床试验的结论亦基于主要评价指标的统计结果做出。次要评价指标是与试验目的相关的辅助性指标。在方案中需说明其在解释结果时的作用及相对重要性。

2. 复合指标

当单一观察指标不足以作为主要评价指标时，通常采取的方法是按预先确定的计算方法，将多个评价指标组合构成一个复合指标。复合指标可将客观测量指标和主观评价指标进行结合，形成综合评价指标。临床上采用的量表（如生活质量表、功能评分量表等）也为复合指标的一种形式。需在试验方案中详细说明复合指标中各组成指标的定义、测定方法、计算公式、判定标准、权重等。当采用量表作为复合指标时，多采取专业领域普遍认可的量表。极少数需要采用自制量表时，申办者需提供自制量表效度、信度和反应度的研究资料，研究结果需证明自制量表的效度、信度和反应度可被接受。可对复合指标中有临床意义的单个指标进行单独的分析。

3. 替代指标

在直接评价临床获益不可行时，可采用替代指标进行间接观察。是否可采用替代指标作为临床试验的主要评价指标取决于：①替代指标与临床结果的生物学相关性；②替代指标对临床结果判断值的流行病学证据；③从临床试验中获得的有关试验器械对替代指标的影响程度及试验器械对临床试验结果的影响程度相一致的证据。

4. 指标裁定

部分评价指标由于没有客观评价方法而只能进行主观评价,临床试验若必须选择主观评价指标作为主要评价指标时,建议成立独立的评价小组,由不参与临床试验的人员进行指标裁定,需在试验方案中明确指标裁定的规则。

(二) 确定合适的研究对象

由于生物变异性的存在,试验个体因不同年龄、性别、身高、体重和功能状态造成的偏倚和差异是可以预料的,病情变化和合并治疗的影响作用是非预期的。因而,根据试验器械预期使用的目标人群来确定研究的总体。综合考虑总体人群的代表性、临床试验的伦理学要求、受试者安全性等因素,制定受试者的选择标准,即入选和排除标准。入选标准主要考虑受试对象对总体人群的代表性,如适应证、疾病的分型、疾病的程度和阶段、使用具体部位、受试者年龄范围等因素。排除标准主要考虑受试对象的同质性,对可能影响试验结果的因素予以排除,以精确评估试验器械的效应。同时,合理估计样本大小,确定所采用的干预措施应该具体,最好考虑不良反应之后的随访。

四、临床试验的检验方法

(一) 优效/等效/非劣效检验

三种试验的检验目的:优效性检验的目的是显示试验组的治疗效果优于对照组;等效性检验的目的是确认两种或多种治疗的效果差别大小在临床上并无重要意义,即试验组与阳性对照组在治疗上相当;非劣效性检验的目的是显示试验组治疗效果在临床上不劣于阳性对照组。

优效性/非劣效性试验关心的问题是单侧的,对试验组可能优出的程度未加限制。而等效性试验关心的问题则是双侧的,对试验组和对照组的优劣并不关心,只在乎其组间的差别。其中,最常用的是在进行等效性检验或非劣效性检验时,需预先确定一个等效界值(上限和下限)或非劣效界值(下限),这个界值应不超过临床上能接受的最大差别范围,并且应当小于阳性对照的优效性试验所观察到的差异。等效界值或非劣效界值的确定需要由主要研究者从临床上认可。

一般而言,采用统计学检验时,当研究结果高于和低于效应指标的界限均有意义时,应该选择双侧检验,所需样本量就大;当研究结果仅高于或低于效应指标的界限有意义时,应该选择单侧检验,所需样本量就小。其次,相应的界值选择涉及显著性水平,即假设检验 I 类错误出现的概率(α),为假阳性错误出现的概率,α 越小,所需的样本量越大,反之越小;α 水平由研究者根据研究资料具体决定,通常取 0.1、0.05 或 0.01 的为多。

检验效能又称把握度(power),把握度的概念与 II 型错误水平 β 相对应,power=1−β。因此指定了 β 水平也就等于指定了把握度水平。β 水平由研究者根据研究资料具体决定,目前,在医疗器械临床试验研究中,α 取 0.05 或 0.1,相应的 β 取 0.2 或 0.1 均可被接受。

(二)界值

界值即容许误差,是指可从临床意义角度判定差异的最小值。界值的确定需根据已有的文献数据、设计类型及数据的分布类型,从临床认识水平及成本效益来综合考虑,将统计学推理和临床判断相结合。界值确定必须在试验设计阶段完成并在试验方案中阐明。当界值难以确定时,对均值比较可酌取 1/5~1/2 个标准差或对照组均数的 1/10~1/5 等;对两组率而言,建议取 15% 以下的值,通常最大不超过对照组样本率的 1/5。总体标准差或总体率:分别反映计量数据和计数数据的变异程度。一般根据前人经验或文献报道进行估计。如果没有前人经验或文献报道作为依据,可通过预实验取得样本的标准差 s 或样本率 p 分别作为总体标准差 σ 或总体率 π 的估计值。

总之,无论优效性试验、等效性试验或非劣效性试验,要从临床意义上确认试验器械的疗效/安全性,均需要在试验设计阶段制定界值并在方案中阐明。在优效性试验中,界值指的是试验器械与对照器械之间的差异具有临床实际意义的最小值。在等效性试验或非劣效性试验中,界值指的是试验器械与对照器械之间的差异不具有临床实际意义的最大值。优效性界值、非劣效性界值均为预先制定的一个数值,等效性界值需要预先制定优侧、劣侧两个数值。例如,制定非劣效界值可采用两步法,一是通过荟萃分析估计对照器械减去安慰效应后的绝对效应或对照器械的相对效应 M1,二是结合临床具体情况,在考虑保留对照器械效应的适当比例 1−f 后,确定非劣效界值 M_2($M_2=f×M_1$,$0<f<1$)。f 越小,试验器械的效应越接近对照器械。制定等效界值时,可用类似的方法确定下限和上限。界值的制定主要考虑临床实际意义,需要被临床认可或接受。

五、样本量

临床试验收集受试人群中的疗效/安全性数据,用统计分析将基于主要评价指标的试验结论推断到与受试人群具有相同特征的目标人群。为实现抽样(受试人群)代替整体(目标人群)的目的,临床试验需要一定的受试者数量(样本量)。样本量大小与主要评价指标的变异度呈正相关,与主要评价指标的组间差异呈负相关。

样本量以试验的主要评价指标来确定。需在临床试验方案中说明确定样本量的相关要素和样本量的具体计算方法。确定样本量的相关要素包括临床试验的设计类型和比较类型、主要评价指标的类型和定义、主要评价指标有临床实际意义的界值、对照器械主要评价指标的相关参数(如预期有效率、均值、标准差等)、Ⅰ类和Ⅱ类错误率及预期的受试者脱落和方案违背的比例等。对照器械主要评价指标的相关参数根据已有临床数据或探索性试验的结果来估算,需要在临床试验方案中明确这些估计值的确定依据。Ⅰ类错误概率α设定为双侧 0.05 或单侧 0.025。Ⅱ类错误概率β设定为不大于 0.2,预期受试者脱落和方案违背的比例不能大于 0.2。

六、统计分析

(一)分析数据集的定义

临床试验的分析数据集包括全分析集(full analysis set,FAS)、符合方案集(per protocol set,PPS)和安全性数据集(safety set,SS)。需根据临床试验的目的,遵循尽可能减少试验偏倚和防止Ⅰ类错误增加的原则,在临床试验方案中对上述数据集进行明确定义,规定不同数据集在有效性评价和安全性评价中的地位。全分析集通常应包括所有入组且接受过一次治疗的受试者,只有在非常有限的情形下才可剔除受试者,包括违反了重要的入组标准、入组后无任何观察数据的情形。符合方案集是全分析集的子集,包括已接受方案中规定的治疗、可获得主要评价指标的观察数据、对试验方案没有重大违背的受试者。若从全分析集和符合方案集中剔除受试者,一是需符合方案中的定义,二是需充分阐明剔除理由,对于设盲的临床试验设计,需在盲态审核时阐明剔除理由。安全性数据集通常应包括所有入组且接受过一次治疗并进行过安全性评价的受试者。

需同时在全分析集、符合方案集中对试验结果进行统计分析。当两者数据一致时,可以增强试验结果的可信度。当两者数据不一致时,应对差异进行充分的讨论和解释。如果符合方案集中排除的受试者比例过大,或者因排除受试者导致试验结论的根本性变化(由全分析集中的试验失败变为符合方案集中的试验成功),将影响临床试验的可信度。

(二)缺失值的填补

缺失值(临床试验观察指标的数据缺失)是临床试验结果偏倚的潜在来源,在临床试验方案的制定和执行过程中应采取充分的措施尽量避免数据缺失。对缺失值的处理方法,特别是主要评价指标的缺失值,需根据具体情形,在方案中遵循保守原则规定恰当的处理方法,如末次观察值结转(LOCF)、基线观察值结转(BOF)等。必要时,可考虑采用不同的缺失值处理方法进行敏感性分析。

不建议在统计分析中直接排除有缺失数据的受试者,因为该处理方式可能破坏入组的随机性、破坏受试人群的代表性、降低研究的把握度、增加Ⅰ类错误。

(三)统计分析方法

1. 统计描述

人口学指标、基线数据和次要评价指标的数据,通常采用统计描述进行统计分析,如均数、标准差、中位数、t 检验、方差分析等。

主要评价指标在进行假设检验和置信区间分析前,亦先进行统计描述。值得注意的是,组间差异无统计学意义不能得出两组等效或非劣效的结论。

2. 假设检验和置信区间

在确定的检验水平下(通常为双侧 0.05),计算检验统计量,查相应的界值表得 P 值,即可做出统计推断,完成假设检验。对于非劣效试验,若 $P \leq \alpha$,则无效假设被拒绝,可推论试验组非劣效于对照组。对于优效性试验,若 $P \leq \alpha$,则无效假设被拒绝,可推论试验组临床优效于对照组。对于等效性试验,若 $P_1 \leq \alpha$ 和 $P_2 \leq \alpha$ 同时成立,则两个无效假设同时被拒绝,前者可推论试验组不比对照组差,后者可推论试验组不比对照组好,综合推断试验组与对照组等效。

通过构建主要评价指标组间差异的置信区间,将置信区间的上限和(或)下限与事先制定的界值进行比较以得出临床试验结论。计算主要评价指标组间差异的$(1-\alpha)$置信区间,α 通常选取双侧 0.05。对于非劣效性临床试验,若置信区间下限大于 $-\delta$(非劣效界值),可得出非劣效结论。对于优效性试验,若置信区间下限大于 δ(优效界值),可做出临床优效结论。对于等效性试验,若置信区间的下限和上限在$(-\delta, \delta)$(等效界值的劣侧和优侧)范围内,可得出临床等效结论。

对试验结果进行分析时,建议同时采用假设检验和区间分析以进行统计推断,得出试验结论。

3. 基线分析

除试验器械及相应治疗方式外,主要评价指标常常受到受试者基线数据的影响,如疾病的分型和程度、主要评价指标的基线数据等。因此,在试验方案中应识别可能对主要评价指标有重要影响的基线数据,在统计分析中将其作为协变量,采用恰当的方法(如协方差分析方法),对试验结果进行校正,以补偿试验组和对照组间由于协变量不均衡而对试验结果产生的影响。协变量的确定依据以及相应的校正方法的选择理由应在临床试验方案中予以说明。对于没有在临床试验方案中规定的协变量,通常不进行校正,或仅将校正后的结果作为参考。

4. 中心效应

根据《医疗器械临床试验质量管理规范》(国家食品药品监督管理总局、中华人民共和国国家卫生和计划生育委员会令第 25 号),多中心临床试验是指按照同一临床试验方案,在多个临床机构实施的临床试验。多中心临床试验可在较短时间内入选所需的病例数,且入选病例范围广,临床试验的结果更具代表性,但试验结果的影响因素更为复杂。

多中心临床试验要求组织制定标准操作规程,组织对参与临床试验的所有研究者进行临床试验方案及试验用医疗器械使用和维护的培训,以确保在临床试验方案执行、试验器械使用方面的一致性。当主要评价指标易受主观影响时,建议采取相关措施(如对研究者开展培训后进行一致性评估,采用独立评价中心,选择背对背评价方式等)以保障评价标准的一致性。尽管采取了相关质量控制措施,在多中心临床试验中,仍可能会出现因不同中心在受试者基线特征、临床实践(如手术技术、评价经验)等方面存在差异,导致不同中心间的效应不尽相同。当中心与处理组间可能存在交互作用时,需在临床试验方案中预先规定中心效应的分析策略。当中心数量较多,每个中心的样本数均较少时,一般无需考虑中心效应。

对于在两个临床机构开展的医疗器械临床试验,若其临床试验设计符合《医疗器械临床试验质量管理规范》中多中心临床试验的相关要求,应当明确一个临床机构作为牵头单位,并按照同一试验方案同期开展临床试验,以确保在临床试验方案执行、试验用医疗器械使用方面的一致性。上述临床试验的统计分析原则和方法可参照多中心临床试验的要求进行。由牵头单位组织汇总两个临床机构试验小结,形成临床试验报告,加盖两个临床机构印章。

对于在两家及以上临床机构开展的临床试验,各中心试验组和对照组病例数的比例原则上应与总样本的比例大致相同。

七、临床评价指标

明确临床性能评价指标,评价指标应合理并便于临床观察,评价指标应至少包括安全性(包括不良反应和禁忌证)指标和有效性指标,对不良事件和禁忌证应有处理和预防措施,以减少患者的风险。统计不良事件发生率及程度:对于医疗器械的安全性评价,应该尽可能从每个临床试验中搜集相关的安全信息,最为常用的方法是通过受试者主动报告或研究者非诱导式询问试验过程中发生的所有不良事件获得。在临床试验过程中所有的安全指标都应该引起足够的重视。

第六节 · 海洋生物医用材料上市后监管和再评价

一、海洋生物医用材料上市后监管

（1）任何医疗器械都不是零风险或者绝对安全的。医疗器械被批准上市，只说明根据上市前评价研究结果，其已知风险和已知效益相比是一个风险可接受的产品，相对于整个产品的生命周期和使用范围来说，这仅是产品风险评价的阶段性结论。一些发生率较低的长期效应或者已知风险的实际发生频次或程度，只有在产品投入市场、大量人群长期使用后才可能被发现或认识。医疗器械的风险存在于产品的整个生命周期，为保障群众用械安全，医疗器械的上市后监管则十分必要。海洋生物医用材料也需要进行分类监管，开展监督抽验、不良事件报告和再评价制度，亦应逐步建立科学的淘汰机制，促进产业整体水平提高。

（2）我国医疗器械上市后监管的特点。我国医疗器械上市后监管的法规建设工作包括：《医疗器械生产质量管理规范》《医疗器械经营管理规范》《医疗器械使用质量监督管理办法》《医疗器械监督抽验工作程序》，并积极制定《网络销售医疗器械管理办法》《非营利避孕医疗器械监督管理办法》。修订《医疗器械不良事件监测和再评价管理办法》《医疗器械召回管理办法》。制定《医疗器械产品转让(捐赠)和售后服务管理规定》《医疗器械不良事件监测工作指南》《生产企业检验规则和产品放行指南》《质量管理体系自查报告指南》《冷链运输质量管理指南》等基础性管理文件。研究制定《境外生产企业检查管理规定》《飞行检查信息发布程序》《生产企业现场检查标准化表单》等。

（3）上市后监督活动。上市后售后监督活动包括主动式售后监督和被动式售后监督两种。主动式售后监督活动主要包括售后临床跟踪、文献评估等，被动式售后监督活动主要包括客户抱怨、事故报告、警戒系统等。制造商在执行上市后监督的过程中，不单只是采用客户抱怨这种被动式售后监督活动，文献评估、售后临床跟踪这类主动式售后监督活动也要充分应用起来。

（4）上市后监督活动在欧美国家执行情况。制造商执行上市后监督活动，则需要根据产品的类别及该产品的目标市场来进行判定。《美国联邦法规法典》CFR822中要求在进行上市后监督活动之前必须要进行上市后监督的策划，该策划所需考虑的内容至少包括：售后监督计划的目的；研究的对象，如患者、器械、动物；用于回答监测问题的变量和终点，如临床参数或结果；将要使用的监督方法和方法论；观察的样本量；调查者合同（如需要）；数据来源，如医院记录等；数据收集计划和表格；知情同意书（如需要）；评审机构委员会信息（如需要）；患者跟踪计划（如需要）；监督执行和进展的监控程序；监督持续时间的评估；计划的所有数据的分析和统计计算；报告的内容和时间。

（5）制造商还必须建立一个合适的体系以获取和回顾其生产产品的生产后阶段的经验。而公告机构则必须审核和验证制造商是否已具备了一个有效的上市后监督系统。上市后监督系统已经作为制造商质量管理体系的一个必要的组成部分，在很多情况下，上市后监督系统已经作为制造商质量管理体系的一部分，以满足企业内部的需要和（或）满足第三方审核的需要。即使在没有建立质量管理体系的情况下，制造商仍然必须要建立一个有效的上市后监督系统。上市后监督的主要信息来源于：专业使用者群体、客户调查、客户投诉、服务信息、文献回顾、非客户抱怨的客户反馈、产品追踪和注册信息、在培训过程中使用者的反应等。

（6）上市后监督信息与风险控制。上市后监督的很多内容已经融入到质量管理体系的要求当中，但是需要定期地对收集到的信息进行整理和分析，反馈到风险管理活动中去，为进一步的风险控制提供充分的依据。上市后监督活动是产品生命周期的一个重要的组成部分，是对前期风险管理活动的所有输出的一个充分验证过程，制造商必须要建立一个有效的上市后监督管理体系。

（7）我国上市后监管的积极措施

1）通过积极、广泛的宣传动员，明确企业是实施医疗器械生产质量管理规范的第一责任人，提高企业对实施规范重要性、必要性和紧迫性的认识。

2）强化培训和指导，加强对生产企业主要负责人和管理者代表的培训。

3）严格执行实施规范的时间表，各地要严格按照时间表和相关要求对所有第三类医疗器械生产企业的质量管理体系开展全面检查。同时，加大对实施医疗器械经营质量管理规范的指导和检查力度。设区的市级局要在经营企业备案之日起3个月内，对第二类医疗器械经营企业开展现场核查，保障经营过程中的质量安全。

4）开展飞行检查和境外检查企业，定位于企业的质量管理体系，并继续组织对部分高风险产品及其重点环节的检查。执行《医疗器械使用质量监督管理办法》的同时，要加强监督检查，特别针对采购环节及在用设备的质量管理制度和转让、使用等情况开展监督检查。

5）在不良事件监测工作方面，推动生产企业落实不良事件监测的主体责任，对生产企业生产质量管理体系中涉及的不良事件监测和召回制度建设及执行情况开展专项检查，医疗器械重点监测工作则要推动不良事件主动监测和被动监测工作模式的结合。开展壳聚糖类医疗器械产品再评价试点工作，通过上市后再评价的试点工作，制定医疗器械再评价品种遴选原则、遴选程序，探索再评价工作模式，逐步建立科学的医疗器械淘汰机制，促进产业整体水平提高。

6）在监督抽验工作方面，从抽验方案制订入手，优化抽样、检测和报告书传递的工作程序,固化对不合格品召回和相关企业的检查及处罚、公开处罚信息、发布质量公告等工作的要求,加强对抽验结果的综合分析和运用。

7)不断加大医疗器械监管业务培训力度,加快信息化建设,提升检验检测能力,加强不良事件监测,实现医疗器械监管能力稳步提升。

8)推动医疗器械检查员队伍建设。完善顶层设计和培训规划,分层次组织开展业务培训,逐步建立不同层级的医疗器械检查员队伍。

9)推动医疗器械监管信息化建设。筹划建设医疗器械监管信息平台,纳入产品注册信息、企业许可备案信息、监督检查信息、不良事件监测信息和抽验信息等内容,在平台上实现检查任务下达、执行和关闭,达到监管信息互联互通,提升监管效能。

10)积极推动医疗器械监管技术支撑机构能力建设。进一步优化资源配置,突出建设重点,科学协调发展,充分发挥并不断提升在医疗器械检验检测、审核查验、监测评价方面的技术引领、创新、研究和指导能力,协调指导全国各地推进医疗器械监管技术支撑工作。

11)充分发挥专家、协会和社会组织在医疗器械产业发展中的形势研判、政策咨询、建言献策、舆论宣传引导等方面的作用,深入分析研判医疗器械上市后监管安全形势,建立健全专家风险会商研判工作机制,不断提升医疗器械监管政策研究和风险防控能力。

12)医疗器械上市后监管是保证医疗器械使用安全的重要手段之一,国家抽检、飞行检查、不良事件监测、召回等都是上市后监管的方式。

13)医疗器械上市后监管逐渐受到各界的重视,我国医疗器械监管体系也在逐渐完善当中。从国家质量公告发布频次、飞行检查数量、各专项检查频次等的增加,我们也能感受到国家正在不断增加医疗器械上市后的监管力度。

二、海洋生物医用材料上市后再评价

(一)不良事件报告制度和再评价

医疗器械不良事件是指获准注册或已备案、质量合格的医疗器械,在正常使用情况下发生的,导致或可能导致人体伤害的各种有害事件。

根据医疗器械不良事件的危害程度和发生的原因,医疗器械生产企业必要时应当采取警示、检查、修理、重新标签、修改说明书、软件升级、替换、收回、销毁等控制措施。

发生医疗器械不良事件的原因非常复杂,有产品固有风险中的设计缺陷,有器械性能、功能故障或损坏,有产品使用说明书上的错误,有上市前研发的局限性等。受各种因素影响限制,医疗器械设计上的一些缺陷,多数只有在用于临床并经历长时间验证后才能被发现。

医疗器械的注册申请人(备案人)、生产经营企业、使用单位应按规定报告所发现的医疗器械不良事件；国家鼓励有关单位和个人在发现医疗器械不良事件时，向食品药品监管部门报告。

医生在对患者治疗过程中发现医疗器械不良事件和患者个人发现可疑的医疗器械不良事件，均应及时向当地相关监测机构报告。

医疗器械召回，是指医疗器械生产企业按照规定的程序对其已上市销售的存在缺陷的某一类别、型号或者批次的产品，采取警示、检查、修理、重新标签、修改并完善说明书、软件升级、替换、收回、销毁等方式消除缺陷的行为。

医疗器械缺陷，是指医疗器械在正常使用情况下存在可能危及人体健康和生命安全的不合理的风险。

医疗器械生产企业是控制与消除产品缺陷的主体，应当对其生产的产品安全负责。

医疗器械生产企业应当按照国家规定建立和完善医疗器械召回制度，收集医疗器械安全的相关信息，对可能存在缺陷的医疗器械进行调查、评估，及时召回存在缺陷的医疗器械。

医疗器械经营企业、使用单位应当协助医疗器械生产企业履行召回义务，按照召回计划的要求及时传达、反馈医疗器械召回。

（二）医疗器械再评价

通过对获准上市的质量合格的医疗器械进行再评价，最大限度地控制医疗器械产品潜在的风险，保证能够安全有效的使用。

医疗器械再评价工作主要由以下两个组织方开展。

（1）器械生产企业应当及时分析其产品的不良事件情况，开展医疗器械再评价。根据医疗器械产品的技术结构、质量体系等要求设定医疗器械再评价启动条件、评价程序和方法。

（2）对已经发生严重伤害或死亡不良事件，且对公众安全和健康产生威胁的医疗器械，国家药品监督管理局和省、自治区、直辖市药品监督管理部门会同有关部门，组织医疗器械不良事件监测技术机构、医疗器械生产企业、使用单位和相关技术机构、科研机构、有关专家开展再评价工作。

具体步骤和方法是：制定再评价方案，并将再评价方案、实施进展情况和再评价结果按照以下规定报告：通过产品设计回顾性研究、质量体系自查结果、产品阶段性风险分析和有关医疗器械安全风险研究文献等获悉其医疗器械存在安全隐患的，应当开展医疗器械再评价。

在开展医疗器械再评价的过程中，应当根据产品上市后获知和掌握的产品安全有效信息和使用经验，对原医疗器械注册资料中的安全风险分析报告、产品技术报告、适用的产品标准及说明、临床试验报告、标签、说明书等技术数据和内容进行重新评价。

医疗器械生产企业根据开展再评价的结论，必要时应当依据医疗器械注册相关规定履行注册手续。医疗器械生产企业根据再评价结论申请注销医疗器械注册证书的,原注册审批部门应当在办理完成后 30 个工作日内将情况逐级上报至国家药品监督管理局。

根据再评价结论,原医疗器械注册审批部门可以责令生产企业修改医疗器械标签、说明书等事项;对不能保证安全有效的医疗器械,原注册审批部门可以做出撤销医疗器械注册证书的决定。

国家药品监督管理局根据再评价结论,可以做出淘汰医疗器械的决定。

(奚廷斐 王 配)

参 考 文 献

[1] 顾其胜.海藻酸盐基生物医用材料与临床医学[M].上海:上海科学技术出版社,2015.

[2] 胡盛寿.医用材料概论[M].北京:人民卫生出版社,2017.

[3] 奚廷斐.医疗器械生物学评价[M].北京:中国标准出版社,2012.

附录 · 海洋生物医用材料专业名词术语

acceptable daily intake，ADI	每日允许摄入量
acetyl chitosan microspheres，ACM	乙酰壳聚糖微球
acetylglucosamine，AGS	乙酰氨基葡萄糖
acid-soluble collagen，ASC	酸溶性胶原
acipenseridae	鲟鱼
acrothrix	顶毛(丝)藻属
additive manufacturing，AM	增材制造
adenosine diphosphate，ADP	腺苷二磷酸
adriamycin，ADR	阿霉素
alanine aminotransferase，ALT	丙氨酸转氨酶
alariaceae	翅藻科
alginate	海藻酸盐
alginate-chitosan-alginate，ACA	海藻酸-壳聚糖-海藻酸
alginate-polylysine-alginate，APA	海藻酸-聚赖氨酸-海藻酸
alginate fiber	海藻酸盐纤维
alginate wound dressing	海藻酸盐医用敷料
alginic acid	海藻酸
alkaline phosphatase，ALP	碱性磷酸酶
alphal-galactosyle，α-Gal	α-半乳糖基抗原
American College of Cardiology，ACC	美国心脏病学会
American Society of Testing Material，ASTM	美国材料实验协会
aminoglucose，AG	氨基葡萄糖
amphiphilic chitosan，AC	双亲性壳聚糖
angiotensin converting enzyme，ACE	血管紧张素转换酶

anti-adhesion	防粘连
aplanosporeae	不动孢子纲
arginine，Arg	精氨酸
arginine-glycine-aspartic acid，RGD	精氨酸-甘氨酸-天冬氨酸
ascophyllum nodosum	泡叶藻
asialoglycoprotein receptor，ASGPR	去唾液酸糖蛋白受体
aspartate aminotransferase，AST	天冬氨酸转氨酶
asperococcaceae	粗粒(散生)藻科
asterias rolleston	罗氏海盘车
atomic absorption spectroscopy，AAS	原子吸收光谱法
atomic force microscope，AFM	原子力显微镜
Australian Orthopaedic Association National Joint Replacement Registry，AOANJRR	澳大利亚骨科协会关节登记系统
autologous chondrocyte transplantation，ACT	自体软骨细胞移植技术
best aquacultural practice，BAP	水产养殖认证
biocompatibility	生物相容性
biodegradation	生物降解
bioglass ceramic，BGC	生物玻璃陶瓷
biological evaluation	生物学评价
blood urea nitrogen，BUN	血尿素氮
bone mesenchyml stem cell，BMSC	骨髓间充质干细胞
bone morphogenetic protein，BMP	骨形态发生蛋白质
botrytella	聚果深属
bovine serum albumin，BSA	牛血清白蛋白
bovine viral diarrhoea virus，BVDV	牛病毒性腹泻病毒
bronchial artery chemoembolization，BACE	支气管动脉灌注化疗栓塞
byssal thread	足丝纤维部
c-kit proto-oncogene，C-KIT	酪氨酸激酶受体
calcium alginate	海藻酸钙
calcium alginate gel，CAG	海藻酸钙凝胶
carboxymethyl chitosan，CMCS	羧甲基壳聚糖
case report form，CFR	数据调查表

catlacatla	喀拉鲃
cavernous hemangioma of the liver，CHL	肝海绵状血管瘤
cellulose acetate，CA	醋酸纤维素
central nervous system，CNS	中枢神经系统
ceratin	角蛋白
chitase	壳聚糖酶
chitin	甲壳素
chitin deacetylase，CDA	甲壳素脱乙酰酶
chitin whisker，CW	甲壳素晶须
chitinase	甲壳素酶
chitooligosaccharides/chitosan oligosaccharides，COS	壳寡糖
chitosan，CS	壳聚糖
chitosan-collagen matrix，CCM	壳聚糖-胶原基质
chitosan-collagen-starch membrane，CCSM	壳聚糖-鱼胶原-淀粉膜
chitosan-dithioglycolic acid，CS-TGA	壳聚糖-二硫基乙醇酸水凝胶
chitosan composite	壳聚糖复合材料
chitosan derivative，CD	壳聚糖衍生物
chitosan fiber，CSF	壳聚糖纤维
chitosan hydrogel，CSH	壳聚糖水凝胶
chitosan microsphere，CM	壳聚糖微球
chitosan quaternary salt，CQS	壳聚糖季铵盐
chitosan sponge，CSS	壳聚糖海绵
chnoospora	毛孢藻属
chnoosporaceae	毛孢藻科
chorda	绳藻属
chordaceae	绳藻科
chordariaceae	索藻科
chordariales	索藻目
circular dichroism，CD	圆二色性
cleaning-in-place，CIP	在线清洁消毒系统
clinical attachment level，CAL	临床附着水平
clinical evaluation	临床评价

collagen	胶原
collagen canonical	胶原域
collagen fibril	胶原原纤维
collagen peptide	胶原多肽
collagen type Ⅰ antibody，COL-Ⅰ Ab	Ⅰ型胶原抗体
collagenous fiber	胶原纤维
colony forming unit，CFU	菌落形成单位
colpomenia	囊藻属
complaint handling	投诉处理
concanavalin A，Con A	刀豆蛋白 A
confocal laser scanning microscope，CLSM	激光扫描共聚焦显微镜
corrective actions，CA	纠偏措施
creatinine，Cr	肌酐
critical concentration	临界聚集浓度
critical control point，CCP	关键控制点
critical micelle concentration，CMC	临界胶束浓度
cross-polarized magic angle spinning nuclear magnetic resonance，CP/MAS NMR	交叉极化魔角旋转固体磁法
cyclosporeae	圆子纲
cysteine，Cy	半胱氨酸
cystoseiraceae	囊链藻科
D-glucosamine，GlcN	2-氨基-D-吡喃葡萄糖
danazol alginate microsphere，DKMG	达那唑海藻酸钠血管栓塞剂
degree of deacetylation，DD	脱乙酰度
degree of polymerization，DP	聚合度
denaturation temperature	热变性温度
desmarestia	酸藻属
dexamethasone sodium phosphate injection，DEXSP	地塞米松磷酸钠
dextran aldehyde，DA	右旋糖酐醛
dichloroacetic acid，DCA	二氯乙酸
dichloromethane，DCM	二氯甲烷
dictyopteris	网翼藻属

续　表

dictyosiphon	网管藻科
dictyota	网地藻属
dictyotales	网地藻目
differential scanning calorimetry，DSC	示差扫描量热法
diffusion coefficient	扩散系数
digital subtraction angiography，DSA	数字减影血管造影
dilophus	厚缘藻属
dimethylformamide，DMF	二甲基甲酰胺
dionyl hydrazine adipate，AAD	己二酸二酰肼
doxorubicin，DOX	阿霉素
drug carrier	药物载体
duck hepatitis virus，DHV	鸭病毒性肝炎病毒
dynamic light scattering，DLS	动态光散射仪
ecklonia	昆布属
ectocarpaceae	水云科
ectocarpales	水云目
ectocarpus	水云属
elachista	短毛藻属
elastic modulus，EM	弹性模量
electronic data capture，EDC	电子化的数据录入和管理
electronic medical record，EMR	电子病历
electrospinning	静电纺丝
elongation at break，EB	断裂伸长率
endothelial cell	内皮细胞
environmental scanning electron microscope，ESEM	环境扫描电子显微镜
enzyme-linked immuno sorbent assay，ELISA	酶联免疫吸附测定
epidermal growth factor，EGF	表皮生长因子
epidermal growth factor receptor，EGFR	表皮生长因子受体
establish critical limit，ECL	关键限值
ethylene oxide，EO	环氧乙烷
ethylenediaminetetraacetic acid，EDTA	乙二胺四乙酸
eudesme	真丝藻属

European Medicines Agency，EMA	欧洲药品管理局
European Pharmacopoeia，EP	欧洲药典
extracellular matrix，ECM	细胞外基质
feldmannia	费氏藻属
fibrillar or fibril-forming collagen	成纤维胶原
fibroblast，FB	成纤维细胞
fibroblast growth factor，FGF	成纤维细胞生长因子
fish collagen	鱼胶原
fish collagen peptide	鱼胶原多肽
fish gelatin	鱼明胶
fluorescein isothiocyanate，FITC	异硫氰酸荧光素
Food and Drug Administration，FDA	（美国）食品药品监督管理局
formic acid，FA	甲酸
Fourier transform infrared spectroscopy，FI-IR	傅里叶变换红外光谱
fucaceae	墨角藻科
fucales	墨角藻目
functional wound dressing	功能性医用敷料
gadusmorhua	大西洋鳕鱼
gas chromatography-mass spectrometer，GC-MS	气相色谱-质谱联用仪
gel blocking	凝胶阻断
gel permeation chromatography，GPC	凝胶渗透色谱
gelatin	明胶
genipin	京尼平
gingival index，GI	牙龈指数
glacial acetic acid，GAA	冰醋酸
glass transition temperature	玻璃化转变温度
Global Harmonization Task Force，GHTF	国际医疗器械协调组织
glucosaminoglycan，GAG	葡糖胺聚糖
glutamine transaminase，GT	谷氨酰胺转氨酶
glycerophosphate，GP	甘油磷酸钠
glycine，Gly	甘氨酸
glycine-arginine-glycine-aspartic-serine-proline，GRGDSP	正（甘氨酸）-精氨酸-甘氨酸-天冬氨酸-丝氨酸-脯氨酸

续　表

glycosaminoglycan，GAG	糖胺聚糖
good clinical practice，GCP	药品临床试验质量管理规范
graphene oxide，GO	氧化石墨烯
guided bone regeneration，GBR	引导骨再生术
guided tissue regeneration，GTR	引导组织再生术
guinea pig maximum test，GPMT	豚鼠最大剂量试验
guluronic acid	古罗糖醛酸
halothrix	褐毛藻属
hazard analysis and critical control point，HACCP	危害分析与关键控制点
hazard analysis and preventive measure，HAPM	危害分析和预防措施
hepatocellular carcinoma，HCC	肝细胞癌
heteroralfsia	异形褐壳藻属
high performance liquid chromatography，HLPC	高效液相色谱法
hincksia	褐茸藻属
hizikia	羊栖菜属
homotrimer	同型三聚体
horseradish peroxidase，HRP	辣根过氧化物酶
human like collagen，HLC	类人胶原
human neutrophil elastase，HNE	人嗜中性粒细胞弹性蛋白酶
human periodontal ligament cell，HPDLC	人牙周膜成纤维细胞
human umbilical vein endothelial cell，HUVEC	人脐静脉内皮细胞
hydroclathrus	网胰藻属
hydroxyapatite，HAP	羟基磷灰石
hydroxybutyl chitosan，HBC	羟丁基壳聚糖
hydroxylysine，Hyl	羟赖氨酸
hydroxyproline，Hyp	羟脯胺酸
hydroxypropyl-methylcellulose，HPMC	羟丙基甲基纤维素
hypodermic hematopoietic necrosis virus，HHNV	皮下造血器官坏死病毒
immunofluorescence assay，IFA	免疫荧光试验
immunoglobulin A，IgA	免疫球蛋白 A
immunoglobulin G，IgG	免疫球蛋白 G
immunoglobulin M，IgM	免疫球蛋白 M

续　表

implant registration	植入物登记
induced pluripotent stem cell，IPS	诱导多能干细胞
insoluble collagen，ISC	不溶胶原
intelligent hydrogel	智能型水凝胶
intent to treat，ITT	意向性治疗
interleukin，IL	白介素
International Conference on Cardiovascular Research，ICCR	国际心血管注册登记联盟
International Conference on Orthopaedic Research，ICOR	国际骨科注册登记联盟
International Conference on Vessel Research，ICVR	国际血管注册登记联盟
International Medical Device Regulators Forum，IMDRF	国际医疗器械监管机构论坛
International Organization for Standardization，ISO	国际标准化组织
International Union of Pure and Applied Chemistry，IUPAC	国际纯粹与应用化学联合会
ishige	铁钉菜属
ishigeaceae	铁钉菜科
isoelectric point	等电点
isoleucine	异亮氨酸
jellyfish	海蜇
keloid fibroblast，KFB	瘢痕疙瘩成纤维细胞
kelp micro gelation，KMG	海藻酸钠血管栓塞剂
kilogray，kGy	千戈瑞
kuckuckia	库氏藻属
labeorohita	南亚野鲮
lamellibranchia	双壳纲
laminaria	海带属
laminaria digitata	掌状海带
laminaria hyperborea	极北海带
laminaria japonica	海带
laminariaceae	海带科
laminariales	海带目
laminariocolar	带绒藻属
laser scattering-gel permeation chromatography，LLS-GPC	激光散射-凝胶渗透色谱联用法
leathesia	黏膜藻属

续　表

leathesiaceae	黏膜藻科
lessonia flavicans	巨藻 LF
lessonia nigrescens	巨藻 LN
lessoniaceae	巨藻科
limulus amoebocyte lysate，LAL	鲎变形细胞溶解物
lipopolysaccharide，LPS	脂多糖
liquid chromatography-mass spectrometer，LC-MS	液相色谱-质谱联用仪
lobophora	匍扇藻属
loop electrosurgical excisional procedure，LEEP	宫颈环形电切术
lophotrochozoa	冠轮动物
low critical solution temperature，LCST	低临界溶解温度
macrocystis	巨藻属
macrocystis pyrifera	巨藻 MP
macrophage activating factor，MAF	巨噬细胞活化因子
mannuronic acid	甘露糖醛酸
mast cell chymase，MCT	肥大细胞蛋白酶
matrix-assisted laser desorption/ionization time-of-flight，MALDI-TOF	基质辅助激光解析电离飞行时间
matrix metalloproteinase，MMP	基质金属蛋白酶
methionine	蛋氨酸
methyl isobutyl ketone，MIBK	4-甲基-2-戊酮
minimum inhibitory concentration，MIC	最低抑菌浓度
mitoxantrone，MTO	米托蒽醌
moist healing	湿润愈合
molecular weight，MW	分子量
molecular weight cut-off，MWCO	可截留物质的分子量
mollusca	软体动物门
monitoring	监控体系
mouse embryonic fibroblast，MEF	小鼠胚胎成纤维细胞
mucosa delivery	黏膜递送
multiangle laser light scattering，MALLS	多角度激光光散射法
myagropsis	囊链藻属

myelophycus	肠髓藻属
myriactula	多毛藻属
mytilidae	贻贝科
mytilus coruscus	厚壳贻贝
mytilus edulis foot protein，MEFP	贻贝足蛋白
mytilus edulis linnaeus	紫贻贝
mytioida	贻贝目
nanoparticle	纳米颗粒
National Joint Registry，NJR	国家关节登记库
National Medical Products Administration，NMPA	国家药品管理局
nemacystus	海蕴属
nerve growth factor，NGF	神经生长因子
N-hydroxysuccinimide，NHS	N-羟基丁二酰亚胺
N-octyl-*O*,*N*-carboxymethyl chitosan，OCC	N-辛基-O,N-羧甲基壳聚糖
non-fibrillar or non-fibril-forming collagen	非成纤维胶原
nonwovens	非织造布
nordihydroguaiaretic acid，NDGA	去甲二氢愈创木酸
normal fibroblast，NFB	正常成纤维细胞
nuclear magnetic resonance，NMR	核磁共振
ommochrome	眼色素
ornithine	鸟氨酸
osteoarthritis，OA	骨关节炎
osteocalcin，OCN	骨钙素
osteopontin，OPN	骨桥蛋白
oxidative stress，OS	氧化应激
pachydictyon	厚网藻属
padina	团扇藻属
papenfussiella	异丝藻属
paugusiushamiltoa	芒鲇
pectin dialdehyde，PD	果胶二醛
pepsin-soluble collagen，PSC	酶溶性胶原
periodontal pocket depth，PPD	牙周袋深度

续　表

peripheral nervous system，PNS	外周神经系统
peritoneal exudate cell，PEC	腹腔渗出细胞
perna viridis	翡翠贻贝
petalonia	幅叶藻属
petrospongium	海绵藻属
phaeosporeae	褐子纲
Pharmaceuticals and Medical Devices Agency，PMDA	（日本）药品和医疗器械管理局
phosphate buffer solution，PBS	磷酸盐缓冲液
pilayella	间囊藻属
pilayellaceae	间囊藻科
plaque	糖胺聚糖
platelet-derived growth factor，PDGF	血小板衍生生长因子
platelet factor，PF	血小板因子
pogotrichum	髭毛藻属
polyacrylamide，PAM	聚丙烯酰胺
polyacrylic acid，PAA	聚丙烯酸
polycaprolactone，PCL	聚己内酯
polydimethylsiloxane，PDMS	聚二甲基硅氧烷
polyelectrolyte，PE	聚电解质
polyelectrolyte complex，PEC	聚电解质复合物
polyethersulfone，PES	聚醚砜
polyethylene glycol，PEG	聚乙二醇
polyethylene glycol diamine，PEG-DA	聚乙二醇二胺
polyglycolide，PGA	聚乙交酯
polyhydroxybutyrate hydroxyvalerate，PHBV	聚羟基丁酸羟基戊酸酯
polylactic acid，PLA	聚乳酸
polylactic acid-glycolic acid，PLGA	聚乳酸羟基乙酸
polymethacrylic acid，PMA	聚甲基丙烯酸
polymorphonuclear leukocyte，PMN	多形核白细胞
polystyrene，PS	聚苯乙烯
polytretus	多孔藻属
polyvinyl alcohol，PVA	聚乙烯醇

续　表

polyvinylpyrrolidone，PVP	聚乙烯吡咯烷酮
porcine parvovirus，PPV	猪细小病毒
porphyromonasgingivalis	福赛坦氏菌
post-marketing	上市后
pragmatic randomized clinical trial，pRCT	实用性随机临床试验
primary irritation index，PII	原发性刺激指数
primary structure	一级结构
probing depth，PD	探测深度
problem reporting	不良事件上报
proline	脯氨酸
proline-valine-glycine-leucine-isoleucine-glycine，PVGLIG	脯氨酸-缬氨酸-甘氨酸-亮氨酸-异亮氨酸-甘氨酸
propylene glycol alginate，PGA	海藻酸丙二醇酯
propylene oxide，PEO	聚氧乙烯
pseudo rabies virus，PRV	伪狂犬病病毒
pufferfis	河豚
punctaria	点叶藻属
punctariaceae	点叶藻科
pyrogen	热原
quaternary structure	四级结构
ralfsia	褐壳藻属
ralfsiaceae	褐壳藻科
ralfsiales	褐壳藻目
randomized clinical trial，RCT	随机临床试验
rapid prototyping，RP	原位快速成形
rapid prototyping manufacturing，RPM	快速成形技术
reactive oxygen species，ROS	活性氧
real-world data，RWD	真实世界数据
real-world evidence，RWE	真实世界证据
real-world study，RWS	真实世界研究
recall procedure	召回程序
recombinant human granulocyte-macrophage colony-stimulating factor，rhGM-CSF	重组人粒细胞-巨噬细胞刺激因子

续　表

record-keeping procedure，RKP	记录保持程序
relative growth rate，RGR	相对生长速率
relative humidity，RH	相对湿度
reverse transcription polymerase chain reaction，RT-PCR	逆转录聚合酶链式反应
risk management	风险管理
rosenvinges	如氏藻属
rotiramulus	粗轴藻属
S. polycystum	匍枝马尾藻
S. pallidum	海蒿子
salt-soluble collagen，SSC	盐溶性胶原
sargassaceae	马尾藻科
sargassum	马尾藻属
saundersella	褐条菜属
scaling and root planning，SRP	根面平整术
scanning electron microscope，SEM	扫描电子显微镜
schwann cell，SC	雪旺细胞
scytosiphon	萱藻属
scytosiphonaceae	萱藻科
seaweed pipefish	海草尖嘴鱼
secondary structure	二级结构
silver carp	银鲤鱼
silver containing wound dressing	含银医用敷料
silvetia	鹿角菜属
simulated body fluid，SBF	模拟体液
size exclusion chromatography-multi angle light scatterer，SEC-MALLS	尺寸排阻色谱-多角度激光散射测定仪
smooth muscle cell，SMC	平滑肌细胞
Society of Thoracic Surgeons，STS	(美国)胸外科医师协会
sodium alginate，SA	海藻酸钠
sodium dodecyl-sulfate polyacrylamide gel electrophoresis technology，SDS-PAGE	十二烷基硫酸-聚丙烯酰胺凝胶
sorocarpaceae	聚果藻科

spatoglossum	褐舌藻属
spermatochnaceae	狭果藻科(海蕴科)
sphaecelariaceae	黑顶藻科
sphaerotrichia	球毛藻属
spongonema	绵线藻属
standard operating procedure，SOP	标准操作程序
stem	足丝茎部
sterility assurance level，SAL	无菌保证水平
stimulus responsiveness	刺激响应性
streblonema	扭线藻属
striaria	环囊藻属
striariaceae	环囊藻科
sucrose aldehyde，SA	蔗糖醛
super-paramagnetic iron oxide nanoparticle，SPIO	载超顺磁氧化铁纳米粒
super-secondary structure	超二级结构
swelling index，SI	溶胀系数
swelling rate，SR	溶胀率
tannerella forsythia	牙龈卟啉单胞菌
taura syndrome virus，TSV	对虾桃拉病毒
TdT-mediated dUTP nick end labeling technique，TUNEL	原位缺口末端标记法
tea polyphenol，TP	茶多酚
tensile strength，TS	拉伸强度
tertiary structure	三级结构
tetrabutyl ammonium hydroxide，TBA-OH	四丁基氢氧化铵
tetracycline hydrochloride，TH	盐酸四环素
thermal shrinkage temperature	热收缩温度
thermal transition temperature	热转变温度
thermogravimetric analysis，TGA	热重分析
thrombin loadedalginate-calcium microsphere，TACM	开发止血栓塞微球
tilapia	罗非鱼
tinocladia	面条藻属
tissue culture plate，TCP	细胞培养板

续　表

tissue engineered medical product，TEMP	组织工程医疗产品
tissue engineering scaffold	组织工程支架
tissue repair and regeneration	组织修复与再生
transcatheter arterial chemoembolization，TACE	经导管动脉栓塞
transcatheter valve therapy，TVT	经导管瓣膜治疗
transforming growth factor，TGF	转化生长因子
transglutaminase-1，TGase-1	转谷氨酰胺酶-1
transmission electron microscope，TEM	透射电子显微镜
tricalcium phosphate，TCP	磷酸三钙
triethylenetetramine hexaacetic acid，TTHA	三乙烯四胺六乙酸
trifluoroacetic acid，TFA	三氟乙酸
trimethylsilane modified chitosan	三甲基硅烷改性的壳聚糖
tripolyphosphate，TPP	三聚磷酸盐
tropocollagen	原胶原
tryptophan，Trp	色氨酸
tumor necrosis factor，TNF	肿瘤坏死因子
tuna	金枪鱼
turbinaria	喇叭藻属
type Ⅰ collagen，COL-Ⅰ	Ⅰ型胶原
type Ⅱ collagen，COL-Ⅱ	Ⅱ型胶原
tyrosine，Tyr	酪氨酸
undaria	裙带菜属
Unique Device Identification，UDI	医疗器械唯一标识
United States Pharmacopoeia，USP	美国药典
upper critical solution temperature，UCST	上限临界溶解温度
uterine arterial embolization，UAE	子宫动脉栓塞术
UV-visible absorption spectrum，UV-VIS	紫外可见吸收光谱
vacuum sealing drainage，VSD	负压封闭引流
vascular endothelial cell，VEC	血管内皮细胞
vascular endothelial growth factor，VEGF	血管内皮生长因子
vascular smooth muscle cell，VSMC	血管平滑肌细胞
verification procedures，VP	验证程序

volume exclusion chromatography	体积排除色谱法
von Willebrand factor，vWF	血管性血友病因子
water in oil	油包水
water soluble chitosan，WSC	水溶性壳聚糖
water vapor permeability，MVP	水蒸气透过率
white blood cell，WBC	白细胞
white spot syndrome virus，WSSV	白斑病病毒
World Health Organization，WHO	世界卫生组织
X-ray diffraction，XRD	X线衍射
X-ray photoelectron spectroscopy，XPS	X线光电子能谱法
yellowhead virus，YHV	黄头症病毒
zonaria	圈扇藻属
1-［3-(Dimethylamino) propyl］-3-ethylcarbodimide hydrochloride，EDC	1-（3-二甲氨基丙基）-3-乙基碳二亚胺盐酸盐
3-(4,5-dimethyl-2-thiazolyl)-2,5-diphenyl-2-H-tetrazolium bromide，MTT	3-(4,5-二甲基噻唑-2)-2,5-二苯基四氮唑溴盐
3,3',5,5'-tetramethylbenzidine，TMB	3,3',5,5'-四甲基联苯胺
3D printing	3D 打印
5-fluorouracil，5-FU	5-氟尿嘧啶